名中醫傳承

一味中藥對症良方

【暢銷修訂版】

中藥×食材×對症處方

陳旺全醫學博士◎著

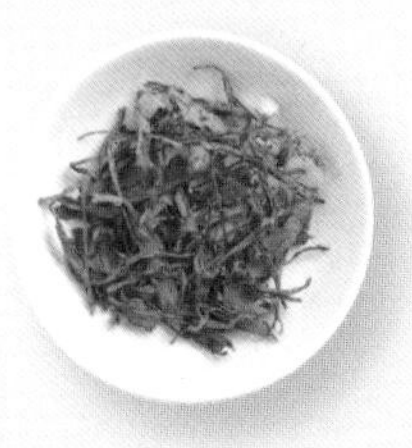

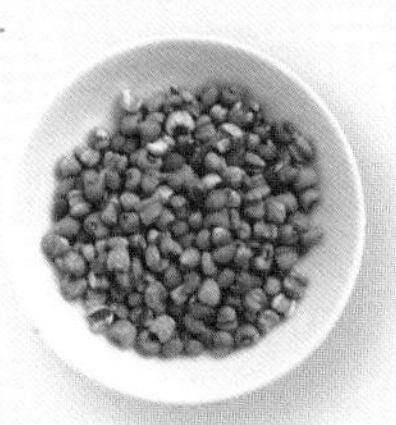

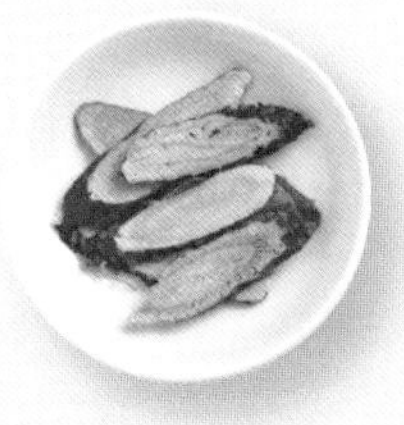

Contents 目錄

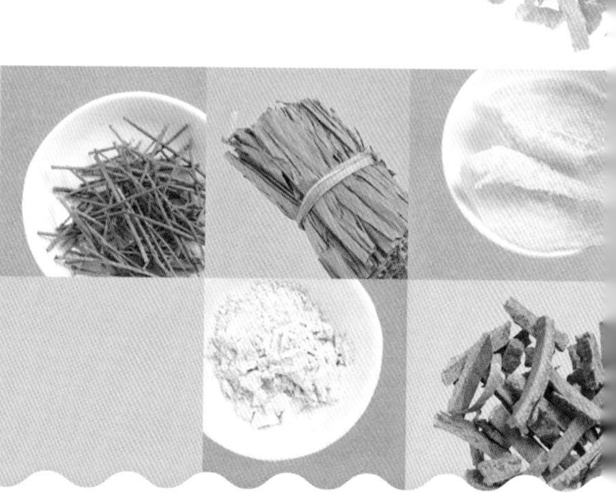

個論篇

內 科

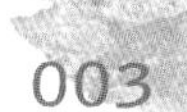

Contents 目錄

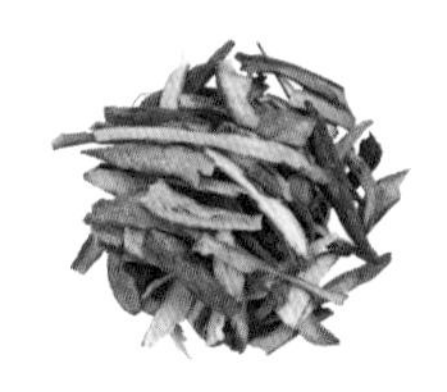

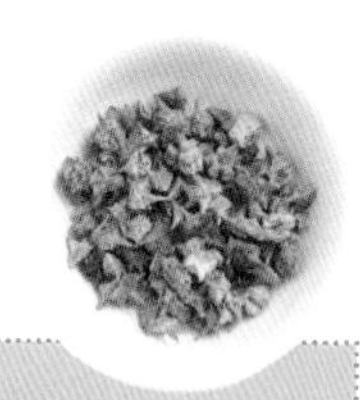

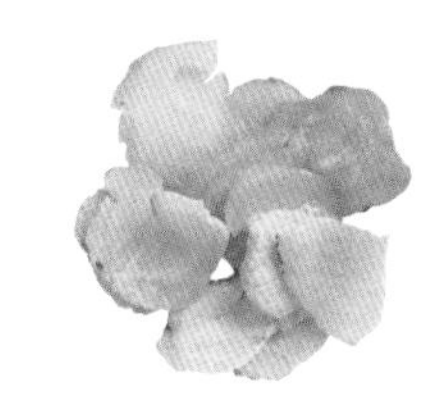

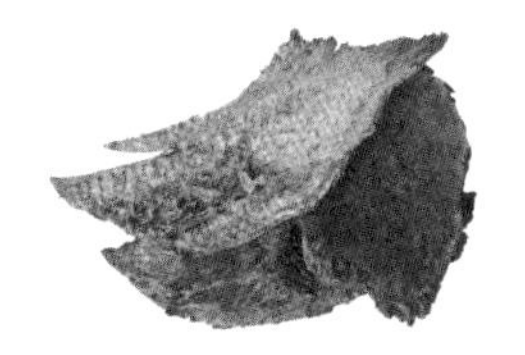

本書常見一味中藥材簡介

三七粉（3劃）

參見個論 5、7、10、23、31、33、35、36、47、56、59

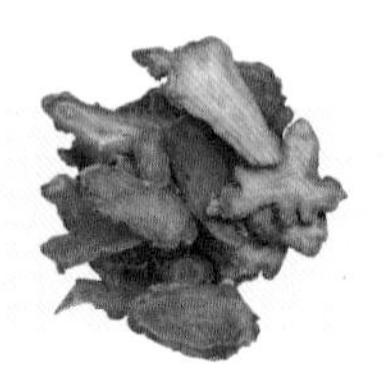

別名金不換、血參、參三七、田七。

味甘、微苦，性溫。

功能具化瘀止血、消腫定痛之效。

大小薊（3劃）

參見個論 30、33

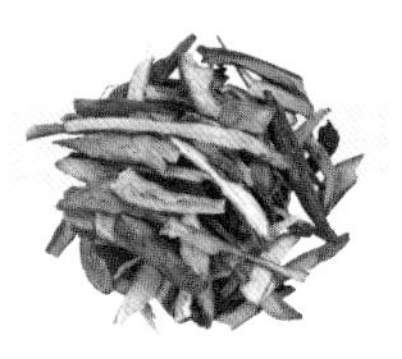

別名馬薊、虎薊、刺薊、山牛蒡、雞項草、雞腳刺、野紅花、茨芥。

味甘，性涼。

功能涼血、止血、祛痰、消癰等功效。

川牛膝（3劃）

參見個論 20

別名牛莖、百倍、牛膝。

味甘、微苦，性平。

功能一般用藥有兩種，一即懷牛膝，主要功能為偏補肝腎、強筋骨；二即川牛膝，主要功能在偏活血祛瘀、利尿通淋，引血下行。

川楝子（3劃）

參見個論 8

別名楝實、練實、金鈴子、仁棗、苦楝子。

味苦，性寒。

功能具疏肝理氣、殺蟲療癬之效。

女貞子（4劃）

參見個論 1、16、34、47、53

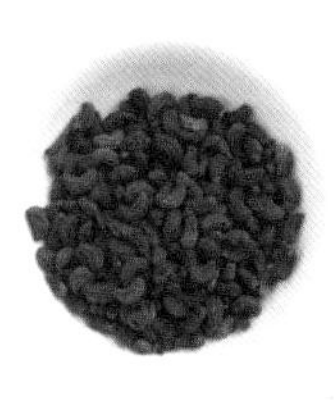

別名女貞。

味甘、苦，性涼。

功能有補益肝腎、明目、強心、滋養通便、益陰安神等功能。

五靈脂（4劃）

參見個論 5

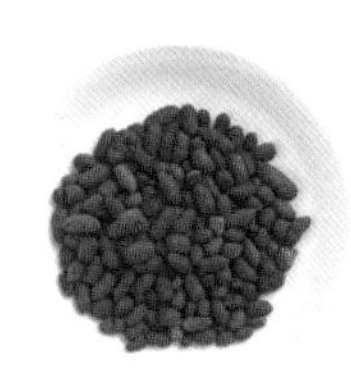

別名靈脂、鼯鼠屎。

味甘，性溫。

功能具活血、止痛、化瘀、止血、解毒及鎮痙等功效。

五倍子（4劃）

參見個論 21、32、44、55、62

別名文蛤、百蟲倉。

味酸、澀，性寒。

功能具斂肺止汗、澀精止瀉、收斂止血之效。

天南星（4劃）

參見個論 7

別名生南星、南星、製南星、膽南星、膽星。

味微辛，性溫。

功能具有祛風解痙、燥濕化痰、鎮靜鎮痙、消腫、抗腫瘤、散瘀等功效。

天花粉（4劃）

參見個論 12

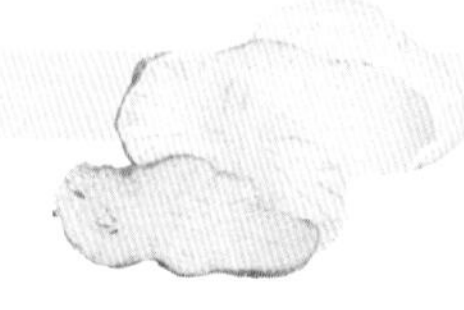

別名**瓜蔞根、栝樓根花粉、天花**。
味苦、微甘，性寒。
功能具清熱生津、清肺化痰、解毒消腫、排膿、止渴、利尿等功效。

天麻（4劃）

參見個論 40

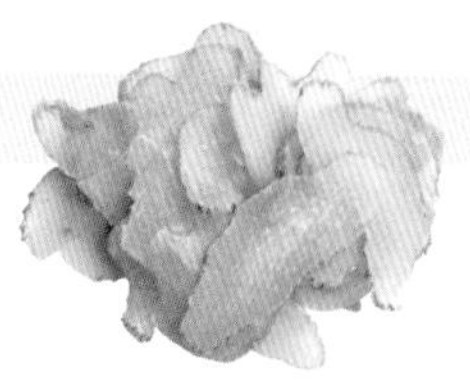

別名**明天麻**。
味甘、性平。
功能具有平肝息風、通絡止痛、降低血壓、止眩暈等功效。

升麻（4劃）

參見個論 20、44

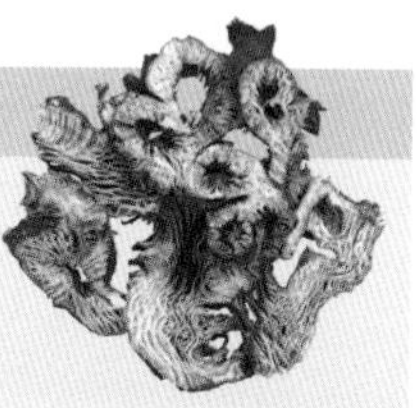

別名**赤升麻、綠升麻**。
味甘、辛，性微寒。
功能主要在解表透疹、清熱解毒、升舉陽氣。

木香（4劃）

參見個論 24

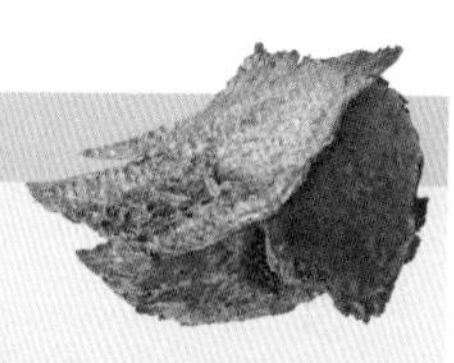

別名**廣木香、老木香**。
味辛、苦，性溫。
功能具行氣止痛、健胃理脾、利尿、發汗及止瀉等功效。

木賊（4劃）

參見個論 47

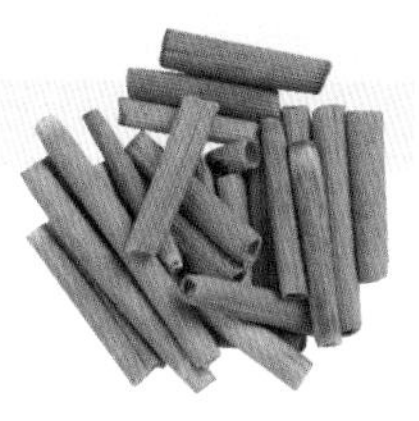

別名**木賊草、節節草**。
味甘、苦，性平。
功能具疏風散熱、解肌、退翳之效。

王不留行（4劃）

參見個論 31、34、49、50

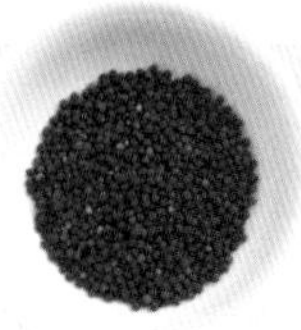

別名**留行子、王不留**。
味苦，性平。
功能具祛瘀通經、通下乳汁、消腫解毒之功效。

白花蛇舌草（5劃）

參見個論 16

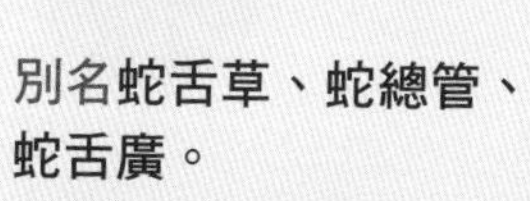

別名**蛇舌草、蛇總管、蛇舌廣**。
味苦、甘，性寒。
功能具清熱解毒、消腫、利水通淋、抗菌、抗腫瘤等功效。

白薇（5劃）

參見個論 22

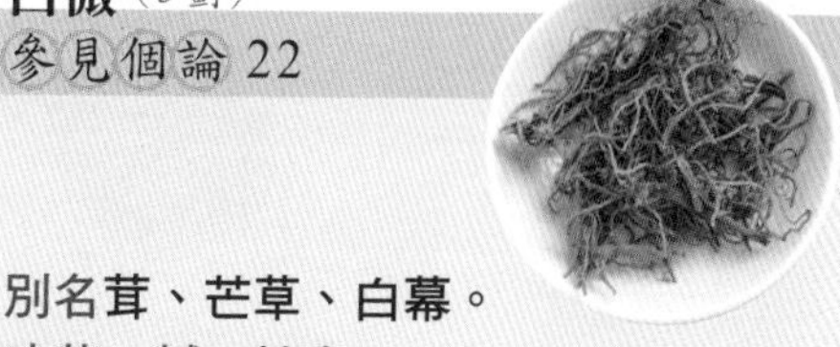

別名**茸、芒草、白幕**。
味苦、鹹，性寒。
功能具解熱、利尿、解毒療瘡、涼血、清肺等功效。

本書常見一味中藥材簡介

瓜蔞皮（5劃）

參見個論 25

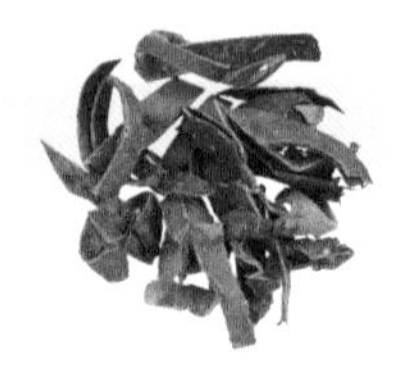

別名**瓜蔞殼、瓜殼。**

味甘，性寒。

功能具鎮咳祛痰、利氣寬胸、消炎、解熱通便等功效。

百部（6劃）

參見個論 2、27

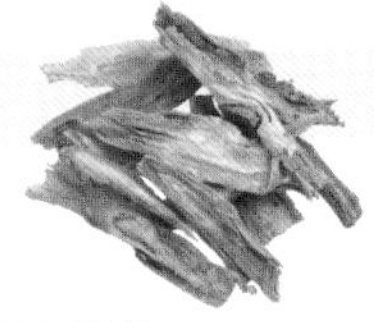

別名**百部根、百條根、野天冬。**

味甘、苦，性平。

功能可溫潤肺氣、止咳、殺蟲、抗菌、抗病毒。

地龍（6劃）

參見個論 3、7、10、20、23、40

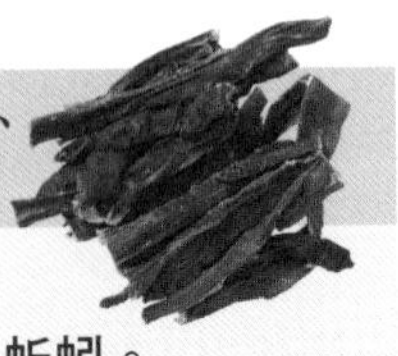

別名地龍乾、廣地龍、蚯蚓。

味鹹，性寒。

功能有息風解痙、通絡利痺、平喘、利尿、清熱解毒等功效。

地骨皮（6劃）

參見個論 4、42、43

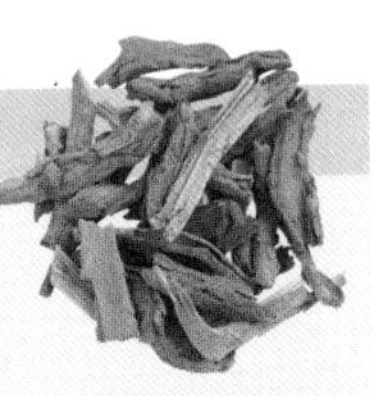

別名枸杞根皮、杞根。

味甘、淡，性寒。

功能有清虛熱、泄肺熱、涼血之功能。

地榆（6劃）

參見個論 30

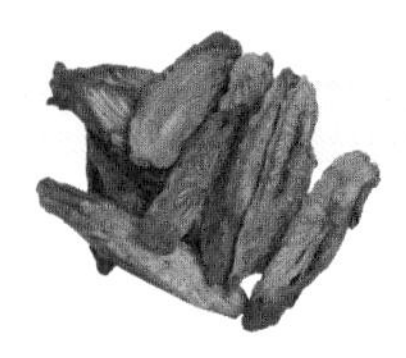

別名**玉豉、酸赭。**

味苦、酸，性微寒。

功能具涼血止血、清熱解毒、收斂止痛、生肌等功效。

地膚子（6劃）

參見個論 42

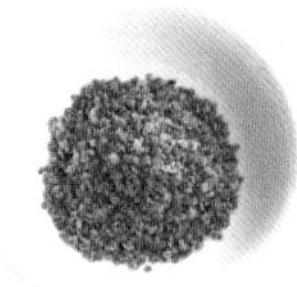

別名**掃帚葉子。**

味甘、苦，性寒。

功能具除濕止癢、清熱利水、消炎通淋、補中益氣之效。

艾葉（6劃）

參見個論 34、45、50、56

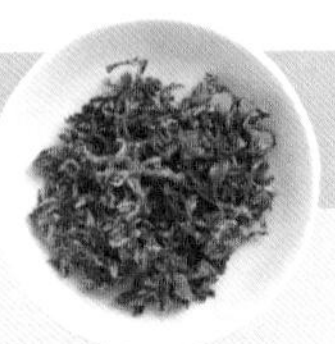

別名鐵扇子。

味甘、苦，性寒。

功能具疏散風熱、清宣肺熱、清肝明目、涼血止血等功效。

吳茱萸（7劃）

參見個論 6、54

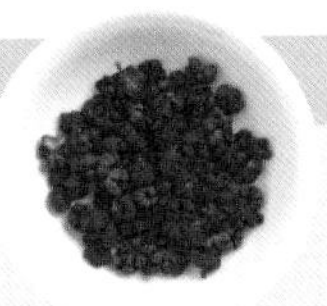

別名茱萸、吳萸。

味辛、苦，性熱。

功能有溫中散寒、降逆止嘔、疏肝止痛、殺蟲等功效。

訶子（7劃）

參見個論 7、39

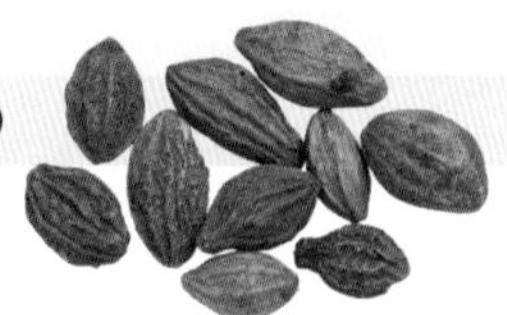

別名**訶黎勒、訶黎、隨風子**。
味苦、酸、澀，性溫。
功能具收斂、止瀉、鎮咳定喘之效。

佛手（7劃）

參見個論 9、10

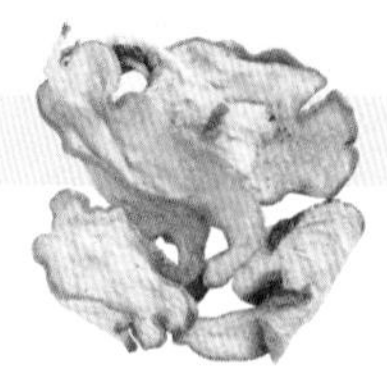

別名**佛手柑**。
味辛、苦、酸，性溫。
功能具止嘔、止吐、健胃、鎮痛、行氣化痰之效。

旱蓮草（7劃）

參見個論 23、31

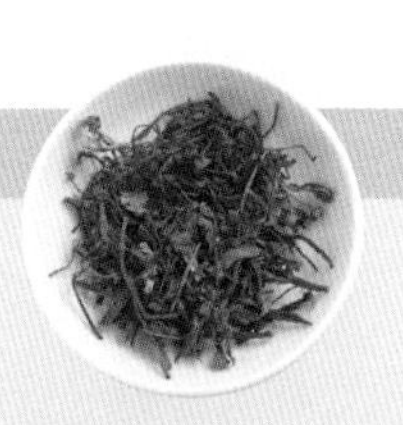

別名**鱧腸草**。
味甘、酸，性寒。
功能具滋陽益腎、涼血止血之效。

伸筋草（7劃）

參見個論 27

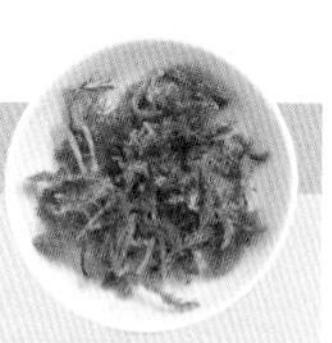

別名**石松、過山龍、寬筋草、金毛獅子草、獅子毛草、舒筋草、蜈蚣藤**。
味甘、辛，性溫。
功能為舒筋活絡、祛濕除濕。

沒藥（7劃）

參見個論 45

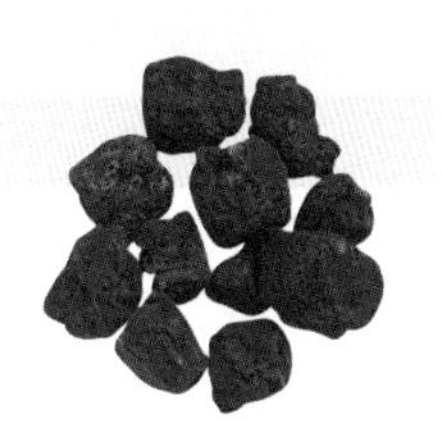

別名**末藥**。
味苦，性平。
功能具散血去瘀、消腫定痛、推陳致新、生肌解毒之功效。

忍冬藤（7劃）

參見個論 31

別名**銀花藤、金銀藤**。
味甘、苦，性寒。
功能具清熱、解毒、通經絡、利尿、殺菌、抗癌等功效。

板藍根（8劃）

參見個論 1、54

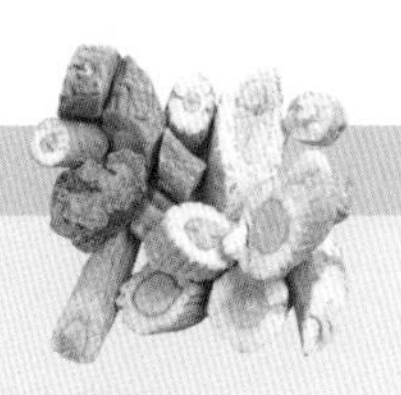

別名**藍根、板藍、大靛、山藍**。
味苦，性寒。
功能包括涼血、解毒、消腫、止血以及清利咽喉。

延胡索（8劃）

參見個論 5、56

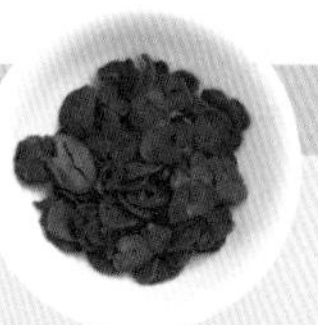

別名**元胡、玄胡索、延胡**。
味辛、苦，性溫。
功能具活血利氣、散瘀止痛、鎮痙鎮靜及通經等功效。

本書常見一味中藥材簡介

狗脊（8劃）
參見個論 7、24

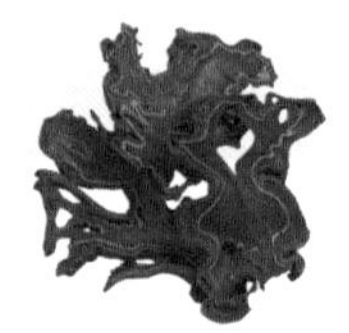

別名**金毛狗脊、扶筋、金狗脊。**
味苦、甘，性溫。
具補肝腎、強筋骨、祛除風濕、鎮痛、利尿之效。

虎杖（8劃）
參見個論 16、18、27、35、36

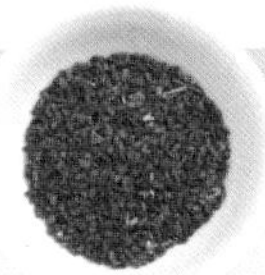

別名**假川七、土川七、紅三七、三七。**
味微苦，性平。
功能具利濕退黃、活血通經、通絡止痛等功效。

刺蒺藜（8劃）
參見個論 23、49

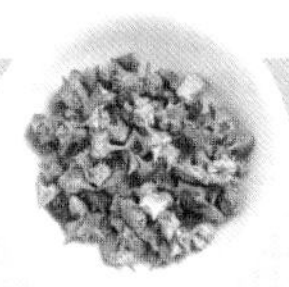

別名**白蒺藜、刺蒺藜。**
味辛、苦，性微溫。
功能具疏肝熄風、行瘀去帶、解鬱、明目、止癢、抗過敏及鎮靜等功效。

青黛（8劃）
參見個論 30

別名**靛花、青蛤粉、青缸花、藍露、淀花、靛沫花。**
味鹹，性寒。
功能具清熱解毒、涼血、消斑、清肝瀉火等功效。

夜交藤（8劃）
參見個論 60

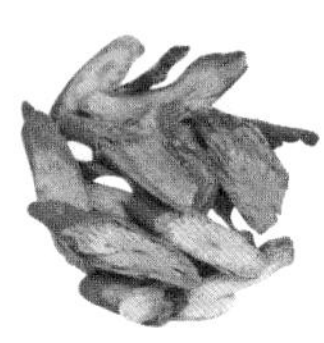

別名**地精、赤斂、首烏、交藤、夜合。**
味苦、甘、澀，性微溫。
功能具補肝、益腎、養血、祛風等功效。

威靈仙（9劃）
參見個論 2、7、18、27、32、41

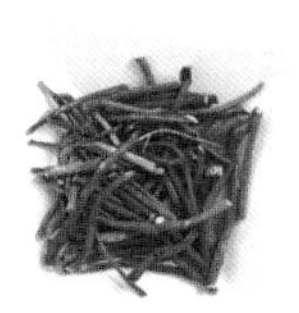

別名**靈仙。**
味辛、苦、鹹，性溫。
功能具祛風濕、通經絡、消痰涎、治骨鯁、鎮痛解熱、通經利尿之效。

羌活（9劃）
參見個論 7

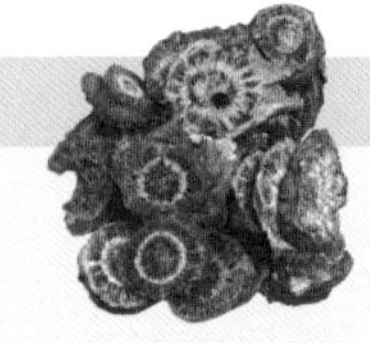

別名**川羌、蠶羌。**
味苦、辛，性溫。
功能具祛風勝濕、解表止痛、通利關節、解熱鎮痙之效。

茺蔚子（9劃）
參見個論 36

別名**益母子、茺蔚。**
味甘，性微寒。
功能具有補養、破瘀、收斂、行血、調經、養肝、明目、利尿、解熱、除風濕、養陰、益精等功效。

神麴（9劃）

參見個論 56

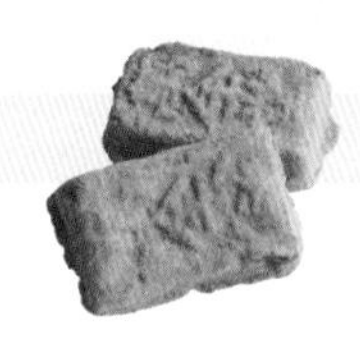

別名**六神麴、焦神麴、建神麴**。
味甘、辛，性溫。
功能具健脾暖胃、除痰逆、治泄利脹滿、閃挫腰痛等功效。

連翹（10劃）

參見個論 1、14、28

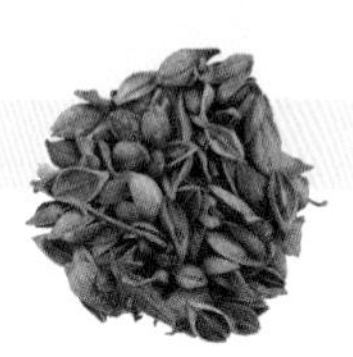

別名**連軺、連殼**。
味苦，性微寒。
功能具清熱散結、解毒消腫、透肌解表、清心除煩。

秦艽（10劃）

參見個論 7、9、44

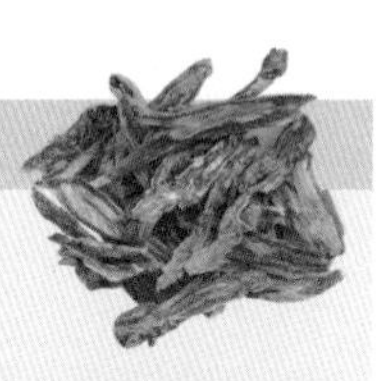

別名**西秦艽、左秦艽**。
味苦、辛，性平。
功能具祛風除濕、和血舒筋、清熱利尿、退黃疸、除虛熱等功效。

骨碎補（10劃）

參見個論 7

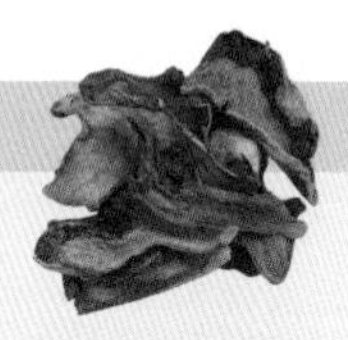

別名**毛薑、碎補、猴薑、申薑、胡孫薑**。
味苦，性溫。
功能具補益肝腎、止痛、續筋骨、活血、止血等功效。

桑螵蛸（10劃）

參見個論 21

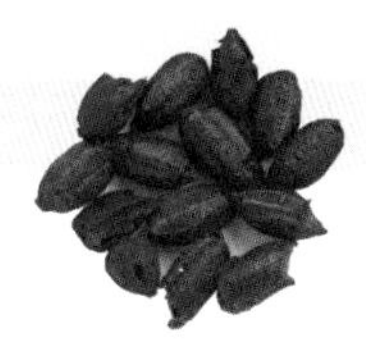

別名**螳螂巢、螳螂子**。
味甘、鹹，性平。
功能具補腎、固精、縮尿之效。

益智仁（10劃）

參見個論 22

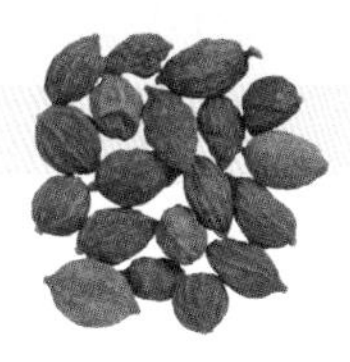

別名**益智子、益智**。
味辛、苦，性溫。
功能具補腎固精、縮尿、溫脾開胃攝涎、寧心安神等功效。

桑寄生（10劃）

參見個論 24

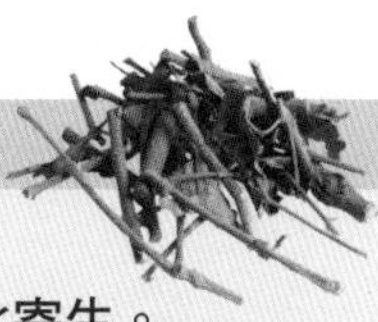

別名**廣寄生、寄生、北寄生**。
味苦，性平。
功能具強心、降壓、降膽固醇、利尿、消腫、止痛、抗菌、抗病毒、祛風濕、利血脈、舒筋絡及鎮痛等功效。

海螵蛸（10劃）

參見個論 44、53

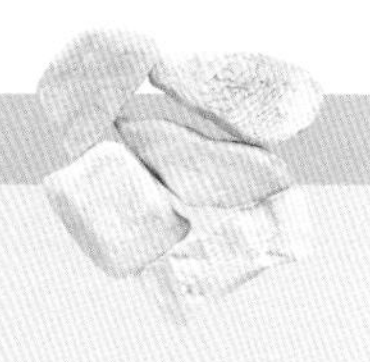

別名**烏賊骨、墨魚骨**。
味鹹，性微溫。
功能具收斂、制酸、止血、溫經止帶、止痛等功效。

本書常見一味中藥材簡介

荊三稜（10劃）
參見個論 45

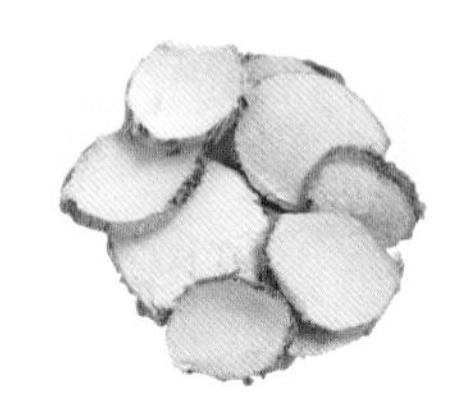

別名**三稜**。
味苦、辛，氣溫平。
功能具破血行氣、消積止痛等功效。

馬齒莧（10劃）
參見個論 47

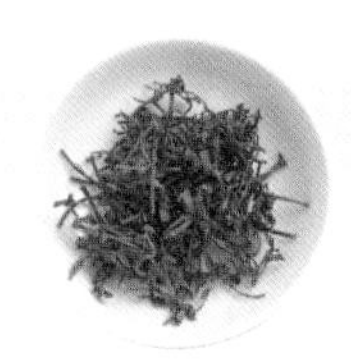

別名**九頭獅子草**。
味酸，性寒。
功能具清熱解毒，並有涼血、止血、通淋之功效。

射干（10劃）
參見個論 50

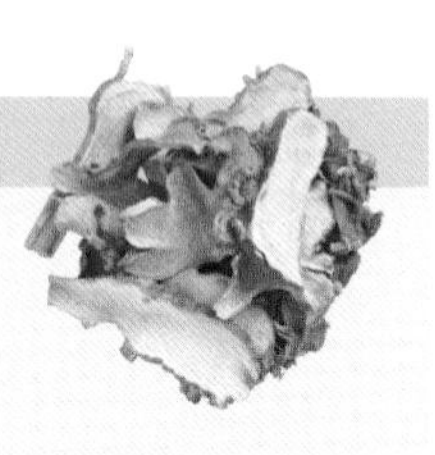

別名**扁竹**。
味苦，性寒。
功能具有清熱消炎、利咽祛痰、瀉肺、利尿、抗菌等功效。

貫眾（11劃）
參見個論 1、16、34、47、53

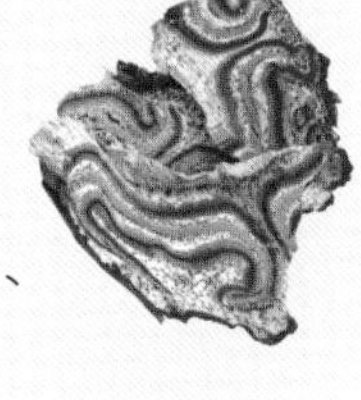

別名**鳳尾草、黑狗脊**。
味苦，性微寒。
功能具殺蟲、清熱解毒、止血等功能。

魚腥草（11劃）
參見個論 1

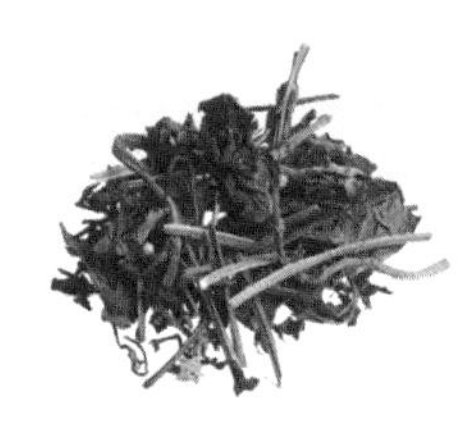

別名**臭瘥、十藥**。
味辛，性微寒。
功能具清熱解毒、排膿消腫、利尿通淋之效。

山梔子（11劃）
參見個論 16

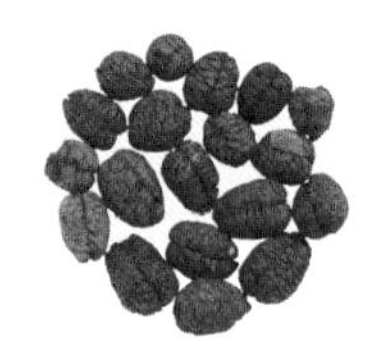

別名**山梔、山枝子**。
味苦，性寒。
功能有清熱瀉火除煩、涼血止血、利濕退黃、消腫止渴等功效。

淫羊藿（11劃）
參見個論 21、27、59

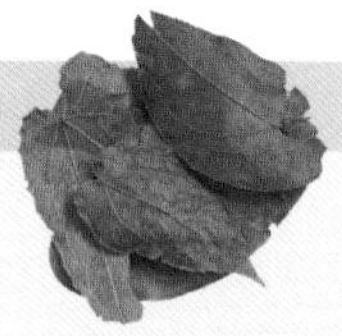

別名**仙靈脾**。
味辛、甘，性溫。
功能具溫腎壯陽、祛除寒濕等功效。

旋覆花（11劃）
參見個論 25

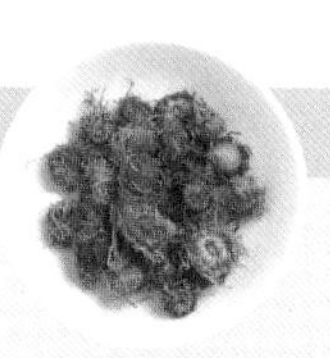

別名**金沸草**。
味苦、辛，性微溫。
功能具止血、行血、止痛、祛痰及祛瘀等功效。

側柏葉（11劃）

參見個論 28

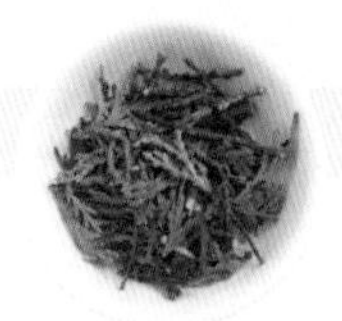

別名**柏葉**。
味苦，性寒。
功能治各種出血之要藥，尤以血熱者為宜。

蛇床子（11劃）

參見個論 61

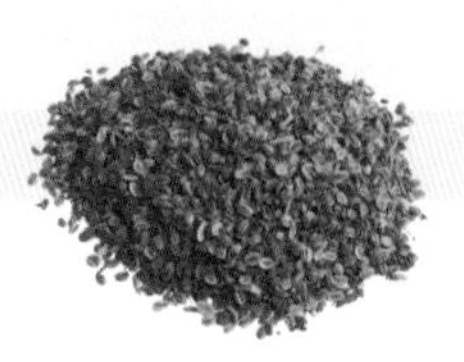

別名**野茴香、野胡蘿蔔子**。
味苦、辛，性溫。
功能具溫腎助陽、燥濕殺蟲、有類性激素功效。

款冬花（12劃）

參見個論 2

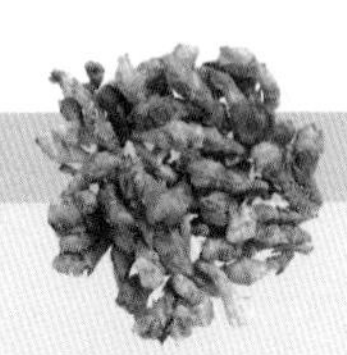

別名**冬花、九九花、菟奚、顆凍**。
味辛，性溫。
功能具止咳、祛痰、潤肺下氣。

萆薢（12劃）

參見個論 20

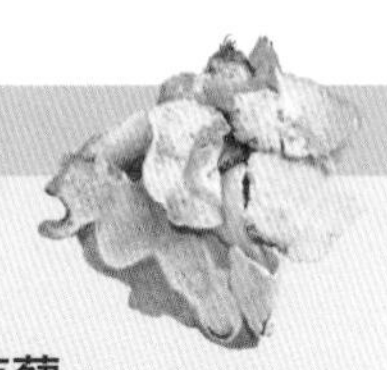

別名**竹木、赤節、粉萆薢**。
味苦，性平。
功能具利濕通淋、祛除風濕、消炎等功效。

補骨脂（12劃）

參見個論 22

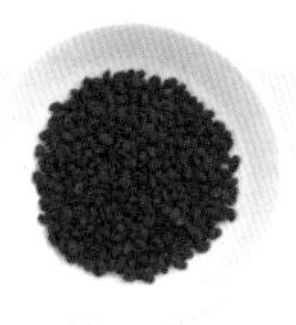

別名**黑故子、胡故子**。
味辛，性溫。
功能具滋補強壯、健胃、止瀉等功效。

萊菔子（12劃）

參見個論 9、34

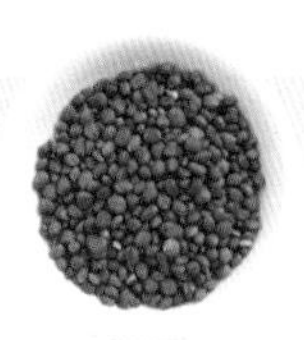

別名**蘿蔔子**。
味辛、甘，性平。
功能具健胃消食、祛痰、消導、下氣、定喘等功效。

遠志（13劃）

參見個論 9、57、60

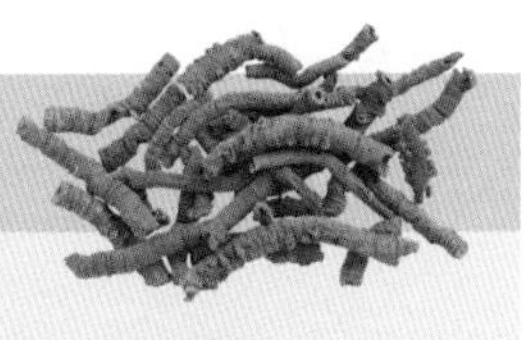

別名**遠志筒、遠志肉、關遠志**。
味辛、苦，性微溫。
功能具鎮靜安神、祛痰、消癰腫之功效。

葛根（13劃）

參見個論 14、16、30

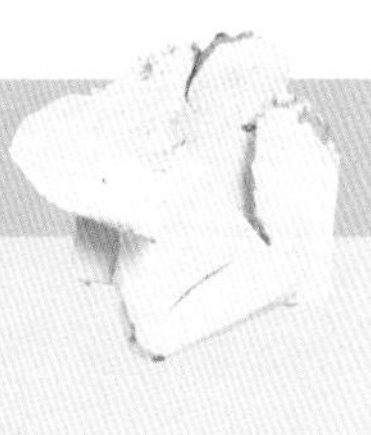

別名**生葛根**。
味甘，性平。
功能具發散表邪，又善清退肌熱。

本書常見一味中藥材簡介

蒼耳子（14劃）

參見個論 23、40

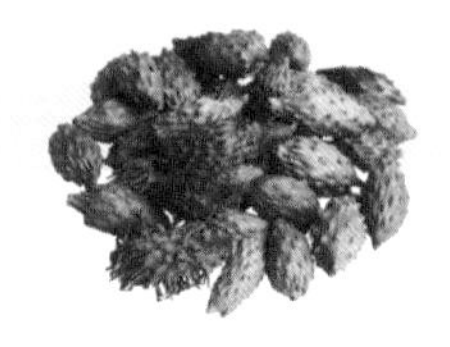

別名**枲耳實**。
味甘、苦，性溫、有小毒。
功能具祛風、散濕、發汗、鎮痛消炎、抗菌等效能。

劉寄奴（15劃）

參見個論 31、46、47

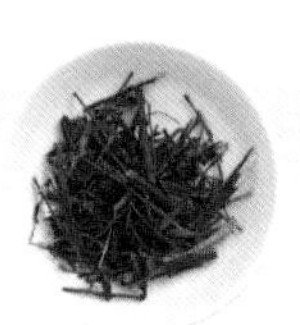

別名**金寄奴、六月雪、九里光**。
味苦，性溫。
功能具破瘀血、活新血、通婦人經脈、損傷瘀血、下氣、止心腹痛等功效。

澤蘭（16劃）

參見個論 24

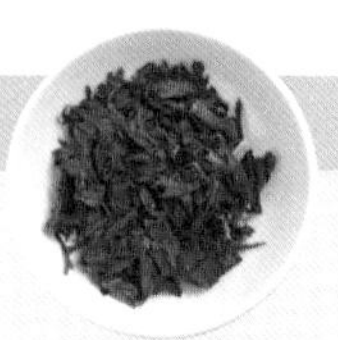

別名地尹、地瓜兒苗。
味苦、辛，性微溫。
功能具行血、利水、散鬱舒肝、活血通經之效。

龍骨（16劃）

參見個論 21

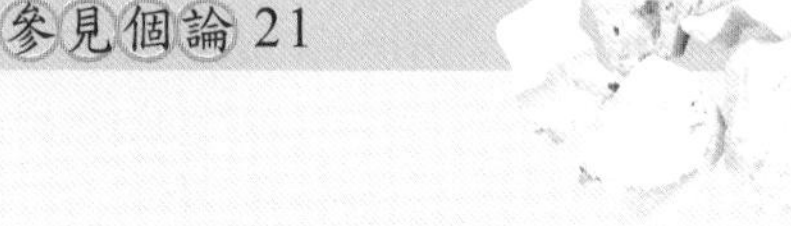

別名五花龍骨。
味甘、澀，性平。
功能具鎮靜、安神、收斂消炎、止血澀腸、平肝潛陽等功效。

獨活（16劃）

參見個論 27

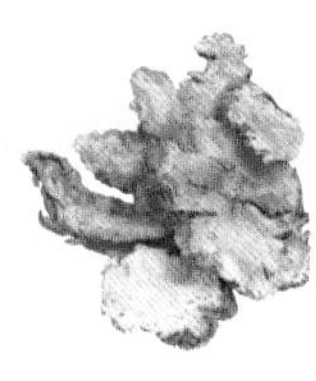

別名**香獨活**。
味辛、苦，性微溫。
功能具祛風濕、通經絡、發汗、鎮靜、利尿、收縮血管等功效。

歸尾（18劃）

參見個論 48

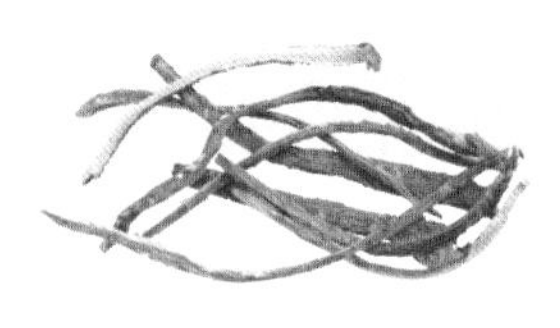

別名
味甘、辛，性溫。
功能具補血和血、調經止血、潤燥滑腸等功效。

覆盆子（18劃）

參見個論 2、21、50

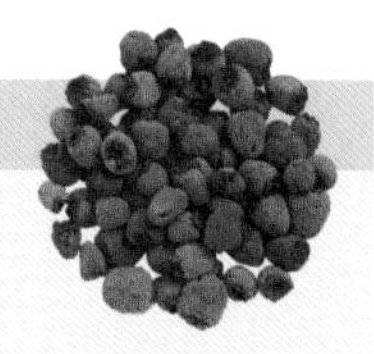

別名烏藨子。
味甘、酸，性微溫。
功能具強壯、收斂、固精縮尿、健腦明目、澤肌烏髭。

蘇木（20劃）

參見個論 24、25

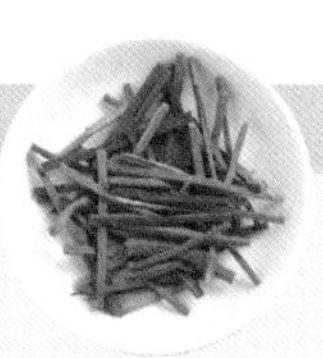

別名蘇枋、蘇枋木。
味甘、鹹，性平。
功能具止嘔逆、軟堅痰、鎮吐、祛痰等功效。

本書個論篇

表格底色 貼心設計應用說明

中藥： 淡綠色 **青草藥：** 淡藍色
中藥濃縮散： 淡紫色 **一般食材：** 淡黃色

藥材／食材	作法／服用法
✚ 治膏淋小便混濁如米泔 芹菜根 30 克	以水 500cc 煎至 300cc，去渣取汁。 每日早午晚各 1 次，每次 100cc。
✚ 治膏淋小便澀痛 玉米鬚 30 克	以水 600cc 煎至 300cc，去渣取汁。 每日 1 次，代茶隨時飲用。
✚ 治膏淋小便澀痛發燒 淡竹葉 10 克	以水 300cc 煎至 150cc，去渣取汁。 每日早午晚各 1 次，每次 50cc。
✚ 治膏淋小便少 冬瓜仁粉 4 克	G.M.P. 濃縮散。 每日早晚各 1 次，每次 2 克。
✚ 治濕熱白濁 魚腥草 20 克	以水 500cc 煎至 300cc，去渣取汁。 每日早午晚各 1 次，每次 100cc。
✚ 治濕熱白濁 鮮萆薢根 30 克	以水 500cc 煎至 300cc，去渣取汁。 每日早午晚各 1 次，每次 100cc。
✚ 治濕熱淋濁 細葉十大功勞鮮根＋莖 30 克	以水 500cc 煎至 300cc，去渣取汁。 每日早午晚各 1 次，每次 100cc。
✚ 急性胃炎嘔吐 連翹 20 克	以水 300cc 煎至 150cc，去渣取汁。 每晚 1 次溫服。

表格小插圖 貼心設計應用說明

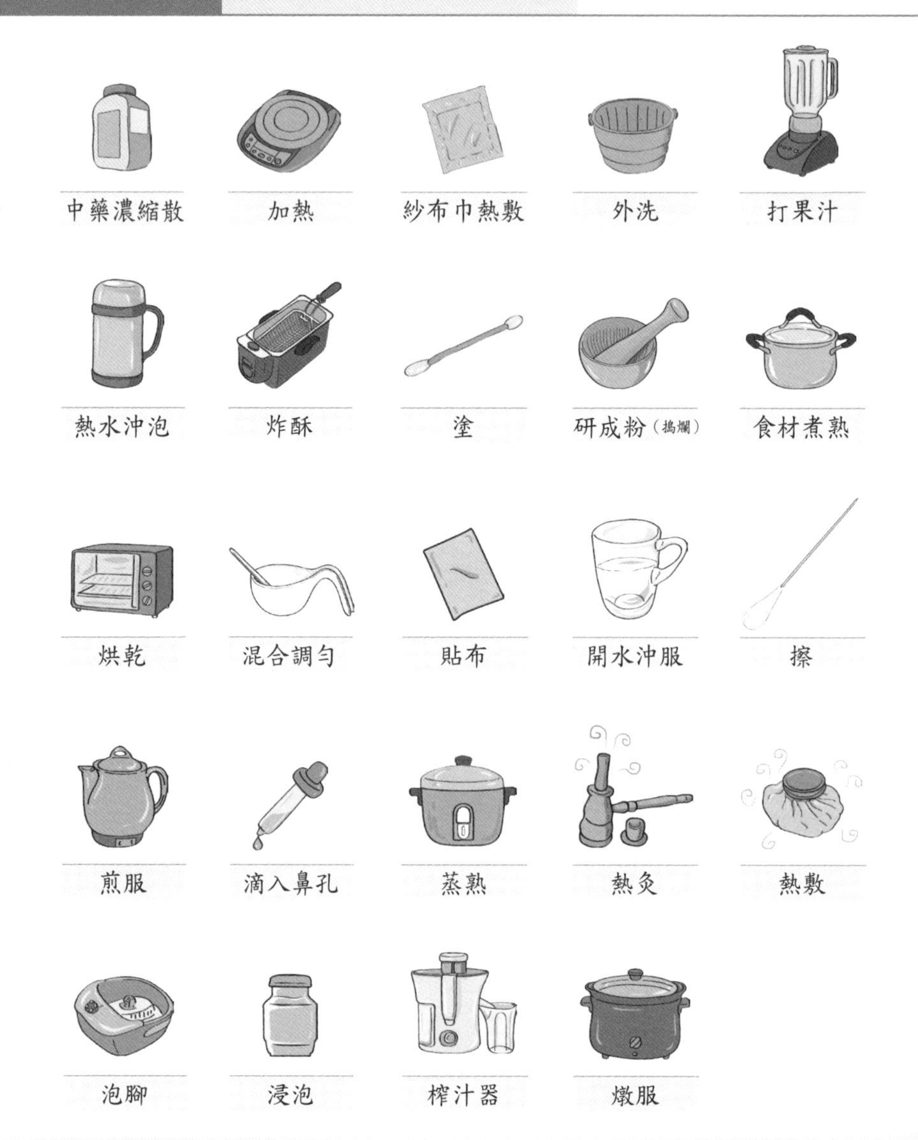

作者序

養身要深耕，萬病要除根

陳旺全 醫學博士
講座教授

中醫藥歷經數千年的驗證，能夠治療各種疾病，歷久不衰，歷經新冠疫情期間，更一躍成為全球最享譽盛名的抗疫尖兵，在世界發光發熱！

當全球遭遇新冠疫情的肆虐，中醫藥不僅能夠提供有效解方，在面對諸多新冠肺炎的後遺症狀，如疲勞、抑鬱、肺纖維化、心力衰竭、嗅覺喪失等問題，中醫都能透過辨證論治的優勢，搭配中藥與針灸進行治療，有效且及時改善病人的不適。

中醫認為天體與人體都是一個宇宙，其運行的模式，都有一定的規律及軌跡，只要循環律動順暢，自然就能維持內部的和諧，進一步言之，中醫認為疾病的產生，有很大的因素是人體循環出現阻滯，此時，唯有讓五臟六腑的運作恢復暢通，身體才能重拾健康。

對有無數次成功對抗瘟疫經驗的中醫，其所採取的方式不是消滅病毒，而是透過中藥改善人體的免疫功能，同時讓失調的身體重拾平衡狀態，營造不利病毒生存的環境，使其弱化並無法複製。簡言之，中醫是以宏觀的角度去治療病人的身體機能，使生命恢復與生俱來的抗病毒能力，而非以無差別的療法，抹去一切的好壞病菌與自身細胞，所以透過中醫治療任何肺炎感冒、急症、慢性病、跌打損傷、腦部疾病等，都是極具療效且不傷身體，特別是經中醫診治而康復者，不會有其他副作用。

中醫藥的「親民」、「經濟」、「實用」與「簡便」，以及「預防醫學」及「精準醫療」等功效，能明顯地促使全球人類常保健康、遠離疾病，此外，中醫理論及用藥觀念更是易學易懂，可以融入日常養生保健之中，帶給使用中醫的群體優質的健康身體與生活品質。

作者在台北市立聯合醫院、義大醫療集團醫院、馬偕紀念醫院門診中身歷其境，深知患者之需求，特寫此書，奠定民眾對疾病之認知，充實民眾使用中藥之常識，善盡利用身旁資源之搭配使用，達到快速癒疾治病之最佳效果。

著作本書之意乃因作者秉持著為醫者應有的真善美胸膛、菩薩心腸，鄭重地保證自己要奉獻一切為人類服務，於是，我以非常嚴謹的態度，並獲得西醫界醫術造詣精湛長輩們鼎力相助，對每一「證」的闡釋、每一「藥」對症的治療效果，字字斟酌，句句詳思，並克盡職守的融入多年臨床經驗，以期發揮癒病及養生保健的最高功能。

而《名中醫傳承一味中藥對症良方》之書，是建立在「不治已病治未病」的預防醫學，真正達到精準醫療。請大家謹記「養身要深耕，萬病要除根」。但仍希望使用本書內容之前您有任何的疾病及用藥問題應事先諮詢醫師或藥師，以免延誤病情。本書粗陋謬誤之處在所難免，期盼各界指正共同為健康而努力。

前言

一味中藥，對症良方

幾千年前，中醫文化的肇始，即很重視單味藥的應用，早在神農嘗百草的神話時代就有記錄兩本中醫巨著《內經》、《神農本草經》的出現，就是在這種觀念下完成的。即使是到了《傷寒雜病論》時期，處方中的藥味數量很精簡，尤其《金匱要略》用單方者有五十多個，晉朝醫家葛洪的《肘後方》，唐朝醫家孫思邈的《千金方》，使用單味藥來治病的例子仍有很多。

隨著中醫各家學說百家爭鳴，漸漸出現不同藥物的搭配，形成所謂的「複方」，於是中醫的處方用藥，大多以君臣佐使列而分之。早在內經時代就有提到，如《素問．至真要大論》說「治有緩急，方有大小」、「君一臣二，奇之制也，君二臣四，偶之制也，奇之不吉則偶之，是謂複方。」於是單用一味中藥來治病的醫家愈來愈少，單一藥物治療疾病的經驗，漸漸落入民間相傳的經驗用藥中，如果能夠對證使用，效果仍然十分顯著，取效甚捷。

◎用兵如用藥．不必包山包海多用藥

本書之所以命名為《名中醫傳承一味中藥對症良方》即標示，其不只是臨床療效的著重之外，更指為是用藥的觀念，如清朝醫家徐靈胎稱：「單方者，藥不過一、二味，治不過一、二症，而其效則甚捷。……此經方之所以為貴也，然參考以廣識見，且為急救之備，或為專攻之法，是亦不可不知者也。」可見除了要知道「理、法、方、藥」的觀念外，更要了解單一中藥的特殊療效，以增加治病活命的工具。

中藥的使用應在辨證論治的前提下，找出疾病的病因病理，再根據病人的體質、年齡、居處、工作等因素下，來處方用藥，才能達到對證下藥、藥到病除的作用。古云：「用藥如用兵」，說明找出疾病癥結所在，用藥適當即可命中目標，不必包山包海的使用各類中藥。本書所指除了是作者本身的經驗之外，亦參考了許多單味藥書籍及民間驗方，蒐羅者眾。

現今西醫觀念深入民心，西醫藥應用的模式也漸漸侵入了中藥使用的方法，很多病患也用西醫的標準來使用中藥，使得新進醫師看診時處方用藥不得不以多數量中藥來治療。比方說，頭痛要加入治頭痛的中藥，血壓偏高又要加入降血壓功用的中藥，腸胃吸收不好還要加入助消化的中藥等等，如此，病患才會覺得有療效，也使得醫師處方中以方代藥的情形愈來愈多，失去中醫藥用藥的精髓。基本上，中醫的處方還當以找出源頭為要，找出致病之源，則處方可更簡單，不用包山包海的用藥，即使輕便的用藥，亦可改善複雜的疾病。

記得以前常在淋雨之後，父母就會煮個桑葉茶或薑母茶給我們喝，說可以除邪祛風寒，才不會得感冒。也曾在風寒感冒的初期，喝了一杯薑湯，出了些許的汗，感冒的症狀也緩解了。也曾在數天沒上廁所後，喝了些蜂蜜，沒多久就解大便了。可見一味中藥的應用很方便，而且多屬於常見中藥或食物，隨處可得，製作方便，價錢便宜，又有一定的療效，適用於一些簡單病症的改善或調養。

今日西醫各類科學儀器、藥物分析技術遠勝古人，可針對中醫藥的單味藥效做進一步的研究分析，再配合與典籍上疾病的研究，結合西醫專科的生理、病理學，加強新藥的開發，減少其副作用，必會有一定之貢獻，以造福後代子孫。

◎結合中西醫觀點·靈活運用一味中藥

本書中所提到的各類病症，均以專業的知識，運用通俗的字眼，結合中醫與西醫的觀點，讓民眾能有基本的認識。各病症所列舉的一味中藥，除了是作者本身的臨床經驗，亦參考了許多歷代名醫專著、數十本專論中醫藥書籍及各地民間驗方祕方，並經臨床醫師實際的驗證之後，才蒐羅入書。一味中藥療效雖好，但民眾要靈活運用，不可墨守成規，不知變通。若無法癒病時，仍當找合格中醫師為要，方是對策。

中西醫解讀

西醫的對「症」下藥 V.S 中醫的對「證」下藥

西醫的 Syndrome 僅系症狀的表現，如發燒、頭痛。中醫的「證」表示本病突出的主症，但包含多重症候，換句話說，範圍較廣泛。

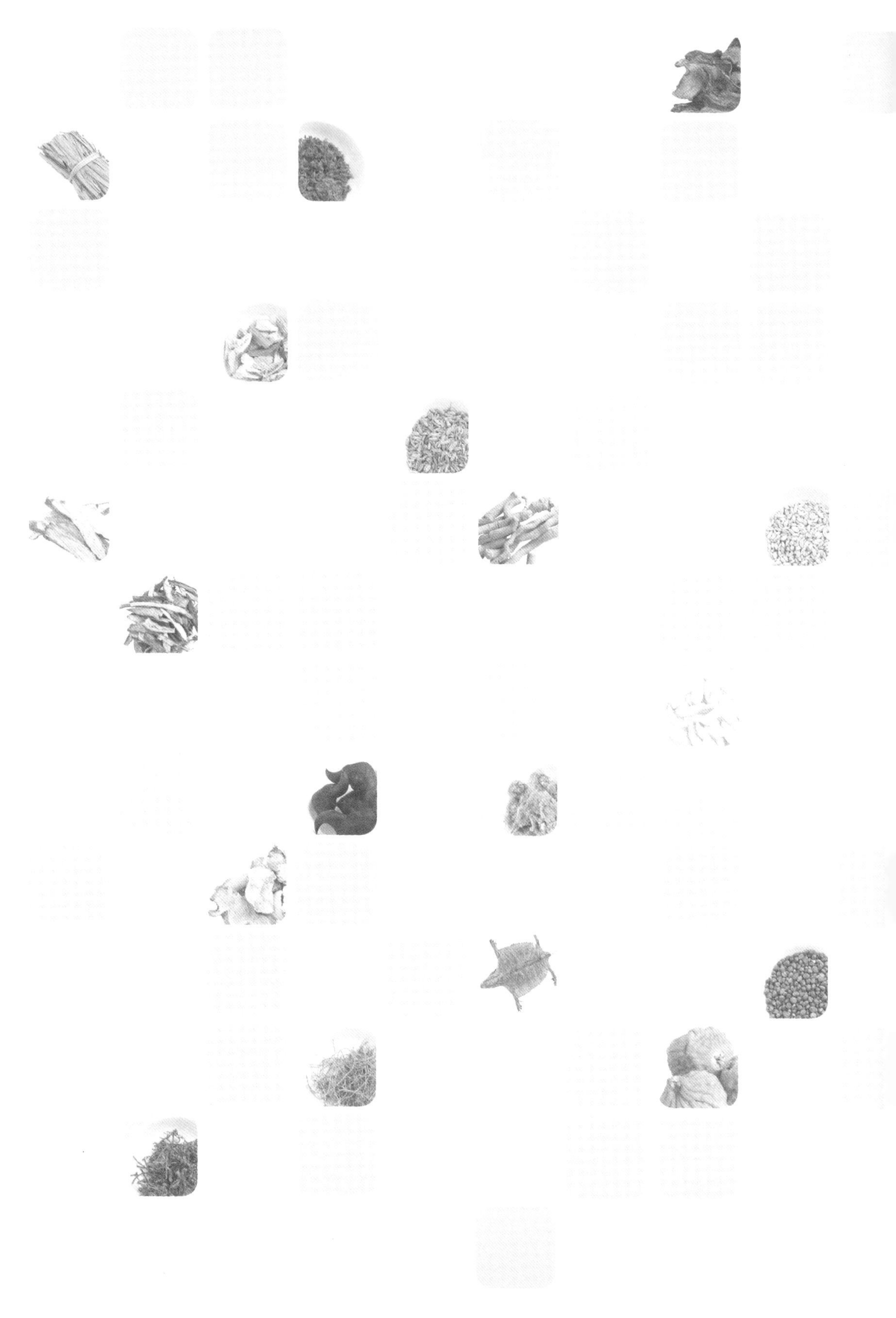

總論篇

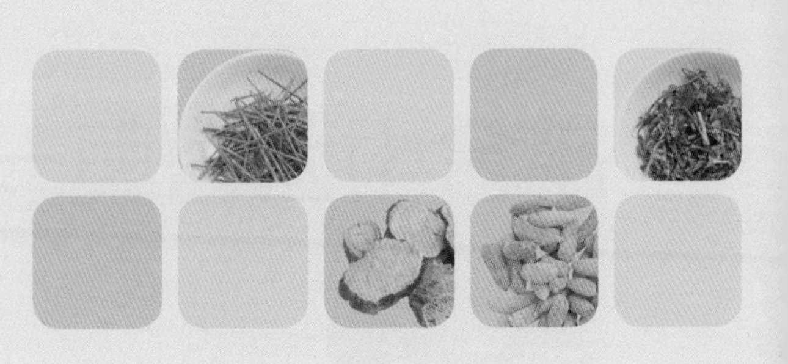

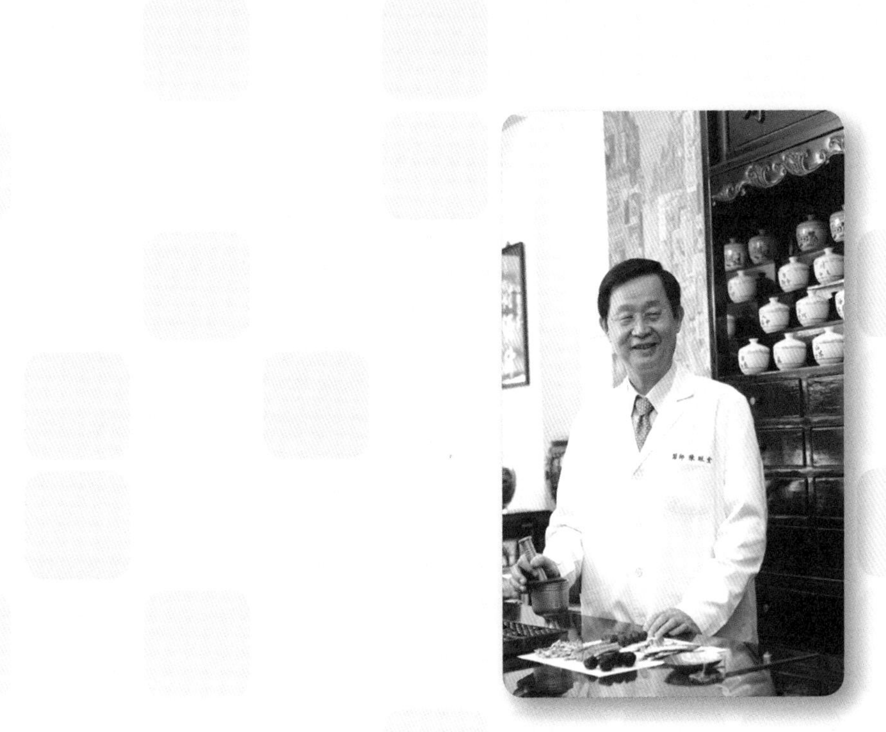

總論 1

結合中西醫與一味中藥

伴隨著這幾年來科技的突飛猛進，現代醫療的知識與技術也是日新月異。由於在這個網路無國界的分享之下，人民透過傳播媒介，以及其他各種管道的得知，身體健康遠比物質享受來得重要，國人逐漸地瞭解預防勝於治療的知識，並且近年來在許多醫療機構的大力推廣下，慢慢地認識成人健康檢查的重要性。

然而，民眾在檢查後，若報告中出現異常值（紅字），通常慌亂無所自處，在不知如何是好的情況下，往往誤信偏方，耽誤了病情，錯過最好的治療時機。因此，本書即是從**「西醫診療法」**和**「中醫診療法」**中去介紹對每一個疾病的認識與觀念的建立，讓民眾對一個疾病的發生有初步的概念，方不至於亂了方寸。本書對個別的疾病有深入淺出的介紹：當疾病發生時，在西醫方面是如何檢查、如何診斷、如何治療、如何追蹤；在中醫方面是如何從望、聞、問、切中去辨證論治、如何搭配西醫去治療、如何配合中藥治療、如何告知民眾在生活中該注意的事項。

在民眾了解疾病的來龍去脈之後，找一合格西醫師或中醫師，在其治療上，偶爾搭配**「一味中藥」**，應能收到不錯的改善作用。

西醫學近百年的研究，有長足的發展，從巨觀的解剖學到微觀的分子生物學；從流行病學的統計到對疾病預後輕重的瞭解，在在均突顯出了其縝密的一面。以高血壓一病為例，其發病的程度，輕者從改變生活飲食型態即可痊癒，有些患者終生使用藥物而不發病；嚴重者則使用數種降壓藥均難奏效，甚而發病到中風、洗腎、心臟病死亡者均有之。然而**西醫學對於疾病發展過程的認識雖有其詳細瞭解的地方，但對於許多疾病的病因病程發展與結果，仍有待其加強之處，亦有其瓶頸所在。因此如何援用中醫藥的使用，以緩解患者病情的研究，顯得格外重要。**

中醫藥的使用對於許多疾病，從預防醫學的觀點，到對疾病的調治方面，確實有其療效的一面。但現代中醫看診的病名是以西醫的名詞為主，例如高血壓、糖尿病、高血脂症、消化性潰瘍、類風濕性關節炎、肝臟病、心血管疾病、腎臟病等許多疾病，在古代中醫是沒有這些病名的。身處現代的我輩中醫在看診之時，臨床上常以古中醫的思維模式為患者診療，倍覺辛勞，其重點即在於**中西醫看診的觀念有其一定的差異性，中西醫名詞彼此之間亦有其不同處**，例如中醫所稱的肝心脾肺腎等「藏象」與西醫對等所稱的肝心脾肺腎等「臟腑」，器官相同，實質活動截然不同劃分之處。

中醫的整體恆動觀，重視人體內在的抗病能力，強調個體化，通過望、聞、問、切四診合參（註1），以八綱辨證（註2）、營衛氣血（註3）辨證、臟腑辨證、傷寒論六經（註4）辨證等方法對疾病做出診斷。中醫的辨證論治由於受到歷史條件的限制，許多方面還亟待用現代醫學的方法進行完善的提高，關於「四診」互相參照，若能加入現代醫學的觀念，當作「第五診」，加以配合發揮，兩者有機會結合才能達到一種宏觀與微觀、整體與局部、相輔相成、渾然一體的境界，才能在最大程度上體現醫學的價值，應可給予中西醫結合一條不錯的道路。

中醫名詞解惑

註1 **合參**：辨證過程中，把望、聞、問、切四診所得的有關病史、症狀、形、色和脈象等資料進行全面的綜合分析，互相參照。

註2 **八綱辨證**：陰、陽、表、裡、寒、熱、虛、實，稱為「八綱」。在臨床上運用這八個綱進行辨證，叫「八綱辨證」。

註3 **營衛氣血**：是人體生命活動過程所必須的動力來源。氣血在經脈中不斷地循環運行，而「營衛」主要體現在功能作用方面，「氣血」主要體現在物質基礎方面。

註4 **傷寒論六經**：傷寒論為漢代名醫張仲景所著，分為六經：太陽、陽明、少陽、太陰、少陰、厥陰，為歷代醫家診治的要綱大法。

總論 2

一味中藥與複方中藥之比較

現在的中醫師所開出的方子，大多為複方中藥，而複方中藥又是由一味一味的單味中藥組成。治療一個疾病，在診療過程，經過望、聞、問、切後，患者訴說了一籮筐的病痛症狀後，醫師如何在主訴中瞭解疾病的因和果，並顧及幾個大方向，開出二個複方，二味中藥，是恰恰好的方子？假若是五、六或七、八個複方，那麼又是幾味中藥？複方如此複雜，一起使用藥物組成太多，究竟是那一方（或那些藥物）發揮治療效果呢？

「複方」是中醫的處方用藥，大多以君臣佐使列之。單用一味中藥治病者少，但如果能夠對證使用，效果仍然顯著，有其一定療效。基本上，中醫的處方還當以找出源頭為要，找出致病的原因，則處方用藥可將更為簡單，不用機槍大砲式的使用複方中藥，視中醫複方為一味藥之使用，如此將使中醫精髓盡喪。因此若用太多複方去治療疾病，並無法掌握真正用藥之理。

今日西醫學之發展有其長足進步的一面，尤其是生物科技的演變及藥物萃取觀念的進步，可針對中醫單味藥主要成分或具有療效者做進一步的研究分析評估，再配合與中醫典籍上相關疾病的研究，結合西醫專科的生理、病理學等，加強新藥的開發，減少其副作用，必會有一定之貢獻，以造福後代子孫。

總論 3

中醫「體質」與「證型」名詞解惑

在寫本書之前，對於一味藥治病的觀念，以及中醫一些基本名詞概念，尤其是一些證型的描述，有必要透過現代醫學加以闡釋，說明如下：

Q1 何謂火？

A：中醫所稱的「火」，有分**生理之火**（註 1）與**病理之火**（註 2）。前者為維持人體基本活動的原動力，包括自主神經系統、內分泌系統與免疫系統等。若以上系統過度旺盛，即稱病理之火，例如自主神經表現過旺，產生口乾舌燥喜冷飲、心煩易怒、失眠多夢、心悸、便祕或腹瀉、身有熱感、頭暈倦怠、小便黃赤、出汗多、腰酸背痛等；內分泌系統異常，如甲狀腺功能亢進、腎上腺分泌過多、性腺的過度異常；免疫功能的失調，如癰瘡疔癤等發炎反應的形成。

以上種種表現，均有可能與中醫所稱的「火氣大」有關。根據發病部位的不同，「火氣大」會有不同的表現和不同的名稱：

如果說話有味道、齒齦浮腫、大便祕結，我們稱其為「胃火」；

若心情易怒、眼紅面烘、頭脹如轟，我們會說它是「肝火」；

假若嘴破、心煩、小便黃，則稱「心火」。

Q2 何謂「陰虛」？

A：若火氣大至一個地步，會變成**「虛火」**，就像能量燃燒到一個地步，熱量會逐漸變小一樣，**「陰虛」**即屬其中一種（亦有造成氣虛者，容後述之）。除火氣大會造成陰虛外，亦有因為久病，慢慢的損傷津液所造成者。

陰虛的症狀，除了會表現出一些類似火氣大的症狀之外，還以手足心熱、潮熱、口乾不欲（喜）飲、顴紅、消瘦、眩暈耳鳴、腰膝酸軟、舌紅苔少、脈細小而快速等症為主。

以上諸症，若兼兩腋下之處疼痛則稱「肝陰虛」（註 3），

心悸表現明顯者則稱「心陰虛」（註 4），

以咳嗽為主者則稱「肺陰虛」（註 5），

久病之後或出現腰酸背痛者一般稱「腎陰虛」（註 6）。

特別需要補充的是，陰虛與實火的中介點，所謂「陰虛火旺」，既包括了陰虛，亦與實火相關即稱之。

Q3 何謂「氣虛」？

A：中醫一般所稱的**「氣虛」**（註 7），大致和身體功能低下表現有關，會產生倦怠、短氣乏力、懶得說話、稍微怕冷、易流汗、易感冒、營養不良、舌微淡紅、脈虛等症狀。如果是**肝氣虛**，除以上症狀之外，會有喜歡嘆息、兩腋下脅肋悶脹的情形；**心氣虛**則會有心悸、短氣的情形；**脾氣虛**（註 8）則會有食慾不佳、腹脹、腹瀉的情形出現；**肺氣虛**則有咳嗽、呼吸急促的現象；腎氣虛則會產生小便次數增加、小便不利、遺尿、下痢、遺精的情形。以上種種臟腑氣虛的表現，幾乎都和身體機能神經系統的紊亂有關，尤其是自主神經系統。

造成氣虛的原因除火氣大之外（壯火食氣），先天失調或後天失養與老年人精氣自衰，或久病重病與勞累過度有關。

Q4 何謂「血虛」？

A：中醫所稱的「血」，具有滋潤營養的功能，若有血虛症狀產生，則

滋潤營養功能低下，如《中醫大辭典》解釋**「血虛」**（註 9）指的是「體內血分虧損，常因失血過多、思慮過度、或臟腑虛損，不能生化精微所致。」其表現為「面色無華、唇色淡白、頭暈眼花、心悸、失眠、手足發麻、脈細無力。」可知，血虛是指濡養身體臟腑之**「血不足」**，造成身體功能低下的現象，其表現可以是精神層次的血虛，也可以是血管內血液流失，如貧血與腸胃道之出血。以上所造成之血虛，其間之差異說明如下：

（一）精神層次的血虛

精神層次造成之血虛，如思慮過度、五志（註 10）七情（註 11）所傷均可造成血虛，即接近陰虛表現的血虛，只是血虛的發熱等現象較不明顯，若較嚴重者亦會出現一般血虛常見之面白、皮膚白、舌白、唇白、指甲白、形寒肢冷、頭暈目花、心悸、失眠、手足麻木等症狀。

另有一種血虛為肝氣鬱結所造成者。肝為血之府庫，若氣機鬱滯，耗傷陰血，也會造成血虛。其表現除了有肝臟疾病等之現象的特質之外，亦有血虛的一般表現。以上所稱的血虛，均與自主神經的亢奮有關。

（二）血液流失所造成的血虛

腸胃道所造成的上腸胃道出血、吐血或便血，以及婦女常見之慢性貧血或崩漏等各種出血疾病。血有營養和滋潤的作用，亦屬陰液的一種。因此出血造成之血虛，早期可出現陰虛的一些表現，方可用知柏四物湯；中晚期則可能伴有氣虛或陽虛的情形，氣血虛可用歸脾湯。

另有一種現象即失血量較多時，可出現身體腫脹感，煩熱，按之涼者，脈洪大（註 12）無力之微弱的陽氣浮越於外；所產生之血虛發熱情形，可用當歸補血湯。若吐血如盈滿如盆、大便色黑量多，婦女崩中（註 13）等失血大量或急驟者會產生面色蒼白、手足厥冷、血壓下降、出冷汗、甚至昏厥等「氣隨血脫」的情形，亦稱為**「血厥」**（註 14），更嚴重者甚至會危及生命，可急用獨參湯搶救。

造成血虛的原因，除了以上所述的出血之外，亦有可能是脾氣虛弱無法統攝血液，或肝氣虛弱換血功能差所致，即所謂**「氣不攝血」**（註15）。若較突顯出神疲乏力症者，即稱**「血不載氣」**（註 16）。此外有所謂的**「精血同源」**（註 17），若腎精虧損亦會造成血液難以造血而產生「血虛」之症。另外，脾胃虛弱造成營養不良，也是造成血虛的原因之一。以上證狀可以用方如八珍湯、當歸補血湯、歸脾湯益氣補脾，或以阿膠、鹿茸等血肉有情之品填補腎精。

總結以上，造成血虛的情形有脾氣虛弱無法統攝血液所造成的血證；脾胃功能衰弱，當不能運化五臟六腑水穀之精氣，來維持人體生命的基本需要。血虛所造成的影響：「血不養肝」即「肝血虛證」，「氣隨血衰」之「氣血兩虛」、「腎精不藏」等現象。

Q5 何謂「陽虛」？

A：無論是氣虛或血虛，發展到一個地步會形成陽虛。陽虛一般表現有常感手腳冰冷、非常怕冷、口不甚渴、腰酸、腹瀉、小便清色（白）而多等。即寒象更加明顯。

Q6 何謂「精」？

A：《素問．六節藏象論》云：「腎者，主蟄，封藏之本，精之處也。」說明腎具有儲存、封藏精氣的生理功能。曾有論述，從現代醫學探討腎實質和下視丘之關係密不可分。

腎藏精是中醫學領域中解釋生命現象和闡述生命內涵之核心，腎所藏之精是推動臟腑生理活動表現生命現象的原動力，如此的說法已屹立在中醫範疇之中數千年之久。時至今日，科學技術之領域，已進入分子生物學的階段，因此腎藏精應可在分子生物學的水平上得到發揮。

腎和下視丘的功能頗類似，而下視丘內有許多核，其主要功能為控制內分泌及自主神經的活動，內有許多作用物質、內分泌（Endocrine）、神經傳遞物質（Neurotransmitter），可比擬為「腎中之精」，腎藏精所指即為其中之作用物質如神經傳遞物質。而肝的實質和邊緣系統頗類似，因此**「肝藏血」**（註 18）的實質即指邊緣系統之作用物質，正如「腎藏精」一般，「腎中之精」和「肝中之血」是一體異名的。

周學海在其著作《讀醫隨筆》曰：「道家以精氣神，謂之三寶，不言血者，賅於精也。」由此可見，精與血的關係是密切的。總結以上，肝血的實質和邊緣系統內之作用物質頗有相關性。

Q7 何謂「水濕痰飲」？

A：病因脾虛不能運化水濕，不能正常輸布津液，於是停聚而成「內濕」，積留而成「痰飲」，不少是疑難雜症，辨證論治也常與濕及痰有關。

身體的活動過程頗類似物理化學的反應，會消耗能量，能量經過燃燒之後會轉換成身體所需物質（能源），能源的代謝過程會產生廢物，此廢物即中醫所稱的「水濕痰飲」。此過程所產生的熱，會讓身體發熱，即所謂的「火氣大」。

「火氣大」幾乎可說是身體機能過度旺盛的一種表現。火氣大至一個地步，加上燃燒能源的結果，身體的熱已較不盛，會轉而產生低熱的情形，中醫稱為**「陰虛」**。陰虛發展到一個地步，身體的機能會越來越低下，類似中醫所稱的**「氣虛」**。

以上過程所產生的廢物可產生「濕」，即身體會像毛巾沾水般黏黏膩膩、濕答答一樣，而產生頭重、胸悶、腹脹、食慾不佳、便軟的情形。濕證若發展到一個地步，可能會產生**「水腫」**，正如濕毛巾可以擰出水一樣，水的濃度高一點的話，中醫會稱其為**「飲」**（例如「肺積水」，其濃度比水高，中醫將其稱作「飲」。）若飲的濃度再高一些，中醫則稱作**「痰」**。

Q8 何謂「痰」？

A：痰係指呼吸道分泌的病理性產物，並包括某些病變器官組織內積存的黏液物質，由津液變化而成。因病而生痰的為多，因痰而致病的亦多，很難分辨。在談到中醫的「痰」時，若是外感之痰，則沒有什麼問題，但提到痰火、痰迷心竅等痰症時，則常令人感到困惑。為什麼會有如此現象呢？其實中醫所稱的痰病，和西醫所謂的痰（Sputum），是有差異的。

中醫所指的痰，除了西醫所稱的痰之外，更包括了精神情志所形成的無形之痰。例如中醫會將精神分裂、躁鬱症、憂鬱症從痰論治（其形成機轉與神經傳導物質的異常累積有關）。內分泌所產生的甲狀腺腫大，中醫亦稱之為痰。

此外，免疫反應所產生的高脂血症，亦屬中醫「痰病」的範疇。綜合以上，幾乎中醫所稱的**「痰」，就是一種調節生理系統所生的病理產物，即神經、內分泌、免疫系統所產生的一種病理產物。**

Q9 何謂「風」？

A：風是病因，六淫之一，常與其他病邪結合而致病。風為陽邪，發病症狀每有游走性和多變性。風邪是導致多種疾病的重要因素。

「風」是中醫學上常提到的一個名詞，又分**「外風」**、**「內風」**，但其代表的意義為何？以下就「外風」，應用現代醫學的觀念，對其做一說明。

西醫認為，感冒的致病因子，大抵是由細菌、病毒所引起，此外環境氣候的變化可是造成身體過敏的原因之一。微生物致病或環境的變動造成身體機能受損，中醫一般將其稱為**「外感」**，根據其臨床表現、造成原因，以及四季天氣的變化，又可分為風、寒、暑、濕、燥、火——**「六氣」**，因而導致疾病者則稱「六淫」，其多與風邪互夾，故又多以**「風邪」**稱之。

由上可知，「外風」的實質是致病原，除了指的是細菌、病毒之外，物理、化學環境變動亦屬之，可造成體內環境的變異。

「內風」實質的論述：長期心情的抑鬱或劇烈的精神刺激造成身體機能的受損，中醫稱之為**「肝鬱」**。肝氣鬱久化火會耗損肝陰，而有肝陽上亢的情形，臨床上主要可出現頭痛、頭暈、耳鳴、面紅目赤、煩躁易怒、腰膝酸軟、脈弦偏數等症，若進一步發展出現眩暈、身體振動、手抖、視物旋轉、昏倒等症者，則稱為「內風」。正如《臨證指南醫案》稱：「內風，乃身中之陽氣之變動。」內風屬陰虛陽亢者多，屬陽虛者少。

肝的實質與西醫所謂的邊緣系統有一定的關聯性，因為此二者均與情緒的調控有關，瘛瘲（註 19）是一種手足抽搐之病，《普濟方》曰：「瘛則急而縮，瘲則緩而伸。」手足的抖動則和腦中基底核相關，邊緣系統和基底核有相通路徑，可知肝火主風應有一定的現代理論基礎。

〈體質觀〉

每個人與生俱來都有自己的特質，加上後天的影響如飲食、生活型態、環境等因素，終而形成每個人不同的體質。例如有些患者，動不動就發脾氣、容易嘴破、便祕、口渴、口臭等，中醫會認為是「火氣大」的體質，可能是與生俱來，或者是後天環境所造成，亦或與飲食有關。

有些患者不管夏天或冬天都很怕冷或手腳冰冷，此為典型**「寒性體質」**；有些小朋友夏天非常怕熱，冬天非常怕冷，此則屬**「陽虛體質」**；有些人勞動一下則喊累，大都屬**「氣虛體質」**；有的人面色晦暗不光澤、舌質紫暗，有可能屬**「血瘀體質」**（註 20）；有些人腸胃不好，常睡不著，舌面常出現厚黃苔者，大都屬**「濕熱體質」**（註 21）。

體質是一種複雜的表現，中醫大都會用「望、聞、問、切」四診合參，簡單先以陰、陽、表、裡、寒、熱、虛、實「八綱」判斷。若要初步判斷屬何種體質，可喝少許的**麻油**或含一片**人參**，如果感覺口乾舌燥，喉嚨怪怪的，有可能是火氣大的體質；如果感覺還蠻舒服的，則有可能是寒性體質。若稍微熬夜或勞動就心悸、倍覺疲勞，則大都屬虛性體質。

許多人的體質表現並不一定非常典型，尤其台灣地處亞熱帶，天氣炎熱潮濕，人們往往喜食冰冷瓜果，加上現代人生活壓力大，飲食不節制，日夜不分，因此使得許多人都有著寒熱虛實夾雜的體質，即所謂的「冷熱不和」，飲寒食溫都會感覺身體不適。

因此對於體質的調整，不是遇到「虛」就一定要「補虛」，「火氣大」就一定要「退火」，而是要視其原因而定。例如有人在大太陽底下被曬得很累，或熬夜三天後，倍感疲勞，產生氣很虛的狀況，此時應多休息，勿以氣虛方法補之，否則可能會火上加油。就像車子開了一天一夜，越開越不靈光，此時應當熄火，休息保養，而不是猛加油繼續開，如此車子的壽命當然會減短。

關於體質，西醫會認為和基因（DNA）有關，不同的基因會產生不同的個性，其與得到何種疾病極有關聯，並且後天環境會影響基因的表現，例如有人先天就容易得腎臟病，發病的早晚除了和基因表現的早晚有關之外，其亦和後天的影響因素有關，有的人生下來一至二歲即發病，有的人到了青少年，遇到壓力才發病，有的人則到了年老體衰才發病，有的人甚至終其一生都不會發病。

總之，**體質除和個性有關外，其與得到何種疾病亦有一定的相關性**。基因圖譜已漸漸被解開，屆時人類一生下來就知道以後的人格特質、會得到何病，有些可用基因療法改變之，如此是幸或不幸，極費人猜思。

中醫名詞解惑

註1 **生理之火**：生命的動力，為陽氣所化，屬「生理上的火」，如「君火」、「相火」、「少火」等。

註2 **病理之火**：病理變化過程中，機能亢進的表現。凡感受各種病邪，或七情內傷「五志過極」（參閱註10、註11），在一定條件下都能化火。生理上的火過亢，也會轉化為病理上的火。

註3 **肝陰虛**：多由於血不養肝所致，有頭暈、頭痛、視物不清，經閉、經少等症，往往會引起肝陽上亢之高血壓症。

註4 **心陰虛**：即「心陰不足」，主要症狀有心煩、怔忡、心悸、失眠、低熱、盜汗、口乾、脈細軟等。

註5 **肺陰虛**：多因久病體弱或肺失清肅，邪熱久戀於肺，損傷肺陰所致。

註6 **腎陰虛**：即「腎水不足」，由腎精耗損所致，有腰酸背痛、頭暈耳鳴，健忘、陽痿、遺精等症。

註7 **氣虛**：其病理主要是元氣不足，臟腑機能衰退，以及抗病能力下降，導致疲倦乏力、語聲低微、呼吸氣短、自汗、脈細軟無力。依各臟之特質，分為肺氣虛、腎氣虛、肺氣虛、心氣虛、脾氣虛。

註8 **脾氣虛**：脾胃虛寒。主要症狀有胃脘冷痛、腹脹痛、呃逆、嘔吐、食少、便溏或久瀉久痢、倦怠、尿少、浮腫、消瘦、舌淡苔白、脈虛緩。多見於胃、十二指腸潰瘍、慢性胃腸炎、慢性肝炎、慢性痢疾、水腫、白帶等。

註9 **血虛**：是血不足的病理表現，主要原因為失血過多，新血一時來不及補充；或由於脾胃運化功能減退，以致生血來源不足；以及瘀血不去，新血不生。

註10 **五志**：指五種情志的變化。〈內經〉認為情志的變動和五臟的機能有關，肝志為怒，心志為喜，脾志為思，肺志為悲，腎志為恐，統稱「五志」。

註11 **七情**：指喜、怒、憂、思、悲、恐、驚等精神情志變化的七種表現，是對外界事物的反應。七情亦為致病因素。

中醫名詞解惑

註 12 **脈洪大：**或稱「洪脈」，為脈象的一種。脈來如波濤洶湧，來盛去衰，多屬熱邪亢盛。若「虛勞」失血和泄瀉等病見此脈，說明病勢仍在發展。

註 13 **崩中：**或稱血崩，指不在行經期間陰道內大量出血，或持續出血淋漓不斷的病症。

註 14 **血厥：**由於血病引起的厥症。血虛而厥，多見於失血過多或久病貧血，因腦部一時缺血而突然暈厥；血實而厥，多因內有瘀血，閉塞清竅，以致突然昏倒，牙關緊閉。

註 15 **氣不攝血：**氣虛不能固攝血液，可使血不循經，發生崩漏、便血、衄血等慢性出血病症。

註 16 **血不載氣：**氣化須依賴血才能發揮作用，血虛之後即不能營養組織器官而產生機能活動，即血不載氣。

註 17 **精血同源：**血的生成，來源於先天之精。人在出血以後，血液的再生，來源於後天飲食，靠中焦脾胃的氣化，將飲食中的精微物質加以變化而成。精的生成，同樣是靠後天飲食的生化，所以有「精血同源」之說。

註 18 **肝臟血：**指肝是藏血之臟，既能貯藏血液，又能調節血量，當人處於休息或睡眠狀態時，部分血液回流到肝並貯藏起來，活動時肝血又運送到全身，供給組織的需要。

註 19 **瘛瘲：**筋急攣縮為瘛，筋緩縱伸為瘲，時伸時縮，抽動不止的狀態。

註 20 **血瘀體質：**指血流不暢或局部有瘀血停滯。除外傷跌倒內出血，可直接造成血瘀外，氣滯或氣虛使血液運行不暢，血寒而使血液凝滯，血熱而使血液受煎熬等均能引起血瘀。

註 21 **濕熱體質：**指濕性病致病之因。發病由於溫熱兩物合發而起稱為溫熱，如暑濕、溫濕。

總論 4

一味中藥・服用須知

根據作者的臨床經驗，發現有些患者服用中藥的效果欠佳，追根究柢與中藥煎煮方法是否得當有很大的關係。舉例而言，有些患者一心一意想趕緊改善症狀，以為煎煮時間長一些（往往一帖藥煎個 2 ～ 3 個小時以上者，比比皆是。）才能達到療效。其實經過長時間煎出來的湯藥氣味已少，當然療效也蕩然無存。清朝醫家徐靈胎說：「煎藥之法，最宜深講，藥之效不效，全在於此。」由此可知，對於藥物煎煮方法的瞭解是必要的。茲介紹如下。

何謂煎服？

即指把中藥材加水煎煮去藥渣，是湯劑的另一名稱。

藥物煎煮的時間——先煎・後下・包煎

煎藥的時間根據藥性的不同功效而定。有些藥需要久煎，因此要先煎；有些藥則不需久煎，所以要後下。煎煮藥材的步驟及細節分別說明如下：

久煎——即先煎煮約半小時，甚至一個小時，然後加入其他藥材。

包煎——即是用紗布或濾紙將藥物包裹後，再和其他的藥物一起煮。

需要先煎的藥物

◆有些藥物的質地比較堅硬，需要久煎才可溶出其有效成分。例如：石膏、龍骨、牡蠣、鱉甲、龜板、石決明、水牛角、珍珠母、紫石英等。

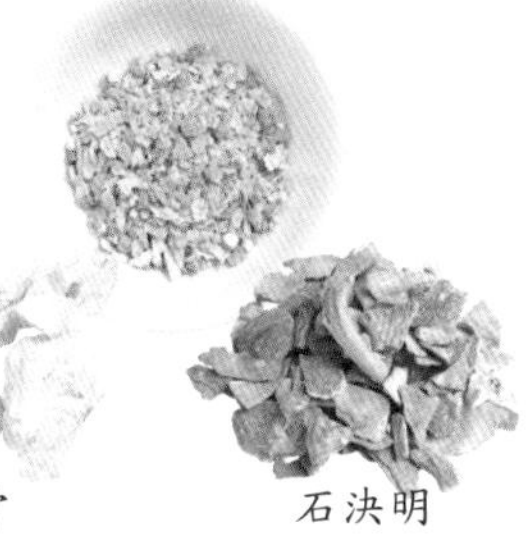

• 有些藥物由於含有毒性，也需要久煎，以緩解藥物的毒性。例如：烏頭、生南星、生附子、生半夏等。

需要後下的藥物

麻黃　桂枝

• 藥材的主要成分具有揮發性質——很快會被煎煮出來，因此不需要久煎，或煎煮過程中需要後下。例如：發汗藥、麻黃、桂枝、金銀花等。

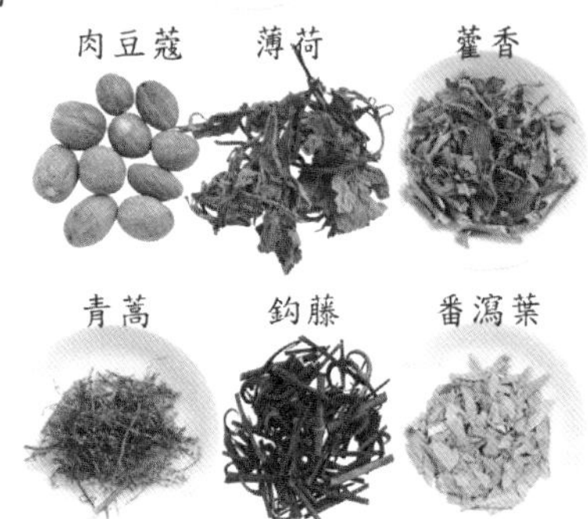

• 藥材含有揮發油或芳香油——亦不可久煎，以免藥性被揮發。例如：桂枝、薄荷、藿香、佩蘭、白蔻仁、砂仁、肉桂、沉香等。

• 藥材會迅速溶解——久煎會破壞有效成分。例如：鈎藤、大黃、番瀉葉、青蒿等。

需要包煎的藥物

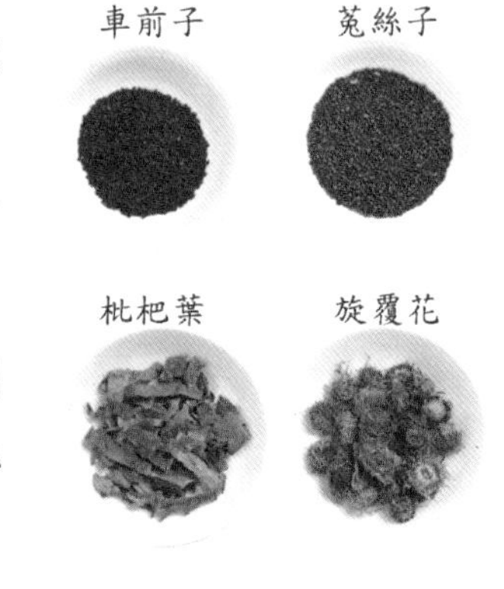

• 藥材的顆粒小或質地輕——易浮在水面上或難以充分煎煮，煎煮完後亦難以濾取藥汁，因此需要將藥物採取包煎的方法煎煮。例如：車前子、海金沙、菟絲子、葶藶子、蒲黃等。

• 藥材含有絨毛等雜質——若不包煎，則容易刺激呼吸道及消化道，產生不良反應。例如：枇杷葉、旋覆花等。

• 藥物容易煮糊——不僅容易混濁藥物，使湯劑質量受到影響，並會影響口感。例如：滑石、車前子、葶藶子等。

其他藥物的服用法——直接沖服．加溫烊化．溫水烊化

直接沖服的藥物

三七粉

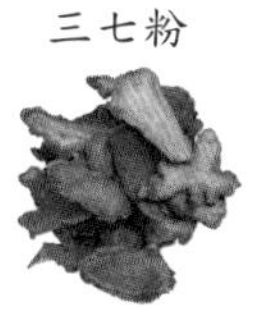

肉桂粉

• **藥材價格較高、用量少**——沖服即可。例如：粉光參粉、麝香粉、冬蟲夏草粉、羚羊角粉、珍珠粉、三七粉、肉桂粉、全蠍粉等。

加溫烊化的藥物

• **藥材爲流質**——如生薑汁、梨汁、鮮藕汁、米酒等，直接沖服即可。

• **芒硝**——遇水即溶，亦可以沖服法使用。

溫水烊化的藥物

• **藥物加溫溶化之後**（烊化）——和藥汁一起服用即可，不用煎煮。例如：阿膠、鹿角膠、龜板膠、蜂蜜、麥芽糖等。

• **藥膏**——如枇杷膏、益母草膏，用溫水烊化，即可服用。

藥物煎煮的火候——武火．文火

煎煮中藥火力的大小則稱之為火候。不同性味與質地的中藥材，其煎煮的火候必須依據藥材調整火候的大小。

• **武火**——煎煮的火候大。　• **文火**——煎煮的火候小。

一般治感冒藥的煎煮方法

• 適合改善感冒的中藥，例如：麻黃、桂枝、金銀花、薄荷、藿香、佩蘭等。

• **煎煮火候**——先用武火（即大火）煮沸後，再用文火（即小火），煮約 10 分鐘左右。

一般補益藥物的煎煮方法

• **滋補中藥材**——例如：人參、黨參、黃耆、茯苓、白朮、山藥、芡實、薏仁、益智仁、山茱萸、地黃、紅棗、蓮子、杜仲、補骨脂等。

• **煎煮火候**——宜先用武火煮沸後，再用文火，煮約 30 分鐘左右，會使上述藥材的有效成分更容易溶解。

藥材煎煮用水常識——水量多寡．水質．冷水浸泡

頭煎藥物的水量參考

一般煎煮藥物的次數分「頭煎」及「第二煎」，這樣的作法可較容易將有效成分完全煮出。以下為頭煎時的水量參考。

• **吸水性較強藥材**——例如：茯苓、山藥、澤瀉、枇杷葉，水量以超過藥物面三公分為準或恰到好處。

• **需要久煎的中藥**——例如：黃耆、六味地黃湯，水量則要超過藥物面三公分以上。

• **不需久煎的藥物**——例如：桂枝湯、銀翹散或一些揮發藥材，水量以蓋過藥物面即可。

其他煎煮時的注意事項如下：

• **必須使用乾淨自來水**——使用的水以乾淨自來水即可，不必先煮沸。

• **必須先浸泡**——藥材煎煮之前，要先用冷水浸泡 20 ～ 30 分鐘左右，一來讓藥材先軟化，並把部分有效成分先溶出；一來因為不少藥材含有蛋白質及澱粉，若不先用冷水浸泡而立刻煎煮，蛋白質遇熱會凝固，澱粉會糊化。

• **必須酌加米酒煎煮藥材**——例如：丹參、延胡索、穿心蓮或炙甘草湯，加些米酒較易溶出藥物的有效成分。

・**不慎煎乾或成焦黑狀**——藥材煎煮時，不小心煎乾或變成焦黑狀，要丟棄不要服用。

藥物煎煮的器材選用

最好用砂鍋

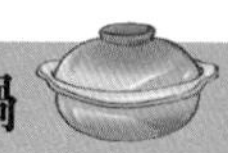

煎煮藥材的器具最好用砂鍋或陶瓷鍋（因傳熱效果較好、較緩和），不可用鋁、鐵或銅等金屬器具，因為許多藥材與金屬接觸後，會起化學變化，甚至產生沉澱，降低溶解度或產生副作用而影響療效。若沒陶瓷鍋可以用不鏽鋼鍋取代。

自動煎藥鍋

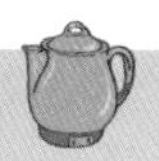

對於一般補益藥的煎煮較有幫助。至於感冒藥物或揮發性較大的藥物，還是以傳統砂鍋或陶瓷鍋較好（較易控制火候）。

藥物服用的時機

・**不可與食物同服**——因此在兩餐之間服用最好。

・**飯前服用**（約一小時前）：補益藥如六味地黃湯、補中益氣湯；腸胃藥或瀉下藥，如承氣湯。

・**飯後服用**——呼吸道疾病用藥，祛除風邪消除濕氣藥，微毒藥物如白花蛇舌草、全蠍、蜈蚣等，或有腸胃疾病者。

・**睡前服用**——安神藥，例如：酸棗仁湯；止遺固精藥，例如：桑螵蛸散。

藥物劑量換算

對於中醫藥斤兩的換算如下：

- **一錢＝3.75克**（但現代藥書所稱的一錢，指的是3克而言，一兩合十錢。例如60克，等於二兩。）
- **1毫升＝1公克＝1cc**

藥物煎煮 常見中醫用語解惑

- **煎服**：把一種或一種以上的藥物混合加水煎煮後，去渣取汁，稱為煎服。
- **煎汁／煎湯**：同煎服。
- **濃煎**：將放入煎煮之水煎至少量即稱之，如此所含藥性成分較高。
- **燉服**：內鍋加水，置入藥物或食材，外鍋以水蒸之。
- **頓服**：水煎後，立刻服用。
- **沖服**：入水即化的藥及汁液性藥材，宜用煎好的其他藥液或開水沖服。
- **噙服**：把藥物含在口中，以少許開水沖服。
- **空心服／空心下**：空腹服用。
- **以酒調服**：將藥粉倒入一小杯酒裡拌勻，吞下。
- **以酒送下**：將藥粉放入口中，喝一小口酒吞服。
- **米湯**：指稀粥上面的湯液。
- **米泔水**：掏洗食米的水。
- **燒灰存性**：把藥材燒成灰，即成細粉狀，而保留其四氣之性。
- **吹之**：將藥粉吹入嘴巴或患處。
- **滴之**：將藥汁滴至患處。
- **敷之**：將藥粉或藥汁敷上患處。
- **搗碎**：將藥物打碎，如杏仁之類。
- **杵碎**：將藥物打擊成碎片。
- **研末／碾末**：將藥物碾研成均勻混合的乾燥粉劑。
- **烊化**：凡芒硝（或玄明粉）、麥芽糖、蜂蜜、阿膠（預先加水燉烊）都在藥湯煎成去渣取汁後加入，再把藥罐擱火上稍煎，使芒硝等完全熔化於藥湯內稱之。

總論 5

中藥安全選購須知

1. 中藥材要有包裝標示

中藥材的包裝必須標示品名、重量、製造日期、保存期限，製造商、進口商、販賣商的名稱及地址。

2. 要向合格、有信譽的中藥商購買

千萬不要在市場、路邊、廟口購買來路不明的藥材，因為這些藥材是直接曝曬在空氣中、病菌、灰塵漫天飛舞，隱藏更多衛生安全危機。

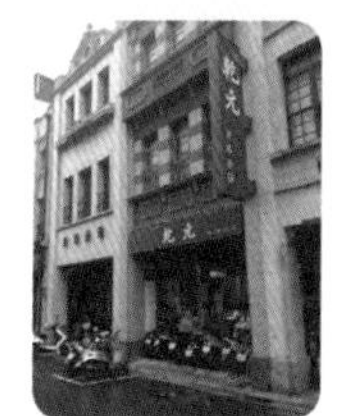

3. 不要買顏色太鮮豔藥材

因為顏色太白、太鮮豔的藥材，可能煙燻過硫磺，影響藥材品質及成份。

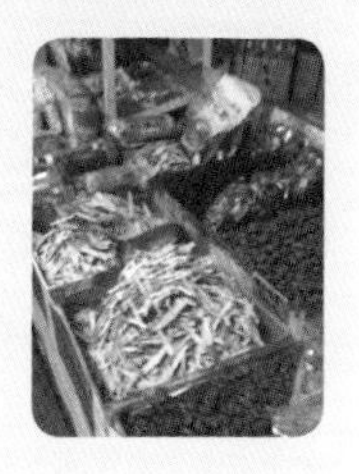

4. 不要在觀光地區購買中藥

除非您對中藥非常熟悉，否則容易買到偽品或價格上受騙。

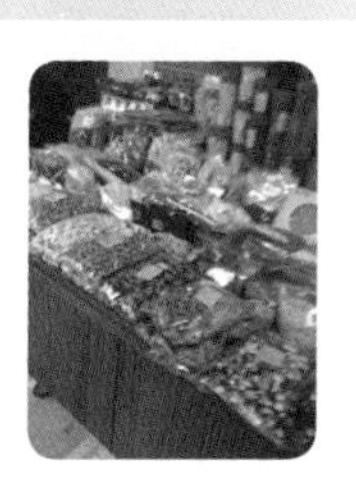

5. 購買檢驗合格之中藥材

中藥材檢驗項目包括鉛、鎘、汞、砷、銅等各項重金屬、農藥殘留、塑化劑、黃麴毒素等，應做好健康的風險管控。

6. 購買 GMP 廠製造之濃縮中藥

藥廠為維護商譽，對於品質會嚴加控管，藥效才穩定。

總論 6

食物性質的分類

中醫將中藥與食物性質各依據其所含成分及作用於人體所發生不同反應及治療效果加以分類，包括寒、涼、溫、熱、平等五種性質。

寒性食物

會有使身體熱能及體能降低作用，因此體質虛寒怕冷或有上呼吸道疾病、腸胃機能障礙者應忌食或少食。

- 水　果：香瓜、西洋梨、蕃茄、椰子、柚子、香蕉、山竹、百香果、西瓜、葡萄柚、柿子、哈密瓜、奇異果、梨子。
- 蔬　菜：過貓、蘆筍、筊白筍、苦瓜、冬瓜、黃瓜、荸薺、芹菜、巴西利、大白菜、龍鬚菜、黃豆芽、小白菜、茄子、百合、綠竹筍、明日葉、牛蒡、生蓮藕、紫菜、蘑菇、慈菇。
- 魚肉類：蚌、蜆、蛤蜊、田螺、蟹、羊膽、豬膽、豬腸、豬蹄、豬腦。
- 調味類：醬油。
- 穀　類：豆鼓、小米。
- 其它類：無花果。

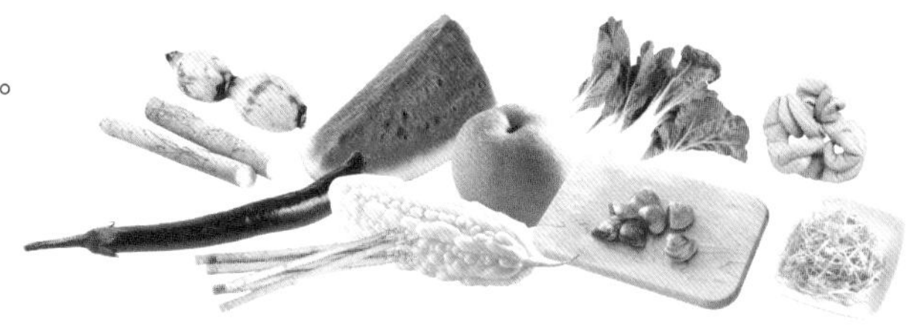

涼性食物

體質燥熱者則可選用涼性食品，以降低身體燥熱的反應。

- 水　果：草莓、橘子、芒果、枇杷、甘蔗、李子。
- 蔬　菜：胡瓜、金針、菱角、萵苣、紅鳳菜、小黃瓜、白蘿蔔、莧菜、冬瓜、菠菜、大頭菜、絲瓜、茄子、芹菜、胡蘆。
- 魚肉類：兔肉、鴨肉、羊肝、田雞。
- 調味類：茶油、芝麻油、蜜、食鹽。
- 穀　類：綠豆、豆腐。
- 其它類：海苔、髮菜、茶、麵筋、羅漢果、菊花。

溫／熱性食物

使身體產熱作用增強，提升體能作用。體質虛寒者反而可多加選用，但容易引起口乾舌燥、便祕等上火症狀，因此燥熱體質或疾病屬急性發炎性疾病則應忌食。

溫性

- **水　果**：紅毛丹、柳橙、楊梅、桃子、龍眼、金桔、蕃石榴、水蜜桃、荔枝、棗子、櫻桃、胡桃、杏仁、梅子、龍眼。
- **蔬　菜**：蔥、洋蔥、薑、韭菜、芫荽、南瓜、九層塔、芥菜、青蒜、川七、山蘇、油菜、熟蓮藕、地瓜。
- **魚肉類**：雞肉、鵝肉、豬肝、豬肚、蝦、鮑魚、海參、雀肉、鹿肉、鼠肉、羊肉、羊肚、羊腦、羊骨髓、羊脊骨、羊腎、河豚、黃魚、鱒魚、鯉魚、白帶魚、鰻魚、狗肉。
- **調味類**：醋、丁香、桂皮、花椒、茴香、八角、紫蘇、紅糖、砂糖、飴糖、山楂。
- **穀　類**：栗子、松子。
- **其它類**：菜油、豆油、檳榔、酒釀、羊奶、玫瑰花、茉莉花、大棗。

熱性

- **水　果**：榴槤。
- **蔬　菜**：辣椒、大蒜、川椒、胡椒。
- **魚肉類**：山羊肉、鹿骨。
- **調味類**：酒。

平性食物

性質平和不偏，除非個人有特殊過敏性反應之外，大多數人平日皆可食用。

- **水　果**：釋迦、鳳梨、李子、木瓜、藍莓、蘋果、波羅蜜、檸檬、覆盆子、青梅、火龍果、楊桃、橄欖、甘蔗、桑椹、酪梨、無花果、葡萄、蓮霧。
- **蔬　菜**：芥藍菜、玉米、馬鈴薯、扁蒲、胡蘿蔔、秋葵、山藥、苜蓿芽、甜椒、花椰菜、地瓜、高麗菜、長豆、芋頭、茼蒿、毛豆、地瓜葉、四季豆、青江菜、木耳、豌豆、花生、木耳、蓮子。
- **魚肉類**：牡蠣、海蜇皮、烏賊、泥鰍、比目魚、魚鰾、西施舌、鯊魚、油魚、鯧魚、豬腎、牛肉、牛肝、牛筋、羊心、羚羊肉、火腿、鹿肉、烏骨雞、斑鳩、鴿肉、鴿蛋、雞蛋、鱉肉。
- **穀　類**：扁豆、紅豆、薏苡仁、小麥。
- **其他類**：銀杏、芡實、豬血、牛奶、羊血、燕窩。

總論 7

常見疾病忌口食物參考表

病名	禁忌食物	誤食後病象或變症
一般感冒	香蕉、橘子、蘆筍汁、豬肉、羊肉、牛肉	食後風寒難除，使病情加重
咳嗽	冷水、冰淇淋、鹹魚、橘子	食後咳嗽會更加厲害
急性胃炎	油炸食物、酒、辣味、糯米	誤食病情加重
慢性胃炎	冷飯、生冷食物、酸酵食物	誤食腹脹悶痛，嘔吐腹瀉
胃、胃酸過多、十二指腸潰瘍	雞肉、豆類、竹筍、芹菜、鳳梨、香蕉、酒、辣椒、芥末、蕃石榴、濃茶、汽水、咖啡、甜食	誤食病症加重，降低藥效，治療後、短期內誤食病情容易復發，並忌過飽，宜細嚼慢嚥，以流質食物為佳
胃炎	香蕉、蕃石榴	病變嚴重不易癒
胃腸脹悶	花生、地瓜、豆芽、菜豆類、蛋	誤食更加脹悶
肺結核	菸、辣椒、酒、茄子	誤食病情加重
急慢性肝炎（黃疸）	鵝肉、雞肉、鴨肉、肥豬肉、酒、麻油、茄子、香蕉、香腸	誤食病情加劇，癒後誤食容易復發，鵝肉或豬肉均大量脂肪，多吃會增加肝功能負荷
腎臟炎、水腫腳氣	食鹽、牛肉、雞肉、鴨肉、過鹹食物、酒	誤食增加病情，誤食正番鴨肉會導致死亡
腎虧、白濁、白帶	啤酒、汽水、鹹魚、筍乾、鹹菜	誤食會使白帶，白濁增多，更難治癒
糖尿病	甜、鹹、酒、豆類、米麵、蜂蜜	誤食病情加重
低血壓	芹菜、洋蔥、洋菇、蘆筍	多食血壓更低，精神容易疲倦
高血壓、心臟病	動物油、高脂肪、腦髓、酒、辛辣、乳酪、暴飲暴食	多食脂肪增加，血管容易硬化
風濕病、關節炎	啤酒、香蕉、肉類	誤食舊症復發
腦神經衰弱、失眠	辣椒、酒、咖啡、蔥蒜、芥末、菜心、茶葉	反式脂肪
油炸類	炸雞排、臭豆腐、糖醋魚、炸豆腐	誤食失眠愈甚，病情加重
痔瘡	菸、酒、辣椒、牛肉、煎炒、油炸	誤食肛門腫痛加劇，便燥愈甚
過敏性皮膚炎	魚蝦、蟹、烏賊、芒果、蛋、香菇、花生、酒	誤食失眠愈甚，病情加重
跌打損傷、筋骨痠痛	香蕉、酒、咖啡、竹筍、酸菜、豬頭肉骨、醋、花生	誤食後患部即變黑青腫痛，甚至延長病情
面皰、青春痘	豬腳、豬耳、過燥食品、油炸物、辛辣	病情難以改善，引發毛囊炎
痛風	豆類、動物內臟、蛋、肥肉、油炸、啤酒、香蕉	紅腫脹痛，無法行動
肝病（炎）（熱象）	芹菜、動物內臟、油膩、菸、酒、補品、雞肉	火氣大，口臭（口乾舌燥）及引發肝臟等疾病

總論 8

臨床病症常用中藥分類

中藥除了傳統、經典的作用和用途之外，還有不少以往未曾認識的新作用、新用途，並經臨床驗症發現了良好療效。為此，我廣收了多年的有關文獻報導及自己多年的臨床經驗，將中醫在臨床上的用途做出現代化、科學化的分類，其目的在發掘中醫藥寶貴遺產，並使之能為全人類的健康做更突出、更有效的服務。

傳染疾病

流行性腮腺炎：敗醬草、夏枯草、地龍、野菊花、青黛、板藍根、威靈仙。

流行性感冒：藿香、荊芥、馬鞭草、貫眾、大蒜、黃芩、大青葉。

急慢性肝炎：紫草、麥芽、虎杖、板藍根、秦艽、五味子、桃仁。

B 型肝炎：丹參。

急性肝炎：白毛藤、大青葉、夏枯草。

傳染性肝炎：金銀花、馬鞭草、芫花。

黃疸性肝炎：豬苓、茵陳、金線草、穿心蓮。

肺結核：青蒿、黃連、雷公藤、黃柏、白芨、杏仁、百部、大蒜、冬蟲夏草、酸棗仁、夏枯草、玉竹、生地黃。

頸部淋巴結核：槐花。

潰瘍性淋巴結核：青黛。

結核性骨髓炎：地榆。

結核性腦膜炎：白殭蠶。

結核性滲出性胸膜炎：牡蠣。

肺結核等病的咯血：貫眾。

肺結核併血小板減少性紫癜：紫草、側柏葉。

結核性漏管：白芨。

結核熱：知母。

流行性 B 型腦炎：大青葉、龍膽草、羚羊角、貫眾。

肺細胞浸潤症：蘆根。

細菌性痢疾：夏枯草、萹蓄、山楂、黃連、苦參、白頭翁、地錦草、馬齒莧。

痢疾：地榆、側柏葉、白豆蔻。

阿米巴痢疾：鴨膽子、大蒜、厚朴、神麴。

真菌性腸炎：白頭翁。

白喉：馬鞭草。

呼吸系統疾病

慢性支氣管炎：石菖蒲、冰片、側柏葉、茜草根、莪术、前胡、地龍、淫羊藿、烏梅、龍葵、杏仁、款冬花、百部、紫菀、枇杷葉、白殭蠶、大青葉、蘆根、獨活、刺五加。

肺炎：杏仁、蘇合香、前胡、桔梗、魚腥草、浙貝母、蘆根。

支氣管擴張症：杏仁、浙貝母、蘇合香、白芨。

遷延性肺炎：麥冬、桔梗、蘆根。

慢性支氣管炎：葶藶子、靈芝草、遠志。

肺膿瘍：魚腥草、牛黃、浙貝母。

急性支氣管炎：前胡、瓜蔞實、桔梗。

病毒性肺炎：浙貝母、板藍根。

急慢性支氣管炎：紫菀、魚腥草、蘇合香。

肺萎（塌陷）：蘆根。

支氣管擴張咯血：白茅根、瓜蔞實。

肺心病心衰：葶藶子、人參。

支氣管哮喘：七葉蓮、肉桂、杏仁、款冬花、全蠍、地龍、天南星、枇杷葉、蘇合香、山茱萸、冬蟲夏草、銀杏葉、當歸。

肺心病肺氣腫：人參。

支氣管內膜炎：麥冬。

慢性呼吸衰竭：前胡。

循環系統疾病

心血管病：丹參。

高血壓：吳茱萸、地龍、牡丹皮、芹菜、鉤藤、龍葵。

心房纖維顫動：旱蓮草。

心室性早搏：柴胡。

腦動脈硬化症：大黃、黃耆。

高血壓心臟病：鉤藤。

心律不整：茵陳、鱉甲、冬蟲夏草、遠志、山豆根、黃耆。

低血壓：生地黃。

冠心病：紅花、刺五加、三七、靈芝草、瓜蔞仁、川芎、銀杏葉、延胡索、太子參。

心源性休克：鹿茸。

心力衰竭：炮附子、蘇合香。

竇房結綜合症：鹿茸、人參。

慢性肺源性心臟病：杏仁。

病毒性心肌炎：人參。

心絞痛：川芎、蘇合香、白芥子。

靜脈炎：水蛭。

心肌梗塞：人參。

血栓閉塞性脈管炎：穿心蓮。

竇性心律過緩：炮附子。

無症狀性心肌缺血：瓜蔞仁。

消化系統疾病

急性胃炎：藿香、麥芽。

慢性胃炎：麥芽、厚朴、炮附子、吳茱萸、神麴、烏藥、萊菔子、丹參。

萎縮性胃炎：白豆蔻、乾薑、烏賊、大蒜。

胃脘痛：花椒、木香、神麴、丹參、七葉蓮。

急慢性胃腸炎：神麴。

慢性表淺性胃炎：杏仁、白芨。

消化性潰瘍：浙貝母、烏藥、白芨。

胃潰瘍出血：旋覆花、側柏葉、白芨。

上消化道出血：牡丹皮、青黛、地榆、蒲黃。

胃下垂：厚朴、枳實、陳皮、紅花。

肝昏迷：茵陳、天南星。

肝硬化早期：鱉甲、牡蠣。

肝硬化腹水：厚朴、蘇合香、豬苓、白茅根、紅花、赤小豆、柴胡。

肝膽結石：金線草、薑黃。

膽汁性肝硬化：枳實。

肝硬化：丹參。

肝膿腫：枳實。

化膿性膽囊炎：茵陳、枳實、神麴、威靈仙。

闌尾膿腫：牡丹皮。

胰腺炎手術後遺症：木香。

急性闌尾炎：馬齒莧、白花蛇舌草。

膽道蛔蟲：貫眾、烏梅、苦楝子。

習慣性便祕：大麻仁、柏子仁。

慢性盲腸炎：大黃、枳實。

慢性結腸炎：敗醬草、苦參。

潰瘍性結腸炎：黃連、白頭翁、槐花、木香。

腸胃功能紊亂：肉桂。

腸道感染：五味子。

慢性腸炎：烏梅、炮附子。

急性腸炎：蘆根。

麻痺性腸梗阻：吳茱萸。

粘連性腸梗阻：紅藤、枳實。

腸梗阻：芒硝。

肛裂：白芨。

食物中毒：仙鶴草。

放射性直腸炎：槐花。

大腸激燥症：烏藥。

急性出血性壞死性腸炎：天花粉。

結締組織疾病

紅斑性狼瘡：青蒿。

結節性紅斑：金銀花、黃連。

類風濕性關節炎：全蠍、龜板、雷公藤。

血液疾病

瘀腫出血：三七。

血小板減少：地榆、仙鶴草、川芎、荊芥。

貧血：茜草根。

血小板減少性紫癜：當歸、山茱萸、阿膠、牡蠣、山梔子、鹿茸。

白血球減少症：龜板、鹿茸、龍葵、山豆根、刺五加。

原發性血色病：生地黃。

血管硬化：何首烏。

血液病：鹿茸。

貧血白血球減少症：阿膠。

泌尿系統疾病

急性腎炎：蟬蛻、白花蛇舌草、益母草、瞿麥、連翹、白茅根、赤小豆。

慢性腎炎：澤瀉、豬苓、白茅根、花椒。

急性腎功能衰竭：澤瀉。

慢性腎功能衰竭：冬蟲夏草、大黃、何首烏。

尿道感染：萹蓄、瞿麥。

急性尿道炎：萹蓄。

腎結石：澤瀉、雞內金。

腎盂腎炎：地榆、黃芩。

腎病症候群：豬苓、玉米鬚、茯苓、仙茅。

腎炎：細辛根。

無痛性血尿：山梔子。

尿道結石：萹蓄、烏藥、化石樹。

狼瘡性腎炎：益母草。

排尿性暈厥：吳茱萸。

腎病血尿：知母。

腎虛症：炒杜仲。

遺尿症：補骨脂。

原發性腎小球腎炎：雷公藤。

神經、精神系統疾病

腦栓塞：水蛭。

腦出血：蘇合香、天南星、牛黃。

腦血栓性中風：天南星。

腦血栓形成：杜仲、紅花。

腦出血併中風：鈎藤。

腦梗死：羚羊角、黃耆。

中風偏癱：炮附子、黃耆。

神經官能症：刺五加。

胃神經官能症：枳實。

中風後遺症早期：天南星。

老年失智症：薑半夏、紅景天、厚朴。

股外側皮神經痛：延胡索。

血管性頭痛：鈎藤、白芷。

癔症性失語：玉竹。

神經衰弱：板藍根、靈芝草、五味子。

阿狄森病：人參。

失眠症：知母、夜交藤、白芍、淫羊藿、柏子仁、龜板。

重症肌無力：黃耆。

癲癇：天南星、旋覆花、天麻、石菖蒲、蜈蚣。

神經炎：當歸。

神經性皮膚炎：苦參、穿心蓮、地骨皮、烏頭。

面神經麻痺：蟬蛻。

坐骨神經痛：桂枝、五加皮、細辛根、白芍、鉤藤、當歸。

三叉神經痛：全蠍、鉤藤、川芎。

腦栓塞性偏癱：刺五加。

嗜眠症：天南星。

頭痛：夜交藤、白芷、旋覆花。

震顫麻痺：羚羊角。

神經性頭痛：白芷、羚羊角、川芎、荊芥。

神昏譫語：牛黃。

頭暈：天麻、龍骨。

夢遊症：遠志。

緊張性頭痛：天麻。

美尼爾氏症：白芥子、枸杞子、天麻。

婦產科疾病

先兆流產：艾葉。

外陰搔癢：蒼朮、杏仁。

不孕症：山茱萸、阿膠、莪朮、益母草、炮附子。

妊娠嘔吐：白豆蔻、艾葉。

婦女白帶：艾葉、龍葵、魚腥草。

產後出血：茜草根、蒲黃、紫草。

白帶過多：牡蠣。

產褥熱：益母草。

子宮發育不良：王不留行。

妊娠過期未產：烏藥。

原發性經痛：艾葉、延胡索。

月經不調：茜草根。

輸卵管炎性阻塞性不孕：紅藤、三七、王不留行。

流產後陰道出血：益母草。

妊娠高血壓綜合症：紫草、鉤藤。

功能性子宮出血：地榆、茜草根、烏賊。

子宮外孕：丹參。

子宮脫垂：枳實。

妊娠頭暈：莪朮、天花粉、當歸。

產後盜汗不止：龍骨。

血瘀性閉經：莪朮、瞿麥。

滴蟲性陰道炎：枳實、仙鶴草、大蒜、黃連、蒲公英。

婦產科疾病

繼發性閉經：桃仁、薑黃、浙貝母。

痛經：桃仁、白芥子。

輸卵管積水：水蛭。

慢性骨盆腔炎：白花蛇舌草、川芎、莪朮、木香、丹皮、艾葉、野菊花、敗醬草、枸杞子。

乳房脹痛：麥芽。

先兆流產：女貞子、阿膠。

月經過多性貧血：阿膠。

乳糜尿：芹菜。

產婦缺乳：王不留行。

急性乳腺癌：薑半夏、川楝子、蒲公英、芫花。

崩漏症：貫眾。

乳癰：瓜蔞仁。

子宮頸糜爛：龍葵、山豆根。

慢性宮頸炎：魚腥草、大黃。

陰道炎：知母。

妊娠腹痛：枇杷葉、黃芩。

產後頭昏：荊芥。

妊娠晚期胎盤功能不良：丹參、當歸。

小兒疾病

小兒病毒性肺炎：黃芩。

小兒急性肺炎：桑白皮、荊芥、麻黃、黃柏、白花蛇舌草。

小兒消渴症：天花粉。

小兒吐奶：白豆蔻。

小兒疳積：半邊蓮、太子參、使君子。

百日咳：白芨、側柏葉、百部、大蒜。

小兒咳喘症：浙貝母、紫菀。

小兒支氣管炎：葶藶子。

小兒久咳：地骨皮。

小兒淺表性胃炎：茯苓、枳實。

小兒消化不良和菌痢：穿心蓮。

小兒中毒性消化不良：黃連、地錦草、葛根。

小兒厭食症：麥芽、太子參。

小兒腹瀉：馬齒莧、槐花。

小兒真菌性腸炎：乾薑。

小兒痢疾：白頭翁。

小兒泄瀉：麥芽、太子參。

嬰兒皮膚炎：紫草。

小兒真菌性皮膚炎：乾薑。

小兒膿疱瘡：黃柏。

小兒夏季熱：麥門冬。

小兒腎病症候群：雷公藤。

小兒 B 型肝炎：半邊蓮。

小兒急性腎炎：白茅根、玉米鬚。

小兒癇症：鈎藤、地骨皮。

小兒痲痺症：淫羊藿、五加皮。

小兒發燒：地骨皮。

小兒驚風症：羚羊角。

過敏性疾病

硬皮症：紫草、桂枝。

蕁麻疹：荊芥、蟬蛻、龍葵、白殭蠶。

過敏性皮膚炎：鴨膽子、夜交藤、女貞子、荊芥。

接觸性皮膚炎：苦參。

麻瘋病：雷公藤。

內分泌系統疾病

更年期綜合症：龜板。

甲狀腺機能亢進症：珍珠、鉤藤、旱蓮草、浙貝母。

甲狀腺腫塊：牡蠣。

外科疾病

黃褐斑：茯苓、淫羊藿、川芎。

足癬：蒲公英。

痤瘡：蒲公英、虎杖、玉竹。

瘡癬：茵陳。

蜂窩性組織炎：金線蓮、地龍。

風疹：荊芥。

白禿頭瘡：芫花、側柏葉。

濕疹：半邊蓮、吳茱萸、青黛、黃柏、龍葵、蟬蛻。

玫瑰疹：紫草。

乾癬：槐花、補骨脂、雷公藤。

帶狀皰疹：黃柏、青黛、仙人掌、烏賊、王不留行。

白癜風：補骨脂、苦參。

脂漏溢性皮膚炎：何首烏。

痤瘡色素斑痕：板藍根。

褥瘡：紅花。

尋常疣：艾葉。

扁平瘡癬：龍膽草、蒲公英、紫草。

疥瘡：白芥子。

皮膚搔癢：白芷。

癬菌病：黃精。

下肢疔瘡：野菊花。

下肢潰瘍：珍珠、地龍、貫眾。

創傷疾病

外傷皮下瘀血腫痛：紅花。

外傷性出血：紅藤。

外傷性偏頭痛：三七。

男性生殖系統疾病

攝護腺炎：大黃、珍珠、萹蓄。

精液不化症：淫羊藿。

陽痿：吳茱萸、肉桂、丹參、牛膝、淫羊藿。

死精症：淫羊藿。

男性不孕症：枸杞子。

遺精滑精：龍骨。

陽痿早洩：吳茱萸、阿膠、仙茅、牡蠣。

陰囊濕疹：大蒜。

攝護腺增生症：水蛭、丹皮、桃仁、淫羊藿。

睪丸鞘膜積液：茯苓。

精液稀少症：枸杞子。

寄生蟲疾病

絛蟲病：檳榔、山楂。

吸血蟲病腹水：鱉甲。

鈎蟲病：貫眾、檳榔、馬齒莧。

蛔蟲性腸梗阻：花椒、芒硝。

蛔蟲病：使君子。

血吸蟲肝硬化腹水：半邊蓮、花椒。

蟯蟲病：使君子、冰片、花椒、百部。

鈎端螺旋體：大青葉、穿心蓮、金銀花。

腸道滴蟲病：使君子。

睪丸鞘膜積液：茯苓。

職業病及其它物理、化學因素疾病

大骨節病：芒硝。

矽肺結合：黃精。

凍傷：桑寄生、蘇合香。

矽肺病：女貞子、麥門冬。

燥熱型矽肺病：山慈姑。

毒蛇咬傷：白花蛇舌草、穿心蓮、紫花地丁、龍葵、半邊蓮。

矽肺合併風濕症：萊菔子、白芨、薑半夏。

鈎端螺旋體：大青葉、穿心蓮、金銀花。

五官科疾病

鼻炎：麻黃、白芷。

視神經炎：枸杞子。

慢性單純性鼻炎：辛荑。

慢性扁桃腺炎：桔梗。

慢性肥厚性鼻炎：辛荑。

化膿性中耳炎：蟬蜕、冰片。

慢性副鼻竇炎：辛荑、魚腥草。

化膿性扁桃腺炎：敗醬草、夏枯草、金銀花。

急性鼻炎：細辛根。

急性扁桃腺炎：苦參、白頭翁、威靈仙、炮附子。

慢性鼻炎：白芷。

咽喉炎：珍珠。

良性腫瘤

良性腫瘤：喜樹、牡蠣。

腹腔腫瘤：鱉甲。

卵巢囊腫：莪　术、當歸、紅藤。

子宮肌瘤：莪　术。

乳腺增生：柴胡、川芎、王不留行、瓜蔞仁。

惡性腫瘤

肺癌：雷公藤、鱉甲。

腎癌：木香。

肝癌：木香。

癌症：枸杞子、何首烏、白毛藤、黃耆、檳榔、三七、雞血藤、魚腥草、山慈姑。

鼻咽癌：玉竹。

胰臟癌：靈芝草、龍葵。

直腸癌：喜樹、木香、白花蛇舌草。

子宮頸癌：木香、山豆根、天南星。

胃癌：七葉一枝花、木香。

肝癌：牛黃、雷公藤。

喉癌：冰片。

食道癌：牛黃、水蛭。

乳腺癌：金銀花。

膀胱癌：喜樹。

卵巢癌：鱉甲。

賁門癌梗阻症：山慈姑。

鼻炎癌放射反應：天花粉。

乳癌：金銀花。

淋巴癌：褐藻。

大腸癌：夏枯草。

總論9

認清體質，增強健康力

隨著現今醫學模式的轉變，醫學研究的重點已從臨床醫學轉向預防醫學，從消極的治療疾病，轉變成積極的預防疾病的發生，所以許多人轉而注重中國傳統醫學的養生之道。

所謂知彼知己、百戰百勝，在做任何治療調養前，都必須從了解自己出發，觀察一下自己平時的身體狀況，辨別出自己的體質狀態，同時要清楚明瞭所吃食物的性味，再根據食物性味功能的不同，針對自己的體質、病情和生理特點，採用辨證論治的方法，依「熱者寒之，寒者熱之」、「虛則補之，實則瀉之」的陰陽調和原則，這才是真正養身治病的方法！

每個人的體質都不同，既有寒熱虛實之分，而虛性體質又有氣血陰陽之分，所以一定要注意區別！但是，體質是會隨著你的飲食習慣、生活形態而改變的，必須隨時注意飲食與日常調養，才能將體質調整到最佳的健康狀態。

寒性體質特徵

★ 怕風怕冷、手腳經常冰冷、易受風寒。
★ 喜歡吃溫熱的食物、喝熱的飲料。
★ 不易口渴、不愛喝水。
★ 臉色蒼白、唇色淡白。
★ 舌色淡紅、舌苔白滑。
★ 尿少色淡、容易腹瀉。
★ 精神倦怠、說話或動作經常有氣無力。
★ 女性經期長而遲來、且天數較多、多血塊。

健康方法：

★ 多吃溫熱性的中藥、食材，可以溫暖身體、活化身體生理機能。

虛性體質特徵

虛性體質又分為**氣虛、血虛、陰虛、陽虛**，症狀有些不同，但都要食用一些滋補性的中藥及食材，以恢復元氣、增強抵抗力！

◎ 氣虛 體質特徵

★ 食慾不佳、氣少、不愛説話、臉色蒼白。
★ 自汗、大便溏泄。
★ 不耐勞動、稍活動就氣喘氣促、頭暈不振。
★ 多為年老體質虛弱、久病者。

健康方法：

★ 多吃補氣性的中藥、食材，增加體內能量。

◎ 血虛 體質特徵

★ 臉色蒼白萎黃、唇色指甲顏色皆淡白。
★ 女性月經量少。
★ 心悸怔忡、急躁多怒。
★ 腸燥、大便硬。
★ 常頭暈眼花、心悸、健忘、失眠。

健康方法：

★ 多吃補血性的的中藥、食材，強化造血功能。

◎ 陰虛 體質特徵

★ 經常口渴、喜喝冷飲。
★ 小便黃且舌質紅、便秘。
★ 形體消瘦、虛煩不眠。
★ 多夢遺精、咳嗽痰紅。
★ 經常盜汗、手足心發熱冒汗。

健康方法：

★ 多吃滋陰性的中藥、食材，養陰調理身體。

◎ 陽虛 體質特徵

★ 喜歡熱食、不喜歡喝水。
★ 氣温高仍畏寒、易疲倦乏力、嗜睡。
★ 面色晦暗、舌唇淡白。
★ 尿多易腹瀉。
★ 頭暈目眩、四肢冰冷。
★ 性慾減退、陽萎早洩。

健康方法：

★ 多吃溫陽性的中藥、食材， 補足身體熱量。

熱性體質特徵

- ★ 經常口乾舌燥、咽炎口臭、易嘴破。
- ★ 喜歡喝冷飲或吃冰。
- ★ 怕熱、流汗、體溫高。
- ★ 滿臉通紅、眼睛紅有血絲、唇色較深。
- ★ 舌苔偏紅、且有黃黃的厚苔。
- ★ 體味重、容易長青春痘。
- ★ 經常有便秘的現象、尿少色黃。
- ★ 脾氣差、煩躁不安、容易失眠。
- ★ 女性經期提早、分泌物濃而有異味。

健康方法：

★ 多吃寒涼性的中藥、食材，可達到紓解、清涼、調節身體的作用。

實性體質特徵

- ★ 身體強壯、聲音宏亮。
- ★ 面色潮紅、煩而多言。
- ★ 精神飽滿、中氣十足。
- ★ 舌苔較厚重、偶爾會口乾口臭。
- ★ 內臟有積熱、便秘、小便色黃。
- ★ 呼吸氣粗、容易腹脹。
- ★ 不喜歡厚重衣物、對氣候適應力較強。
- ★ 抵抗疾病的能力較強、常覺悶熱。
- ★ 個性較固執、不喜歡突然的變化。

健康方法：

★ 多吃寒涼性的的中藥、食材，可清涼、幫助代謝體內毒素。

個論篇

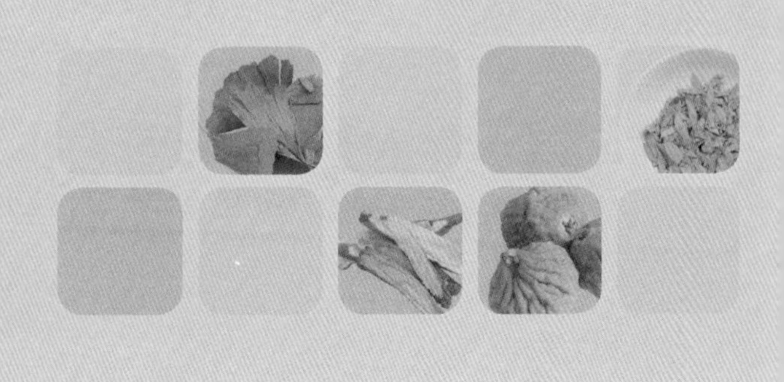

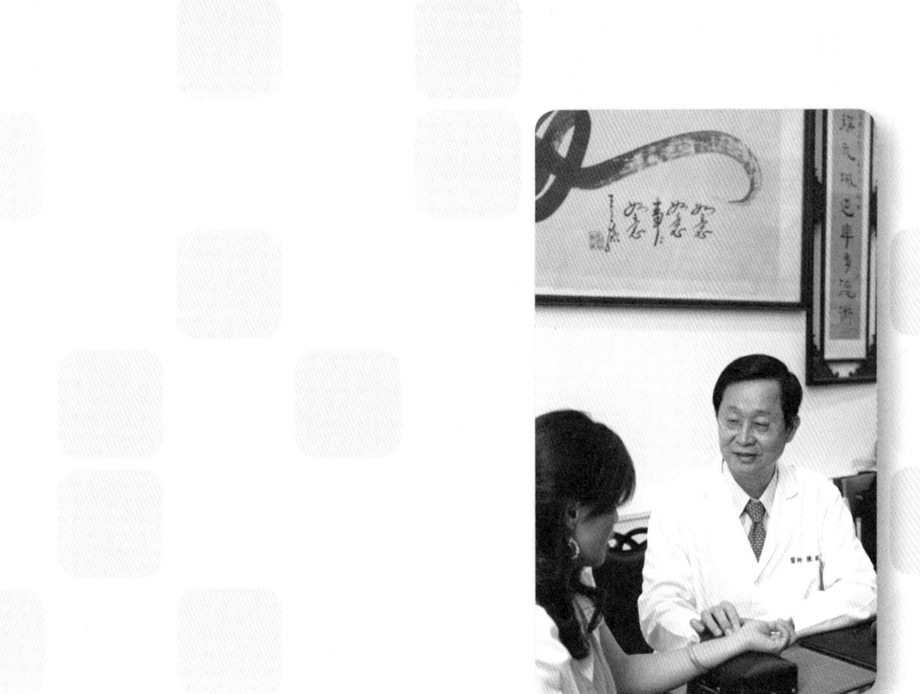

個論 1

流行性感冒與感冒

每年十月至隔年三月是流行性感冒橫行的季節。一般所稱的感冒和流行性感冒則是不一樣的。

西醫診療法

造成流行性感冒的病毒為 Influenza，一般分為 A、B、C 三型，喜歡在攝氏三十三度乾冷的環境裡滋生。其臨床表現為畏冷、發燒、流鼻水、咽痛、乾咳、鼻塞、頭痛、骨節疼痛、肌肉酸痛、倦怠等症狀，若二度細菌感染則可能併發肺炎、滲出性支氣管炎。西醫的治療方法，除了多喝開水多休息之外，一般藥用止咳化痰等症狀治療用藥，有鼻子症狀的話，用抗組織胺，若繼發細菌感染則可使用抗生素。

感冒的致病原為鼻病毒、腺病毒、冠狀病毒等三百多種病毒，一年四季均有可能發生感冒。臨床表現為咳嗽、鼻塞、打噴嚏、流鼻水、倦怠等症狀，較流行性感冒的症狀輕微。

中醫診療法

流行性感冒，中醫稱作**「時行感冒」**，由清朝醫家林佩琴在其著作《類證治裁．傷風》所提出，其後歷代醫家循之。中醫治療流行性感冒，一般是遵循「傷寒論」或「溫病」、「雜病」系統，根據病症季節用藥，常使用方劑為銀翹散、荊防敗毒散、新加香薷飲、桑杏湯、麻杏甘石湯、十神湯、防風通聖散等。

總之，預防流行性感冒，最好少進出公共場所，並且多注意保暖。

北宋醫家楊士瀛於《仁齋直指方．諸風》說：「傷風，鼻塞，聲重，感冒風邪，頭痛，咳嗽聲重，涕唾稠黏。」首見感冒之名。由上可知，流行性感冒的嚴重程度是較感冒嚴重的，並且更突顯出畏寒、發燒的症狀。

一味中藥．健康之鑰

常用於治療流行性感冒的中藥分為**辛溫解表**（防風、紫蘇葉、蔥白、生薑）；**溫肺散寒**（大蒜）；**清熱解毒**（連翹、板藍根、大青葉、魚腥草、金線蓮、一枝黃花、貫眾、絲瓜根、荸薺、苦瓜、白蘿蔔）；**清虛熱藥**（青蒿）；**補氣藥**（北耆、白朮）等數種。

藥材／食材	作法／服用法
＋預防感冒 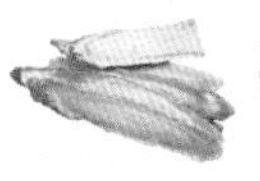 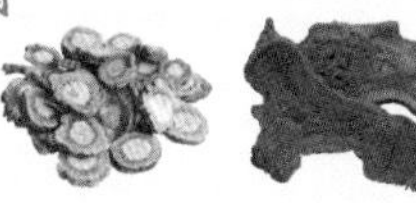 北耆 6 克＋防風 6 克＋白朮 6 克	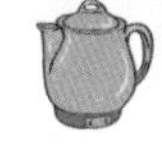 以水 1000cc 煎煮 20 分鐘，去渣取汁。 每日 1 次，代茶隨時飲用。
＋預防感冒 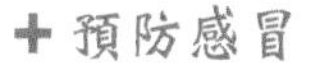 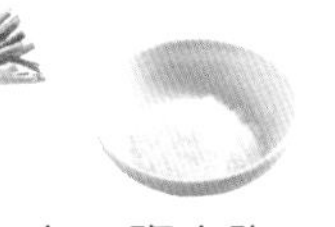 白蘿蔔 200 克＋鹽少許	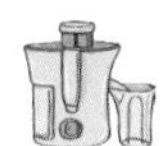 削皮，切塊，榨汁，加鹽拌勻。 每日 1 次，隨時服用，連服 3 天。
＋預防感冒 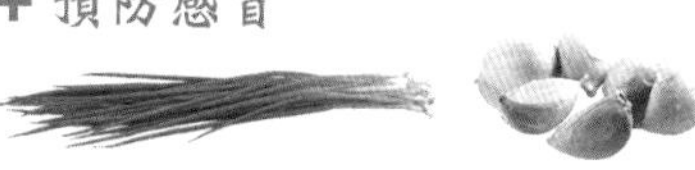 蔥白 20 克＋大蒜 15 克	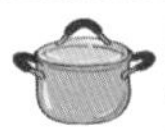 以水 500cc 煎成 200cc，去渣取汁。 每日早晚各 1 次，每次 100cc，連服 3 天。
＋預防流感 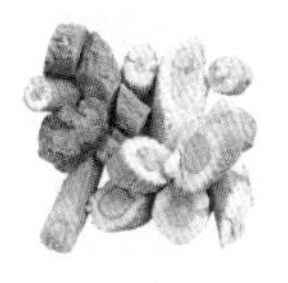 板藍根 10 克	以水 500cc 煎成 200cc，去渣取汁。 每日早晚各 1 次，每次 100cc，連服 3 天。
＋預防流感 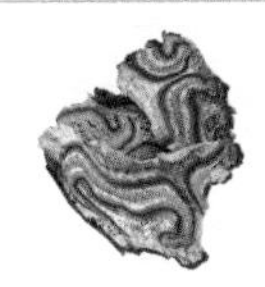 貫眾 8 克	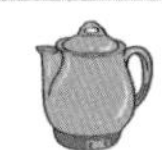 以水 500cc 煎成 200cc，去渣取汁。 每日早晚各 1 次，每次 100cc，連服 3 天。

藥材／食材	作法／服用法
✚ 適用於產後感冒 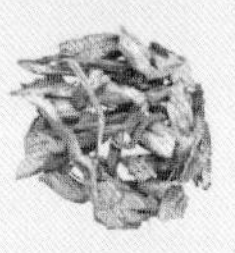 絲瓜根 10 克	以水 600cc 煎成 300cc，去渣取汁。 每日 1 次，代茶隨時飲用，連服 2 天。
✚ 預防流感 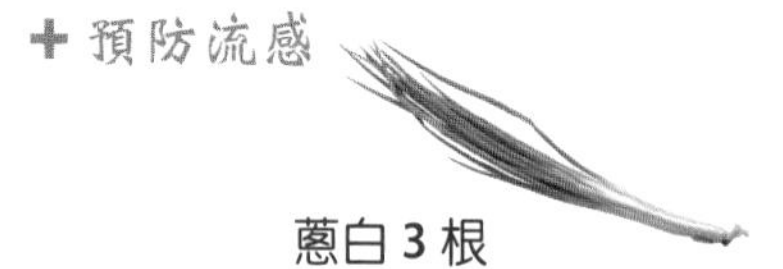 蔥白 3 根	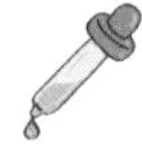 洗淨，榨取汁液，滴入鼻孔。 每日 1 次，每次 2 滴。
✚ 預防流感 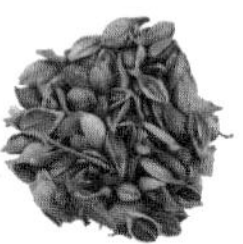 連翹 10 克	以水 500cc 煎成 200cc，去渣取汁。 每日早晚各 1 次，每次 100cc，連服 3 天。
✚ 改善感冒 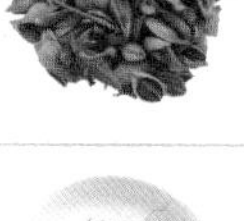 青蒿 20 克	以水 500cc 煎成 300cc，去渣取汁。 每日早午晚各 1 次，每次 100cc，連服 3 天。
✚ 改善感冒 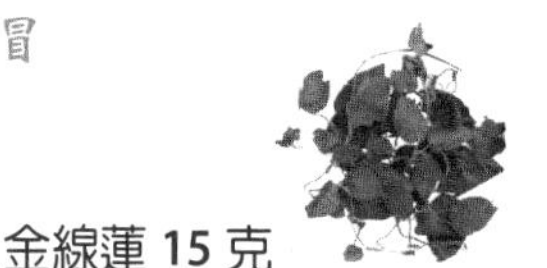 金線蓮 15 克	以水 900cc 煎成 450cc，去渣取汁。 每日早午晚各 1 次，每次 150cc，連服 3 天。
✚ 秋冬感冒、惡寒發熱者 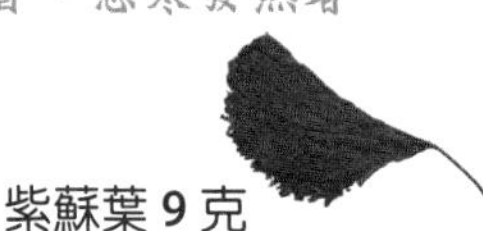 紫蘇葉 9 克	以水 300cc 煎成 100cc，去渣取汁。 趁熱服用，並蓋被子，冒出汗即癒。
✚ 適用於感冒兼有咽喉疼痛症狀者 荸薺 30 克	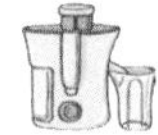 洗淨，去皮，榨汁。 以汁漱喉，慢慢咽下，每日早晚各 1 次。
✚ 適用於感冒、風寒、咳嗽嚴重者 生薑 6 克 + 蔥白 2 根	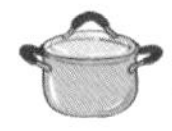 以水 500cc 煎成 200cc，去渣取汁。 每日早晚各 1 次，每次 100cc，連服 3 天。

藥材／食材	作法／服用法
✚ 改善感冒風寒 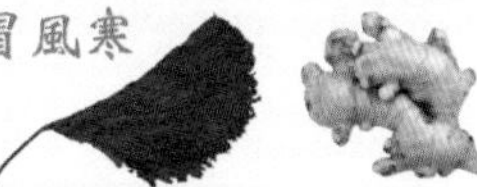 紫蘇葉 18 克 + 生薑 5 片	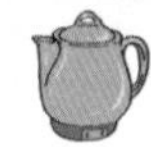 以水 500cc 煎成 200cc，去渣取汁。 每日早晚各 1 次，每次 100cc，連服 3 天。
✚ 改善感冒、咽喉腫痛、扁桃腺炎 射干 15 克	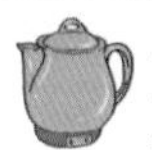 以水 300cc 煎成 200cc，去渣取汁。 每日早晚各 1 次，每次 100cc，連服 3 天。
✚ 改善流行性感冒 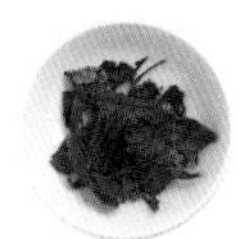 大青葉 18 克	以水 600cc 煎成 300cc，去渣取汁。 每日早午晚各 1 次，每次 100cc，連服 3 天。
✚ 改善流行性感冒 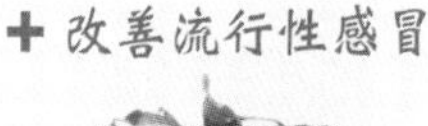 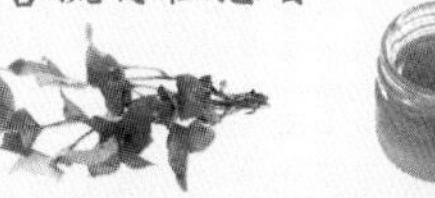 鮮魚腥草 20 克 + 蜂蜜 20cc	以水 500cc 煎成 200cc，去渣取汁，加入蜂蜜拌勻。 每日早晚各 1 次，每次 110cc，連服 3 天。
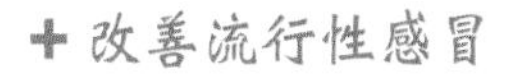 ✚ 改善流行性感冒  苦瓜 30 克	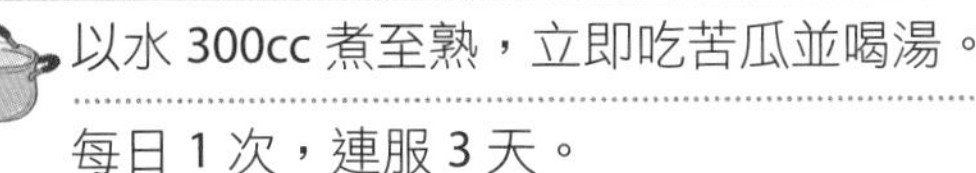 以水 300cc 煮至熟，立即吃苦瓜並喝湯。 每日 1 次，連服 3 天。

中醫解讀

感冒咳嗽，不同體質不同治療法，小心越治越糟！

感冒咳嗽雖然不是什麼大病，但有時影響心情精神甚劇，甚至還會造成工作上的不便，若久患不癒，還會有併發症的產生，所以，感冒咳嗽嚴格說來，也是蠻令人頭痛的。若咳嗽原因不特殊，沒有什麼併發症的話，好好休息，不要太勞累，一般而言，一個星期內會痊癒，但亂吃祕方或亂服成藥的話，則又另當別論。

往往患者罹患感冒之後，總是希望能快快痊癒，因此有些人在打一針或吃一天藥無效之後，即聽信左鄰右舍、親戚朋友的好心建議，勇往直前地嘗試各種可以把病症治好的方法。試驗的結果，有時的確有效，藥到病除，有時則不但沒效，反而病情加劇，往往咳嗽一夜到天明，心情鬱悶無人知。

有人罹患感冒咳嗽之後，到處遍尋醫治，由於沒有好好休息，工作熬夜加上心情不佳，所有醫治均告枉然，疾病愈拖愈久。此時病邪之氣已漸少，患者咳嗽之因是抵抗力轉弱之故，在偶然的情況之下服用東洋參或柳橙汁，病情立刻好轉，在「呷好逗相報」的情況下，到處分享經驗。結果慘了，有人一開始咳嗽，即立即燉了好幾碗東洋參湯來喝，結果「縮住了」，咳也咳不出，講話也講不出聲音來。原因是人沒補到，反而補到副作用，真是悔不當初。

另外一種情形是：病人久咳之後，由於體質的關係，轉成熱咳甚至燥咳。此時服用水梨、麥芽糖夾蘿蔔，往往會有不錯的效果。但如果是疾病尚處於「邪盛」之階段，服用之後，當然也會產生「縮住了」的症狀。枇杷膏也是有階段性的服用法，尤其是用於燥熱咳的情形，不可一開始就服用。八仙果或羅漢果及喉糖在感冒的早期服用，也是患者久罹患感冒難好的原因之一，因其涼性，易把氣機給阻滯住。極少數的情況之下，患者服用西藥也會產生「縮住」的情形，原因是有些患者原本較「冷底」，在西藥本就是較苦寒的情況底下，當然也就越吃越嚴重。

綜合以上的分析可知，感冒咳嗽不同階段，因個人體質的不同，會有不同的治療法，若把馮京當馬涼，那就大錯特錯了。建議還是找個合格的醫師，詳加治療為妙。

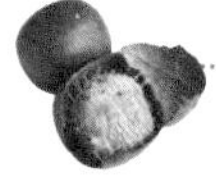

註 羅漢果不宜在感冒初期就服用。

個論 2

咳嗽

咳嗽是一種症狀而非疾病。咳嗽目的在於將呼吸道中及肺中異物排除，因此一般感冒或上呼吸道感染，常會有咳嗽的症狀。無論是外來或內在因素，咽喉部受到刺激就會誘發咳嗽。西醫認為必有實質的呼吸器官組織病變所導致，中醫則認為五臟六腑都會造成咳嗽，所以兩者治療方向完全不同。

西醫診療法

〈成因〉

慢性咳嗽的定義為超過三星期，咳症仍未好轉，且排除肺結核、肺炎、肺癌等原因者稱之。慢性咳嗽可分為有痰或無痰，其造成原因有可能是感染、異物刺激、過敏刺激、心血管病變、腫瘤壓迫及不明原因。

〈診斷〉

若呼吸使用呼吸肌且淺而快，身體前傾，手肘置於桌上，可能是慢性阻塞性肺疾病的慢性支氣管炎及肺氣腫；若合併有哮鳴音且曾有過敏史，則有可能是氣喘；如果血中白血球上升且有發燒現象，則可能是肺炎；若聽診有心臟奔馬音、肝腫大、下肢水腫，則考慮是心因性的咳嗽。

咳嗽厲害可造成支氣管收縮、小便失禁、胸痛、高血壓，嚴重者可造成咳血、心律不整、頭暈、腹痛等。

咳嗽當以找出病因為要，最常見的病因為上呼吸道感染及鼻涕倒流，其次為氣喘，胃食道逆流及慢性支氣管炎亦不在少數。其他如支氣管擴張、間質性肺病變、心理性咳嗽等，亦有可能是慢性病的原因。

〈治療〉

西醫的治療除針對病因之外，一般施以止咳化痰的藥物做為症狀療法。

中醫診療法

在瞭解以上咳嗽鑑別診斷的病因之後，歷代醫籍對於咳嗽的觀念多所著墨，以下即加以介紹之：

中醫在臨床上一般將有聲無痰者稱為**咳**，有痰無聲者稱為**嗽**，臨床上常以**咳嗽**並稱。咳嗽是肺氣上逆的一種表現，故亦可在「**上氣**」的範疇中尋找咳嗽的觀念與治療。

《素問．咳論》曰：「皮毛者肺之合也，皮毛先受邪氣，邪氣以從其合也。其寒飲食入胃，從肺脈上至於肺則肺寒，肺寒則外內合邪因而客之，則為肺咳。」說明了食寒飲冷是造成肺咳的原因。（另參見 P.71 中醫解讀）

一味中藥．健康之鑰

應用在咳嗽的一味藥物類型很多，如**止咳平喘**（枇杷葉、百部、款冬花、白前、百合、川貝母、杏仁、桔梗）；**清熱潤肺**（蒲公英、大青葉、鮮鳳尾草、仙鶴草、馬齒莧、白蘿蔔、白殭蠶）；**潤肺止咳**（麥門冬、嫩桑葉、北沙參、桑椹、梨、蜂蜜、黑木耳）；**溫肺止咳**（生薑、威靈仙、核桃、烏骨雞）；**補虛潤肺**（冰糖、紅糖、紅棗、麥芽糖）；**降氣定喘**（覆盆子、柿餅、柿子、陳年醋）等等。

藥材／食材	作法／服用法
＋治一般咳嗽 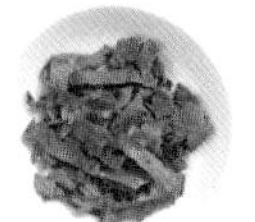 枇杷葉（去毛）20 克	以 500cc 煎成 300cc，去渣取汁。 每日 1 次，代茶隨時飲用，連服 3 天。

藥材／食材	作法／服用法
＋治肺寒咳喘 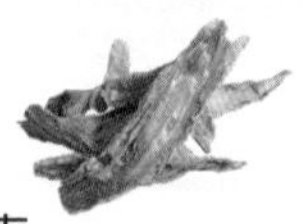 百部 20 克	以水 500cc 煎成 300cc，去渣取汁。 每日 1 次，代茶隨時飲用，連服 3 天。
＋治咳嗽 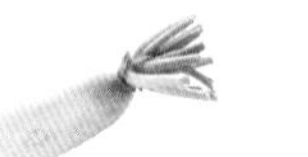 新鮮白蘿蔔 200 克	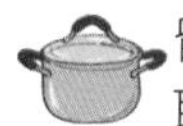 留皮切塊，以水 600cc 煎成 300cc，去渣取汁。 每日 1 次，代茶隨時飲用，連服 3 天。
＋治咳嗽 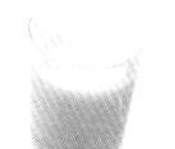 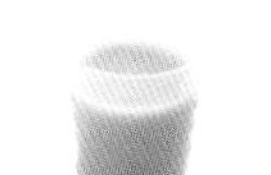 白蘿蔔汁 50cc+ 薑汁 5cc	放入容器拌勻，以小火加熱。 每日 1 次，隨時溫熱服用，連服 3 天。
＋治咳嗽 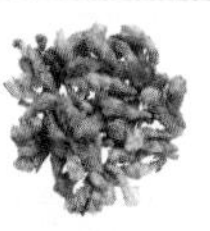 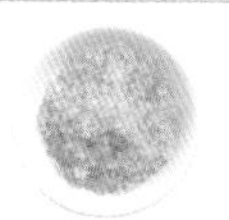 款冬花 10 克 + 冰糖 15 克	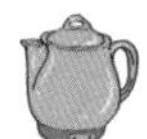 以水 300cc 煎至 100cc，去渣取汁，加冰糖拌勻。 每日晚上趁熱服用 1 次，連服 5 天。
＋治久患咳嗽 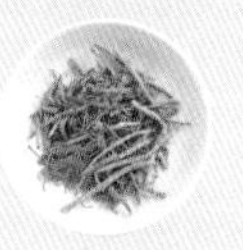 白前 4 克	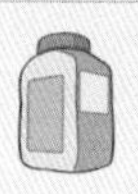 G.M.P. 濃縮散。 每日晚上服用 1 次，連服 7 天。
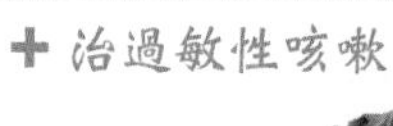 ＋治過敏性咳嗽 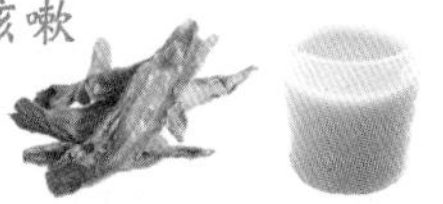 百部 15 克 + 薑汁 25cc	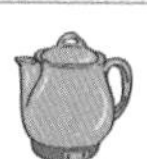 百部以水 100cc 煎成 25cc，加入薑汁調勻。 早上溫熱服用 1 次，連服 7 天。
＋治突然咳嗽 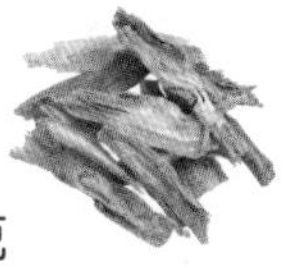 百部 30 克	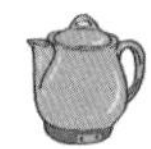 以水 500cc 煎成 300cc，去渣取汁。 每日早午晚各 1 次，每次 100cc，連服 3 天。
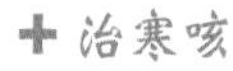 ＋治寒咳 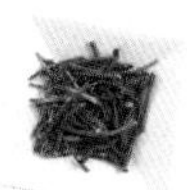  威靈仙 10 克 + 雞蛋 1 顆	以水 200cc 和雞蛋煎成 100cc，去渣取汁。 每日晚上 1 次，喝湯吃蛋，連服 3 天。

藥材／食材	作法／服用法
＋治傷風咳嗽 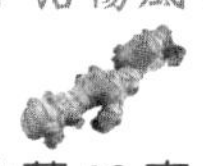 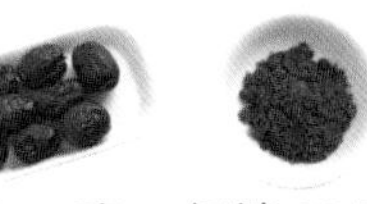 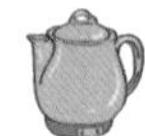 生薑 12 克＋紅棗 20 克＋紅糖 20 克	以水 500cc 煎成 300cc，去渣取汁。 每日 1 次，代茶隨時飲用，連服 3 天。
＋治寒咳 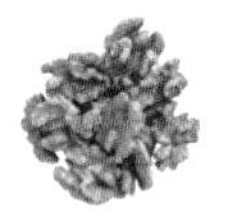  核桃 10 克＋冰糖少許	核桃研末，加入冰糖。 每天早上以開水 100cc 沖入待溶，即可服用。
＋治肺虛寒咳 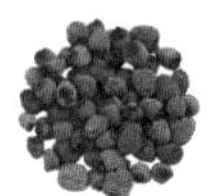 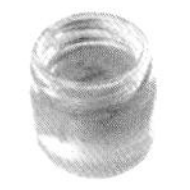 覆盆子 15 克＋蜂蜜少許	以水 300cc 煎至 100cc，去渣取汁，加蜂蜜服用。 每日晚上 1 次，連服 3 天。
＋治寒咳 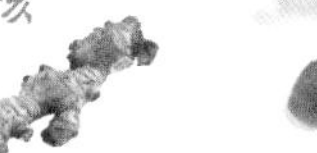  生薑 60 克＋麥芽糖 20 克	生薑加水 3 碗，煎至剩 1 碗，放入麥芽糖拌勻。 每日早上 1 次，連服 3 天。
＋治熱咳 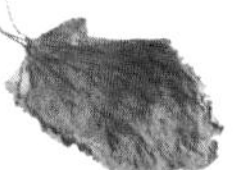  桑葉 25 克	以水 500cc 煎成 300cc，去渣取汁。 每日早午晚各 1 次，每次 100cc，連服 3 天。
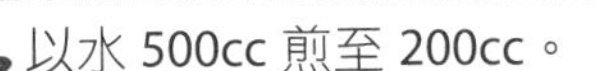 ＋治熱咳 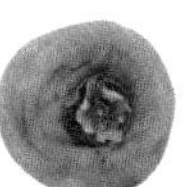 柿餅 80 克	以水 500cc 煎至 200cc。 每日早晚各 1 次，每次 100cc，連服 3 天。
＋治熱咳 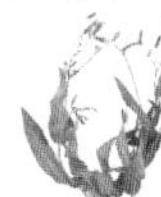 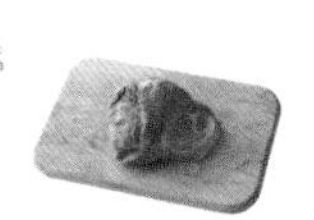 蒲公英 45 克＋豬肉 90 克	以水 500cc 將食材煮熟，去渣取汁。 每日早晚各 1 次吃肉喝湯，連服 3 天。
＋治肺熱咳嗽 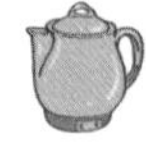 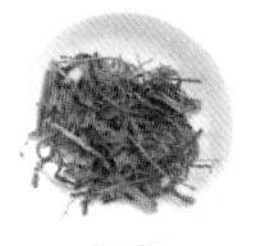 鳳尾草 25 克	以水 500cc 煎至 200cc，去渣取汁（可調適量蜂蜜服用）。 每日早晚各 1 次，每次 100cc，連服 3 天。

藥材／食材	作法／服用法
＋治肺熱煩悶 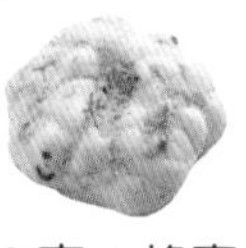 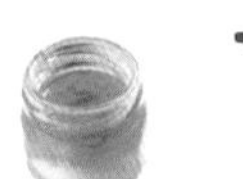 新鮮百合 100 克 + 蜂蜜 20cc	新鮮百合洗淨，蒸熟，加水 300cc、蜂蜜打汁。 每日早晚各 1 次，每次 100cc，連服 3 天。
＋治肺炎高熱喘咳 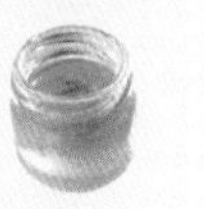 生大青葉 100 克 + 蜂蜜少許	榨汁，調蜂蜜少許。 每日早晚各 1 次，每次 50 克，連服 3 天。
＋治肺熱咳嗽 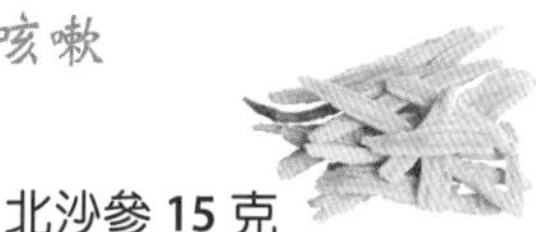 北沙參 15 克	以水 600cc 煎成 300cc，去渣取汁。 每日早午晚各 1 次，每次 100cc，連服 3 天。
＋治乾咳、燥咳，亦可治支氣管炎 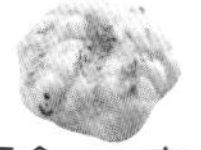  百合 50 克 + 紅糖 20 克	以水 500cc 煎成 300cc，去渣取汁。 每日早午晚各 1 次，每次 100cc，連服 3 天。
＋治乾咳、燥咳 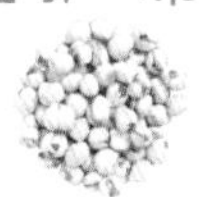 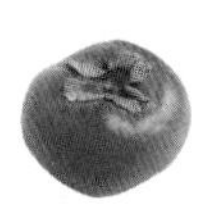 川貝母末 10 克 + 柿子 1 個	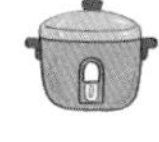 柿子挖開去核，放入川貝母末，蒸熟。 每日早上食用 1 次，連服 3 天。
＋治乾咳、燥咳 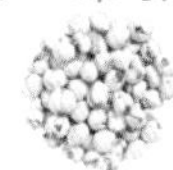 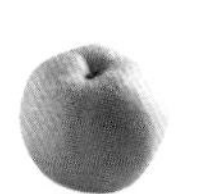 川貝母末 5 克 + 大梨 1 個	梨去核，放入川貝母末，冰糖，用耐熱的保鮮膜封口，蒸熟。 每日早上食用 1 次，連服 3 天。
＋治久咳 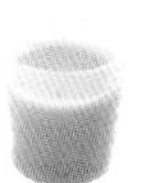 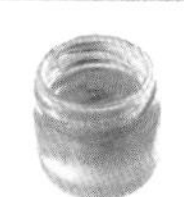 生薑汁 50cc+ 蜂蜜 10cc	生薑汁加熱，加入蜂蜜拌勻。 每日早上溫熱服用，連服 5 天。
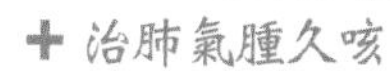 ＋治肺氣腫久咳 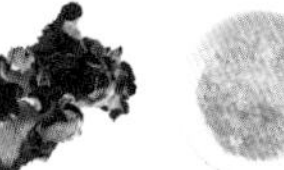 白背黑木耳 9 克 + 冰糖 9 克	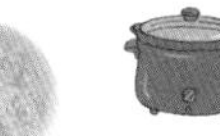 以開水 150cc 燉服。 每日早上食用 1 次，連服 5 天。

藥材／食材	作法／服用法
＋治久咳而喘 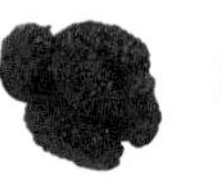 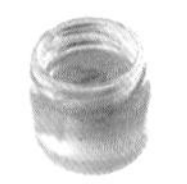 新鮮桑椹 500 克＋蜂蜜 100cc	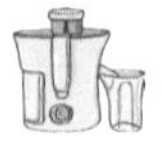 桑椹榨汁和蜂蜜調勻，以文火熬成膏狀。 每日早晚開水沖服，每次 20cc，連服 7 天。
＋治過敏久咳 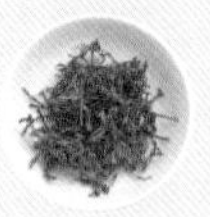 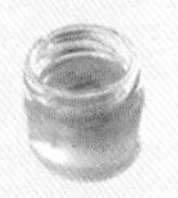 馬齒莧濃縮散 5 克＋蜂蜜 20cc	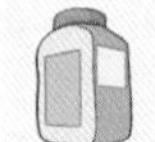 兩種調勻。 每日晚上 1 次，開水沖服，連服 7 天。
＋治久嗽咳血 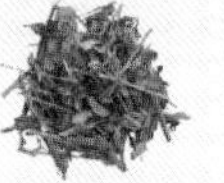 仙鶴草 9 克	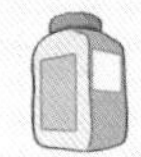 G.M.P. 濃縮散。 每日早午晚各 1 次，每次 3 克，連服 7 天。
＋治久咳少痰 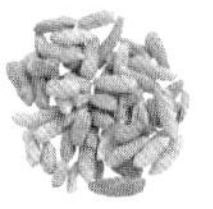 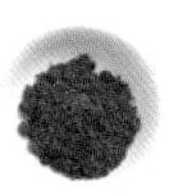 麥門冬 5 克＋紅糖少許	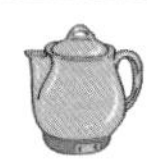 以水 200cc 煎成 100cc，去渣取汁。 每日 1 次，代茶隨時飲用，連服 3 天。
＋治頻頻喘咳 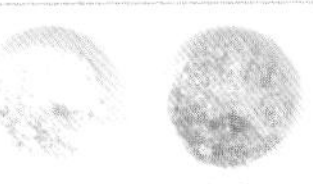 杏仁粉 30 克＋冰糖 10 克	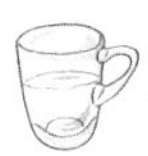 以溫開水 200cc 沖服。 每日早晚各 1 次，連服 3 天。
＋治虛性喘嗽  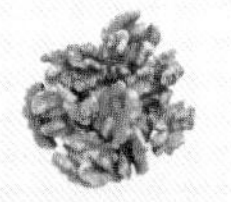 杏仁濃縮散 3 克＋核桃濃縮散 3 克	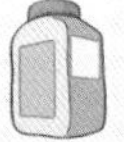 G.M.P. 濃縮散。 每日早晚開水沖服，每次 3 克，連服 30 天。
＋治虛性喘嗽 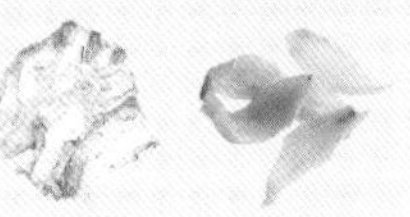 桔梗 4 克＋百合 4 克	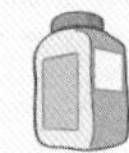 G.M.P. 濃縮散。 每日早晚開水沖服，每次 4 克，連服 7 天。
＋治虛性喘咳 烏骨母雞 1 隻＋陳年醋 3000cc	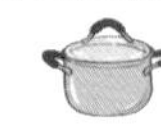 切塊，以陳年醋煮熟，分 8 頓熱吃。 病輕者 1 隻即可，重者 2 至 3 隻。
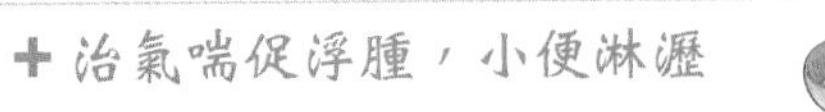 ＋治氣喘促浮腫，小便淋瀝  杏仁 30 克	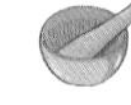 去皮尖，研碎，加入白米煮成粥。 每日晚餐前空腹服用，連吃 5 天。

中醫解讀

五臟六腑皆令人咳！

以上所稱的咳症，均和肺部相關，但《素問．咳論》曰：「五藏六腑皆令人咳，非獨肺也。」同篇云：「肺咳之狀，咳而喘息有音，甚則唾血。心咳之狀，咳則心痛。喉中介介如梗狀，甚則咽腫喉痹。肝咳之狀，咳則兩脅下痛，甚則不可以轉，轉則兩脇脅下滿。脾咳之狀，咳則右脅下痛，隱隱引肩背，甚則不可以動，動則咳劇。腎咳之狀，咳則腰背相引而痛，甚則咳涎。」

「五臟之久咳，乃移於六腑。脾咳不已，則胃受之，胃咳之狀，咳而嘔，嘔甚則長蟲出。肝咳不已，則膽受之，膽咳之狀，咳嘔膽汁。肺咳不已，則大腸受之，大腸咳狀，咳而遺矢。心咳不已，則小腸受之，小腸咳狀，咳而失氣，氣與咳俱失。腎咳不已，則膀胱受之，膀胱咳狀，咳而遺溺。久咳不已，則三焦受之，三焦咳狀，咳而腹滿，不欲食飲。此皆聚於胃，關於肺，使人多涕唾而面浮腫氣逆也。」以上說明了五臟六腑皆令人咳所產生的病症情狀。

《素問．脈解篇》曰：「所謂嘔咳上氣喘者，陰氣在下，陽氣在上，諸陽氣浮，無所依從，故嘔咳上氣喘也。」說明了咳嗽產生的病機和陽邪鬱滯於上焦有關。正如《素問．調經論》曰：「氣有餘則喘咳上氣，不足則息利少氣。」所言。

《傷寒論》之治咳有用小青龍湯以宣肺者，有用真武湯、甘草乾薑以健脾溫陽者，有用小柴胡湯、四逆散以解鬱者，有用葶藶大棗瀉肺湯、豬苓湯以清熱者。

個論 3

氣喘

小朋友感冒沒治好，容易誘發氣喘；老人家身體衰弱，也容易出現氣喘現象。西醫以治療及預防為優先，藥物的使用在於使呼吸道通暢以減輕氣喘的症狀；中醫則認為氣喘以肺、脾、腎虛損為主，再考慮是虛寒或虛熱所致。

氣喘是由於呼吸道結構產生發炎、水腫的病理變化，造成阻塞，因而產生短氣、咳嗽、哮鳴音、胸悶的臨床表現，最常發作的時間是凌晨三、四點鐘的時候。

西醫診療法

治療方面除首重預防，遠離造成氣喘的原因外（例如要遠離過敏原），藥物合理使用亦屬重要。西醫一般可分為以下幾種給藥路徑，即口服、打針、吸入劑，使用藥物有茶鹼、氣管擴張劑、抗膽鹼藥物、類固醇、肥大細胞穩定劑、血小板活化因子（PAF）。可根據氣喘發作嚴重度，分不同路徑、不同種藥物給藥。

中醫診療法

中醫治療氣喘方面則根據體質辨證論治，**發作期**以祛邪為主，例如**表寒裡熱型**可藥用麻杏甘石湯、定喘湯；**表寒裡虛痰飲型**者可藥用小青龍湯、射干麻黃湯或厚朴麻黃湯；**表虛痰結中焦型**可用桂枝加厚朴杏仁湯等藥治之。

除中西醫療法外，對於氣喘誘發物之處亦要小心，如寒性體質或屬寒喘者，對於一些較寒涼的飲食或水果要小心，例如香蕉、奇異果、白蘿蔔、水梨、橘子、葡萄柚、一些瓜類，以及任何冰品都要避免，另外一些過敏原如魚、蛋、蝦、蟹要特別注意。

總之，不管是中西醫療法，要把症狀緩解，大概不是一件困難的事，重要的是預防復發，除加強對病人教育，改善周遭環境將過敏原去除之外，吸入劑的正確使用，及輔以中醫藥方法治療預防，也是另一重要的關鍵。當氣喘緩解，處於慢性期時，可用黨參加蛤蚧、胡桃肉、西洋芹、黃精等藥物，根據辨證論治，對預防氣喘應有恢宏的效果。

一味中藥·健康之鑰

治氣喘的一味中藥有很多種，如**止咳平喘**（白果、杏仁）、**活血化瘀**（地龍）、**收澀定喘**（五味子）、**潤肺止喘**（桑葉、女貞子）、**補虛定喘**（山藥、冬蟲夏草）、**溫肺腎定喘**（紫河車、蛤蚧、荔枝）、**宣肺定喘**（麻黃）、**清肺熱止喘**（桑白皮）等。

藥材／食材	作法／服用法
＋虛熱性氣喘 新鮮白果 5 克 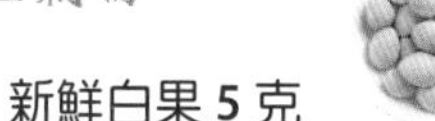	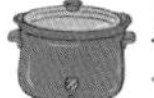 以水 100cc 放入瓷杯內燉服。 每日早上 1 次，連服 3 天。
＋瘀血性氣喘 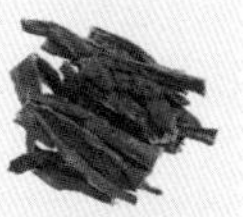 地龍 6 克 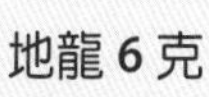	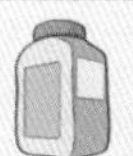 G.M.P. 濃縮散。 每日早晚各 1 次，每次 3 克，連服 3 天。
＋腎虛性氣喘 五味子 12 克 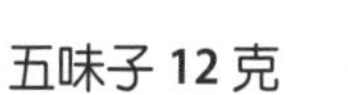	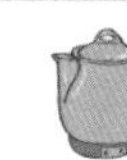 以水 300cc 煎至 100cc，去渣取汁。 每日早晚各 1 次，每次 50CC，連服 7 天。
＋肺熱性氣喘 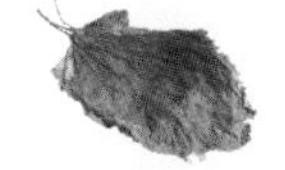 桑葉 20 克	以水 300cc 煎至 100cc，去渣取汁。 每日 1 次，代茶隨時飲用，連服 3 天。
＋調理老年虛喘 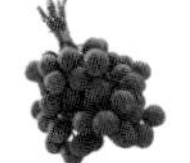 荔枝 20 克	以水 300cc 煎成 100cc，去渣取汁。 每日 1 次，代茶隨時飲用，連服 7 天。
＋調理老年虛喘  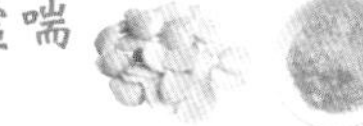 杏仁 20 克＋冰糖 20 克	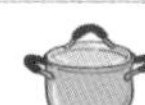 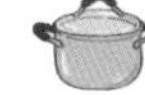 以水 250cc 煎成 100cc，去渣取汁。 每日 1 次，代茶隨時飲用，連服 10 天。

藥材／食材	作法／服用法
＋調理喘症 新鮮山藥 50 克	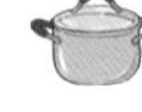 以水 100cc 煮爛。 每日早上 1 次，連吃 3 天。
＋改善寒喘 麻黃 20 克	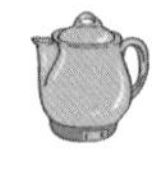 以水 300cc 煎至 100cc，去渣取汁。 每日 1 次，代茶隨時飲用，連服 3 天（有心臟病、高血壓者忌之）。
＋改善熱喘 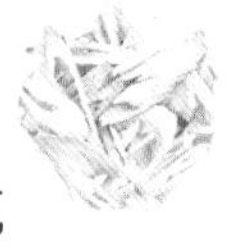 桑白皮 15 克	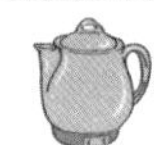 以水 250cc 煎至 100cc，去渣取汁。 每日早上 1 次，連服 3 天。
＋改善虛喘 紫河車 1 個	烤乾，研粉。 每日早午晚各 1 次，每次 3 克，連服 10 天。
＋調理虛喘 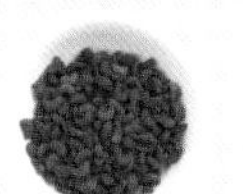 女貞子 15 克	G.M.P. 濃縮散。 每日早午晚各 1 次，每次 5 克，連服 10 天。
＋改善氣血不足虛喘 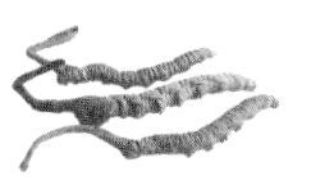 冬蟲夏草 30 克＋雄鴨 1 隻	燉服。 每日晚上 1 次，每次 1 碗，連服 20 天。
＋改善五臟虛弱之喘 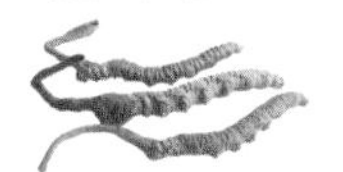 冬蟲夏草 90 克	澆少許米酒，置入烤箱，以 50～60 度，烤至有香味出現（用手可輕易折斷），再研粉。 每日早晚各 1 次，每次 4 克，連服 60 天。
＋改善腎氣不足之喘 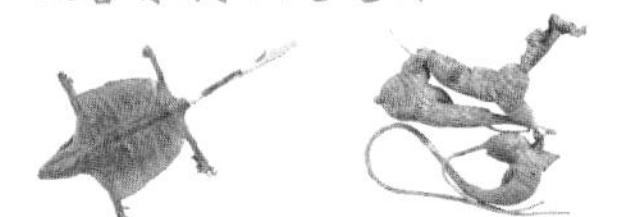 蛤蚧 60 克＋西洋參濃縮粉 60 克	蛤蚧烤乾，研粉，與西洋參濃縮粉混合。 每日早晚各 1 次，每次 3 克，連服 20 天。

個論 4

肺膿瘍

肺膿瘍可由各種病原菌所造成，早期可能為化膿性肺炎，繼而造成膿瘍。臨床上有出現發燒、咳嗽帶痰甚至咳血絲、胸痛及周身不適、虛弱、厭食、咳痰多而有腥臭味，甚至會有吐膿血的情形。

西醫診療法

長期吸入性肺炎及患有金黃色葡萄球菌肺炎的小孩，可能產生肺膿瘍。肺膿瘍其診斷須靠胸部 X 光之變化來判斷，及患者痰液細菌標本檢查及細菌培養才能確診。其治療為依患者膿瘍部分之細菌品種選用有效的抗生素，輔以正確的體位引流，通常有不錯的改善作用。但整個療程費時較長，常需 4 至 6 週，甚至更久。

患者應與醫療配合，耐心接受治療。若無法以抗生素控制膿瘍，則需考慮手術引流。通常以胸管引流即可，肺葉切除術則在慢性膿瘍併發肺葉破壞時才實施。若能適當配合中醫藥療法，當可對氣喘的病程有一定的助益。

中醫診療法

肺膿瘍屬於中醫「**肺癰**」的範疇，張仲景的葶藶大棗瀉肺湯、孫思邈的千金葦莖湯、錢仲陽的瀉白散、張景岳的如金解毒散以及吳鞠通的桑菊飲、銀翹散都可為治療本病，也是配合西醫治療的參考。

肺膿瘍**初期**除使用西醫療法之外，可酌用中醫藥銀翹散或桑菊飲加減，**熱盛者**（發熱厲害）可使用白虎湯；**成癰期**（膿瘍期）除使用西藥之外，可配合如金解毒散合千金葦莖湯之使用；**潰膿期**（膿瘍潰）可使用千金葦莖湯加魚腥草、黃芩、敗醬草；**恢復期**可使用北沙參、太子參、黨參、黃耆等藥益氣養陰。

一味中藥・健康之鑰

現代醫學的肺膿瘍，類似中醫所稱的**「肺癰」**。治療肺膿瘍除使用西藥之外，亦可搭配一味中藥之使用，**初期**以疏散風熱、清肺化痰為主，可用鮮大薊、連翹、薄荷等；**成癰期**以清熱解毒、化瘀散結為主，可用薏苡仁、冬瓜仁、桃仁、鮮蘆根等；**排膿期**以排膿清熱、解毒為主，可用敗醬草、魚腥草、淡竹葉、桔梗等；**恢復期**以潤肺化痰，益氣養陰為主，可用麥門冬、北沙參、地骨皮、黃耆、黨參等。

藥材／食材	作法／服用法
＋改善肺癰之潰膿期 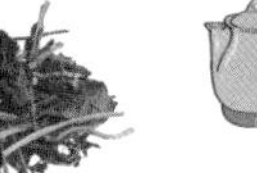 魚腥草 30 克	以水 300cc 煮沸 20 分鐘，去渣取汁 每日 1 次，代茶隨時飲用，連服 3 天。
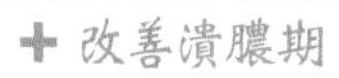＋改善潰膿期 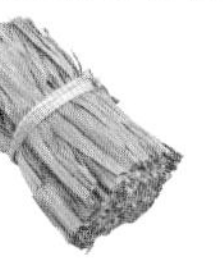 淡竹葉 20 克	以水 200cc 煎至 100cc，去渣取汁 每日 1 次，代茶隨時飲用，連服 7 天。
＋改善肺癰之肺水腫期 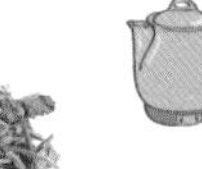 車前草 20 克	以水 500cc 煎至 300cc，去渣取汁。 每日早午晚各 1 次，每次 100cc，連服 7 天。
＋改善肺癰之恢復期 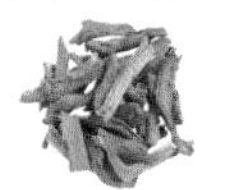  地骨皮 20 克＋豬蹄 1 個	燉煮 30 分鐘，去藥渣，吃肉喝湯汁。 每日早上 1 次，酌量溫食。
＋改善肺癰之恢復期 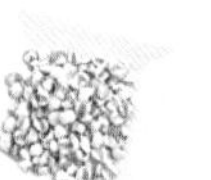 薏苡仁 30 克	以水 300cc 煎至 200cc 服用。 每日早晚各 1 次，每次 100cc，連服 10 天。

藥材／食材	作法／服用法
✚ 配合西藥改善肺癰初期 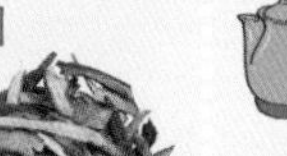 大小薊 50 克	以水 500cc 煎至 300cc，去渣取汁。 每日早晚各 1 次，每次 150cc，連服 10 天。
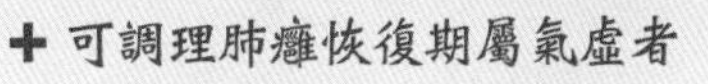 ✚ 可調理肺癰恢復期屬氣虛者 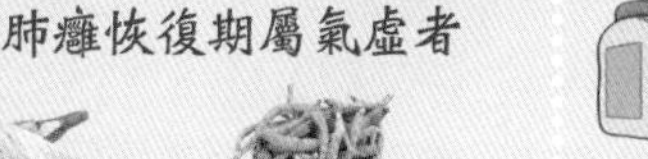 黃耆 4.5 克 + 太子參 4.5 克	G.M.P. 濃縮散。 每日早午晚各 1 次，每次 3 克，連服 20 天。
✚ 可調理肺癰恢復期屬陰虛者 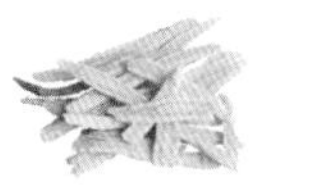 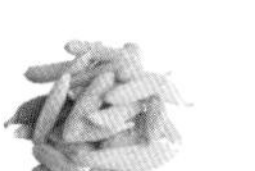 北沙參 30 克 + 麥冬 30 克	以水 600cc 煎至 300cc。 每日 1 次，代茶隨時飲用，連服 10 天。
✚ 可治肺癰吐膿血 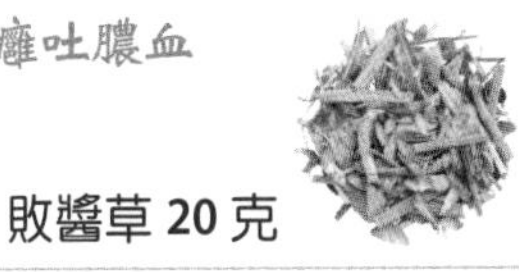 敗醬草 20 克	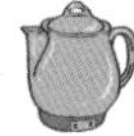 以水 300cc 煎至 100cc，去渣取汁。 每日早上 1 次，代茶隨時飲用，連服 7 天。

個論 5

心悸

「醫生，我最近常會突然心臟怦怦跳，是不是有心臟病？」在門診中常聽到病患如此緊張地詢問有關心悸的症狀。心悸是患者自覺的症狀，感覺自己的心跳比平常快些或強一點，其有可能是正常現象，亦有可能是心臟病的一種臨床表現。

西醫診療法

心悸包括心律不整（如心室期外收縮、心室上心率過速、心房顫動等諸多病況）、瓣膜疾病（如二尖瓣、三尖瓣脫垂或其他瓣膜受損等狀況）及冠狀動脈疾病、心肌炎、心力衰竭等。

精神官能症如憂鬱、焦慮、恐慌、慢性疲勞症候等，亦常會併有心悸的症狀。其他如甲狀腺功能過高、貧血、血糖過低、更年期症候群、劇烈運動等許多情形均可造成心悸。再如藥物的服用（如減肥藥、感冒成藥、一些治療氣喘病用藥）、菸酒、咖啡、茶葉的使用，亦有可能造成心悸。由上述可知，造成心悸的原因非常多種，對於其治療，不可一概而論，當根據病因加以分治。

中醫診療法

中醫將心悸的範圍歸屬於**「驚悸」**、**「怔忡」**範疇。由於心情受到劇烈變動者稱為**「驚悸」**，由於久病勞損傷及心氣者稱作**「怔忡」**。《丹溪心法》曰：「驚悸者血虛，驚悸有時。」「怔忡者血虛，怔忡無時。」

中醫對於心悸的治療，如證屬**心血虧損者**，可用歸脾湯、炙甘草湯、養心湯等；屬**心陰不足者**，可用天王補心丹；屬**心氣虛者**，可用生脈飲；屬**心虛膽怯者**，可用十味溫膽湯；屬**心陽虛損者**，可用苓桂朮甘湯、真武湯或附子湯；屬**瘀血內阻者**，可用血府逐瘀湯、桃紅四物湯。

一味中藥・健康之鑰

由以上可知，心悸的病因病機錯綜複雜。在確認病因之後，可參考選用以下所提供之單味用藥。如為**精神因素引起**的，建議可用石菖蒲以調暢氣機，或龍眼、小麥以安神助眠；若屬**血瘀者**，可選用紅景天、延胡索或三七等藥；若為**心氣虛者**，宜用黨參以健脾益心氣；若為**陽虛**，可用肉桂以溫陽；**血虛**可用酸棗仁或紅棗以養血。除一味藥的使用之外，亦有搭配其他藥物來使用。

藥材／食材	作法／服用法
✚ 治精神性心悸 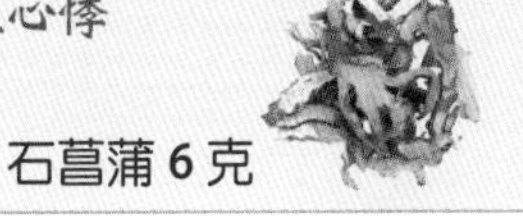 石菖蒲 6 克	G.M.P. 濃縮散。 每天早晚各 1 次，每次 3 克，連服 5 天。
✚ 治失眠心悸 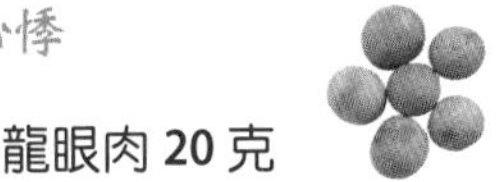 龍眼肉 20 克	加水 150cc 燉服。 每日 1 次，代茶隨時飲用，連服 10 天。
✚ 治血虛心悸 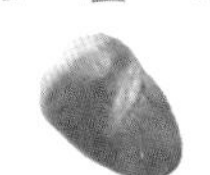 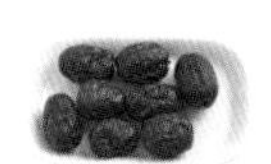 豬心 1 個 + 去籽紅棗 12 克	豬心切開，放入去籽紅棗置碗內，加入水 300cc 蒸熟。 每天早晚各 1 次，每次食用 150cc 及豬心。連服 5 次。
✚ 治瘀血心悸 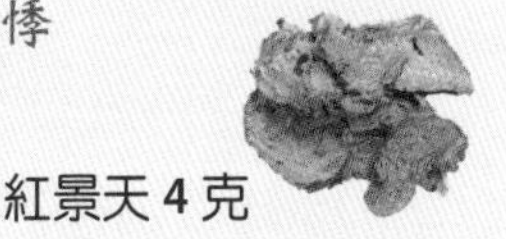 紅景天 4 克	G.M.P. 濃縮散。 每天早晚各 1 次，每次服用 2 克。連服 5 天。
✚ 治失眠心悸 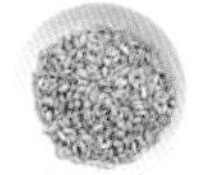 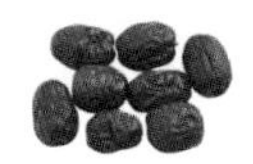 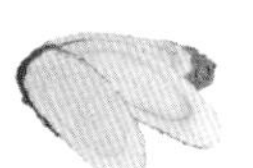 浮小麥 30 克 + 紅棗 10 枚 + 甘草 5 克	以水 600cc 煎至 300cc。 每日 1 次，代茶隨時飲用，連服 10 天。

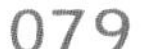

藥材／食材	作法／服用法
✚ 治氣滯心悸 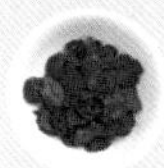 延胡索 9 克	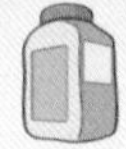 G.M.P. 濃縮散。 每日早午晚各 1 次，每次 3 克，10 日為一個療程。
✚ 治氣虛心悸 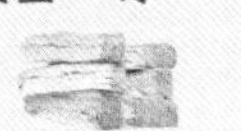 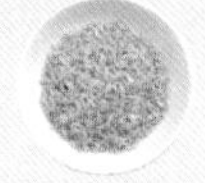 黨參濃縮散 10 克 + 糙米 60 克	加水煮粥。 每日晚上 1 次，酌量溫食，連服 10 天。
✚ 治血虛心悸 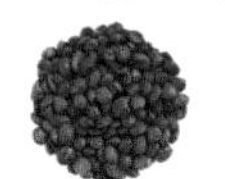 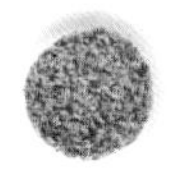 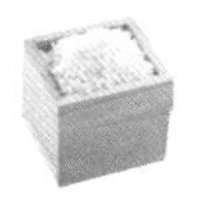 酸棗仁 20 克 + 柏子仁 10 克 + 白米 50 克	加水煮粥。 每日晚上 1 次，酌量溫食，連服 10 天。
✚ 治瘀血心悸 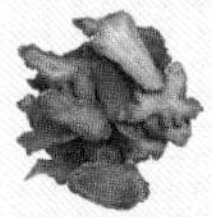 三七 7 克	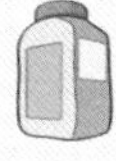 G.M.P. 濃縮散。 每天早晚各 1 次，每次 3.5 克，連服 7 天。
✚ 治脾虛心悸 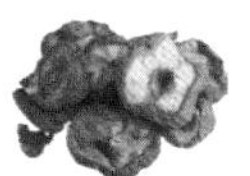 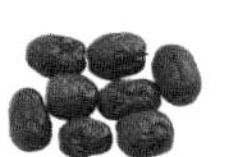 山楂 30 克 + 紅棗 30 克	以水 600cc 煎至 300cc。 每日 1 次，代茶隨時飲用，連服 10 天。
✚ 調治心陽氣不足之心悸 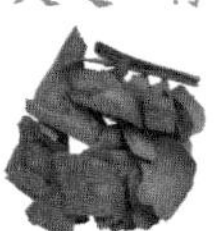 肉桂 1 克	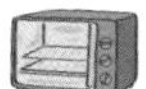 烘乾，研末。 每日早上 1 次，用溫水服用，連服 10 天。

個論 6

高血壓

血壓是體內心血管系統順暢與否的一個客觀數據，西醫認為與心臟的力量、血管的硬度、血液的黏稠度有極大的關係，甚至有與腎臟疾病相關者，種種原因，不一而足。中醫則認為血液的循環背後，有一個無形的氣在推動，所以在論治高血壓時，會再分實證與虛證兩型。

西醫診療法

大部分的高血壓均屬於原發性，即原因不明，其常見併發症為腦血管疾病、心臟病、腎臟病等，因為接踵而至的併發症眾多，因此不得不吃藥。最新公布的十大死亡原因之中，幾乎可說和高血壓有關的疾病就占了一半以上，如中風、心腦血管、腎炎等疾病，可見治療高血壓是重要的。

高血壓診斷標準已從最早的收縮壓／舒張壓 140 ／ 90 毫米汞柱為基準，到五年前的 135 ／ 85 毫米汞柱，一直到現在的 130 ／ 80 毫米汞柱，就要考慮是否罹患高血壓。如此血壓標準的遞演，在在都提醒了人們要提早注意血壓的控制。此外，不是一次量血壓所獲得的值，就成定局，要多量幾次，才可確定診斷。

若確定高血壓之後，一天最好測量三次，時間最好是在三餐飯前、休息之後。量完後記錄下來，以供醫師參考。最好選用水銀式血壓計。電子血壓計雖然方便，但有時候不夠準確，容易耽誤病情，往往病人血壓已高到 180 ／ 100 毫米汞柱，測出來的結果卻是正常的。因此電子血壓計要常常校正。

西醫治療高血壓的方法常因人而異，一般使用的藥物為利尿劑、血管擴張劑、鈣離子阻斷劑、交感神經阻斷劑等降血壓藥物，雖然效果不錯，但均有其副作用。

中醫診療法

古代中醫並沒有「高血壓」的名詞，因此中醫治療高血壓常以**頭痛、眩暈、肝風**論治，一般藥用重鎮潛陽（質重鎮墜的藥物以收斂虛陽）、滋陰降火、活血化瘀等辨證論治的方法處方用藥，會有一定的改善作用。

治療高血壓的西藥，因為藥物的不同，會有不同的副作用，有的會造成陽痿，有的會造成頭暈、倦怠，有的會造成頭痛、心悸、咳嗽，種種副作用，不一而足。至於中藥的問題是，使用抗高血壓的中藥能服用多久，值得探討。

苦寒藥服用過久多會造成敗胃傷氣，滋陰藥則多滋膩（滋生壅滯之氣），「可否長期食之？」是一個大疑問，例如六味地黃湯，長期服用會造成腸胃功能壅滯，飯後常需散步運動，否則會脹氣得令人難受，實在是不好受，再例如補中益氣湯，久服而能令人「上火」。因此，最好的方法就是吃一陣、停一陣，讓人體內部有充裕的時間去調節改善副作用，並且防止藥物蓄積體內。

值得一提的是，有些人為了逃避藥物的副作用，情願不吃藥，選擇直接和疾病挑戰，其勇氣令人佩服，其實疾病本身所造成的傷害，遠遠大於藥物的副作用，因此兩害相權當取其輕的一面，可見若確診為高血壓，其服藥的重要性不容忽視。

中醫治療高血壓亦可站在輔助的地位，可以輔助減輕西藥副作用，例如有人服用 Tenormin（天諾敏錠），會造成手腳冰冷、倦怠、嗜睡等現象，可以輔以中醫之藥減輕其副作用，服用利尿劑所產生之電解質不平衡，亦可服用中藥改善之。另外，許多降血壓藥共同的副作用，如陽痿，輔以中藥亦可改善之。總之，除了中、西醫療法之外，飲食少鹽，選擇清淡的食物也很重要，平常多做舒展的運動，例如打打太極拳、做做靜功，心情常保開朗，血壓要高也難。

一味中藥．健康之鑰

調治高血壓的中藥依功能分為**溫陽固腎**（吳茱萸、炒杜仲）、**滋陰降火**（蜂蜜、菊花、玉米鬚、西瓜皮、酸棗仁）、**補氣**（靈芝、胡蘿蔔）、**活血化瘀**（銀杏葉）、**舒肝理氣**（牡丹皮、決明子、鉤藤）、**軟堅散結**（海帶、海藻、昆布、淡菜）、**清熱**（夏枯草）等幾類型，除一味中藥的使用之外，亦有少數搭配使用者。

藥材／食材	作法／服用法
✚ 腎陽虛高血壓 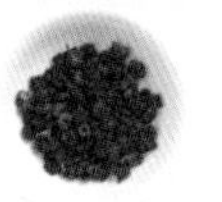 吳茱萸 50 克	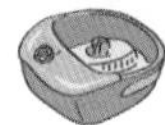 以水 1500cc 煎 20 分鐘，待溫泡腳。 每日 1 次，每次浸泡 30 分鐘。
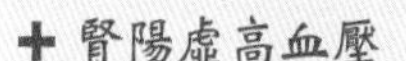 ✚ 腎陽虛高血壓 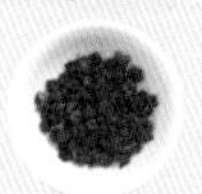 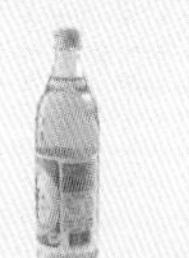 吳茱萸 10 克＋白醋適量	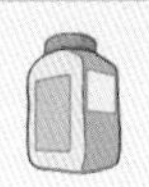 G.M.P. 濃縮散，調白醋，貼足底湧泉穴。 每日睡前貼，晨起去掉。
✚ 腎陰虛高血壓 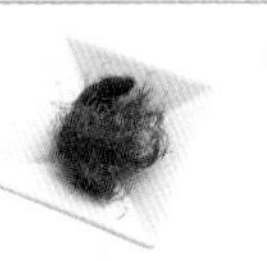 玉米鬚 30 克	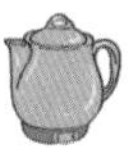 以水 500cc 煎至 300cc，去渣取汁。 每日早午晚各 1 次，每次 100cc，連服 10 天。
✚ 腎虛性高血壓 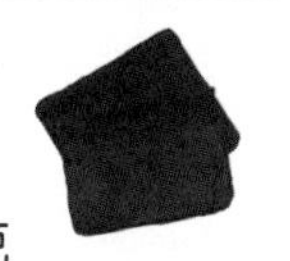 炒杜仲 20 克	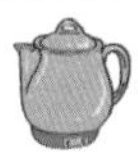 以水 300cc 煎至 150cc，去渣取汁，加糖調服。 每日 1 次，代茶隨時飲用。
✚ 氣虛性高血壓 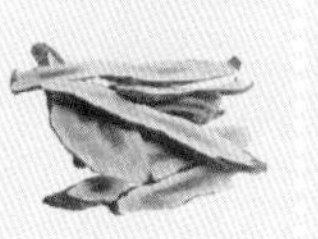 靈芝 4 克	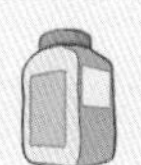 G.M.P. 濃縮散。 每日早晚各 1 次，每次 2 克，連服 7 天。

藥材／食材	作法／服用法
✚ 治高血壓、頭暈頭痛 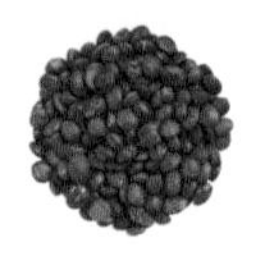 酸棗仁 30 克	以水 400cc 煎至 200cc。 每日早晚各 1 次，每次 100cc，連服 7 天。
✚ 治原發性高血壓  玉米鬚 15 克 + 西瓜皮 30 克	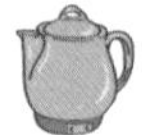 以水 500cc 煎至 300cc。 每日 1 次，代茶隨時飲用，連服 21 天。
✚ 可降低膽固醇及高血壓 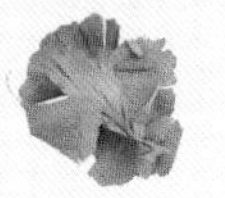 銀杏葉錠劑（銀杏葉抽提物製成錠劑）	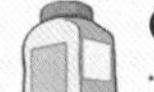 G.M.P. 濃縮錠。 每日早午晚各 1 次，每次各 6 錠，連服 30 日。
✚ 治瘀血性高血壓 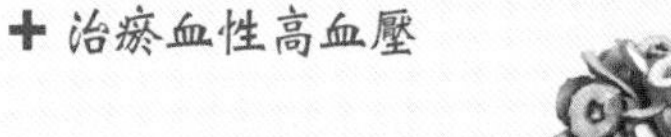 牡丹皮 9 克	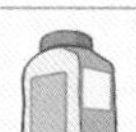 G.M.P. 濃縮錠。 每日早午晚各 1 次，每次各 3 克，連服 10 日。
✚ 治高血壓 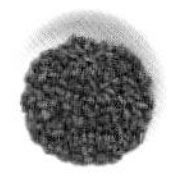 炒決明子（草決明）150 克	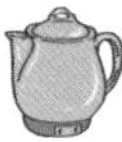 以水 500cc 煎至 250cc，去渣取汁。 每日 1 次，代茶隨時飲用，連服 30 日。
✚ 治高血壓 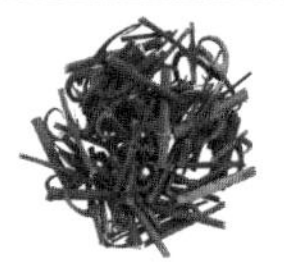 鈎藤 30 克	以水 300cc 煎至 150cc，去渣取汁。 每日早上服用 1 次（可酌加紅糖）。
✚ 適用於肝陽上亢、血脂偏高之高血壓患者 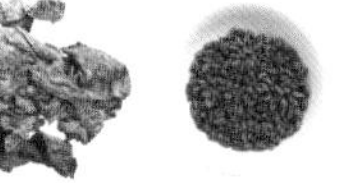 海帶 20 克 + 草決明 15 克	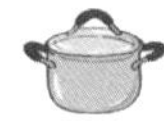 以水 500cc 煎煮 30 分鐘，去渣取汁。 每日 1 次，連服 30 日。
✚ 適用於肝腎陰虛型高血壓及便祕患者 蜂蜜 45cc	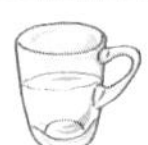 用溫開水沖服。 每日早午晚各 1 次，每次 15cc。

藥材／食材	作法／服用法
✚ 適用於肝陽上亢或陰虛陽亢型高血壓 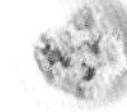 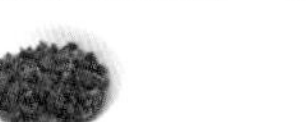  菊花 10 克 + 烏龍茶 3 克	用熱開水沖泡。 每日 1 次，代茶隨時飲用。
✚ 適用於熱盛之高血壓 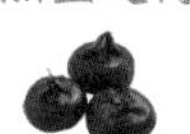 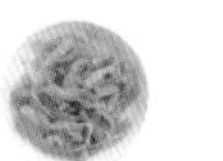 荸薺 15 克 + 海蜇皮 10 克	荸薺去皮，切片，與海蜇皮一起煮湯。 每日早晚各 1 次，可常食。
✚ 適用於高血壓兼有冠心病患者 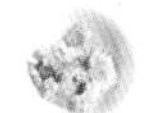 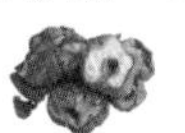  菊花 10 克 + 新鮮山楂片 15 克 + 草決明 15 克（打碎）	以水 500cc 煎至 200cc，去渣取汁。 每日早晚各 1 次，每次 100cc，代茶隨時飲用，連服 10 日。
✚ 適用於高血壓偏於陰虛與血脈瘀滯者 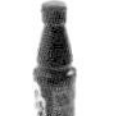  烏醋 100cc+ 冰糖 30 克	攪拌至溶化。 每日飯後服 1 次，每次服 10cc，可常食。
✚ 適用於高血壓虛證 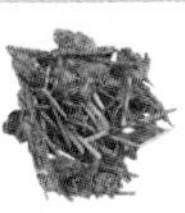 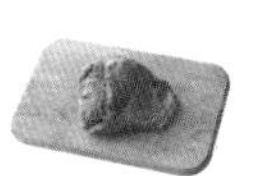 夏枯草 20 克 + 瘦豬肉 50 克	加適量水，以文火煮湯。 每日早晚各 1 次，連服數日。
✚ 適用於高血壓症 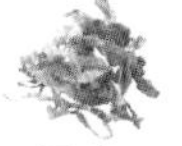 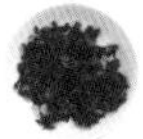 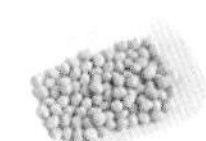  昆布 30 克 + 海藻 30 克 + 黃豆 200 克 + 白糖 5 克	昆布、海藻及黃豆以文火煮湯，加白糖調味。 每日早晚各 1 次，連服數日。
✚ 適用於陰陽兩虛型高血壓    豆漿 800cc+ 糙米 120 克 + 冰糖 30 克	以豆漿代替水與糙米煮成粥後，放入冰糖煮約 1 ～ 2 分鐘即可。 每日晚上 1 次，可常食用。
✚ 適用於脾虛肝火旺盛型高血壓、冠心病 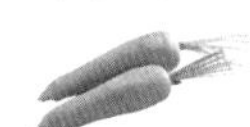  胡蘿蔔 1 根 + 糙米 100 克	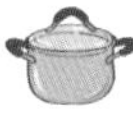 胡蘿蔔洗淨，去皮，切塊，與糙米煮粥。 每日晚上 1 次，可常食用。

個論 7

中風

中風是腦部循環出現問題，造成出血或缺血，產生了包括口眼喎斜、語言不利、半身不遂，甚至猝然昏倒、不識人等症狀的疾病。本病相當於西醫的腦出血、蜘蛛網膜下腔出血，腦血栓、腦梗塞、暫時性腦缺血等疾患。

西醫診療法

若屬出血性中風，包括腦內出血與腦表面出血。前者有可能是血壓太高造成末梢血管破裂，是常見的大腦裡面出血。另一種是，海綿狀的血管瘤破裂出血，其和腦血管先天的結構異常有關。腦表面出血，即所謂蜘蛛網膜下腔出血，通常狀況較嚴重，有時根本來不及送到醫院，病人就往生了。

蜘蛛網膜下腔出血又分兩種，即動脈瘤破裂與動靜脈畸形。動脈瘤破裂的患者，大約只有百分之十到十五會存活，其他不是致命就是成為植物人。動靜脈畸形也是先天性問題，預後可能沒有動脈瘤嚴重，但也可能會引起殘障或致命。出血性的腦中風，有可能會出現異常劇烈的頭痛或眩暈，以及頸部僵硬的狀況，應早期發現，以防錯過治療的黃金時機。

缺血性腦中風常併發有血管硬化、高血脂症或心臟病及糖尿病，病情雖慢慢形成，但可在一瞬間爆發病情。其中風包括了腦血栓形成（Infarction）、腦栓塞（Embolus）以及腦梗塞（前二者的合稱）。此外又有腔隙性腦梗塞（Lacunar infarction）及暫時性腦缺血之分（TIA、RIND）。

腦血栓形成最常發生部位為內頸動脈、大腦中動脈、大腦前動脈，根據發病位置的不同會有不同的臨床表現，患者有可能症狀輕微，但也有其危險性（若臨床症狀不再繼續惡化，則預後較佳；若繼續惡化者，則要小心）。

中風的預防與治療還當以內科藥物為主（施打溶解血栓的藥物，如果阻塞嚴重可以用外科手術施治），糖尿病、高血壓、心臟病、血脂肪必須得到控制。

此外，生活型態要改良、要有規律的運動、不良的飲食或菸酒均要避免。患者若進入恢復期，臨床症狀仍有手腳無力麻木或偏癱者，則還當加入復健的治療（出血性腦中風的保健與預防及治療亦同）。

中醫診療法

中醫對於中風的認識始於《內經》，和偏枯、偏風有關。唐宋之前，多認為中風是由**「外風」**所致，如《素問．風類》曰：「風之傷人也，或為偏枯」漢朝醫聖張仲景認為本病為風邪乘虛侵入人體所致。

隋朝醫家巢元方《諸病源候論．中風候》：「風偏枯者，由血氣偏虛，則腠理開，受於風濕。同濕客於半身，在分腠之間，使氣血凝澀，不能潤養，久不瘥，真氣去，邪氣獨留。」亦認為本病為外感風邪所致。

直到金元時代，方有**「內風」**之論，如劉河間於《素問玄機原病式．火類》：「中風癱瘓者，非謂肝木之風，實甚而卒中之也，亦非外中於風爾，由於將息失宜，而心火暴甚，腎水虛衰，不能制之，則陰虛陽實，而熱氣沸騰，心神昏冒，筋骨不用，而卒倒無所知也。」

綜合歷代醫家對中風的論述，對於中風的病因病機發展，大多從風、火、痰、瘀、虛等方向認識，並且處方用藥。此外，亦有根據病情嚴重度及不同階段來畫分，病情表現為一些輕微症狀或感覺障礙者，稱**「中絡」**，如《金匱要略》云：「邪存於絡，肌膚不仁。」《雜病心法》云：「口眼喎斜，肌膚不仁，邪在絡也。」以上描述類似現代醫學的中風先兆及部分輕微缺血性腦病變。若病情再加重些，則稱為**「中經」**，如《金匱要略》云：「邪在於經，即重不勝。」《雜病心法》云：「左右不遂，筋骨不用，邪在經也。」

病情更加嚴重深入，出現神志不清的問題則稱**「中腑」**，如《金匱要略》云：「邪入於腑，即不識人。」《雜病心法》云：「昏不識人，便溺阻隔，邪在腑也。」若病情更加惡化，出現口吐涎沫、舌嚥困難、二便失禁者，稱為**「中臟」**，如《金匱要略》云：「邪入於臟，舌則難言，口吐涎。」《雜病心法》云：「神昏不語，唇緩涎出，邪在臟也。」以上描述頗類似現代醫學的腦出血病變及腦梗塞病情較重者。

根據以上，中醫對中風的治療還當以根據病況，辨證分型以處方用藥。**「中經絡」**屬肝腎陰虛者，可用杞菊地黃丸、大定風珠、鎮肝熄風湯等；屬痰熱風火上擾者，可用清氣化痰丸或調胃承氣湯合羚角鉤藤湯；屬氣虛血瘀者，可用補陽還五湯或黃耆桂枝五物湯。**「中臟腑」**屬肝陽暴亢、痰火上擾心竅者（陽閉），可用安宮牛黃丸或牛黃清心丸；屬痰濕內閉心竅者（陰閉），可用蘇合香丸或奪命散。

若病況危急，元氣欲脫者，可用通脈四逆湯、四逆湯、獨參湯或參附湯。除用藥外，針灸或推拿對於中風的調治亦可。值得注意的是，無論是「中經絡」或「中臟腑」，中風的開始還當以配合西醫治療為主，例如「中經絡」，臨床症狀不再繼續惡化方可使用中醫藥的介入，以預防二次中風。

再如「中經絡」，不論是閉證或脫證，還當以西醫的治療觀察為主，若仍效果有限者，才可加入中醫藥，例如患者嚴重至加護病房，屢施西醫方法無致者，若屬**「陽閉」**者，可使用安宮牛黃丸或通竅活血湯；若屬**「陰閉」**者，可用蘇合香丸；若屬**「脫證」**，生命垂危者，可使用四逆湯系列治之，或許對於患者的生命垂危，有一線生機希望。

一味中藥．健康之鑰

中風的治療在兩星期內，還當以西醫治療觀察為主，之後，可調治以中醫之方，或處方以一味藥預防中風（除積極防治動脈粥樣硬化、高脂血症、心臟病、高血壓、糖尿病、肥胖症之外，還當以生活規律、飲食清淡正常、適度運動、避免過度勞累熬夜或提重物、不急躁、不生氣與緊張、保持大便順暢為要）。

一、預防中風

藥材／食材	作法／服用法
✚ 預防瘀血性中風 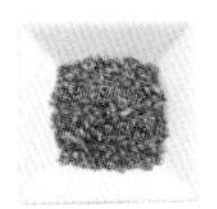 槐花 10 克	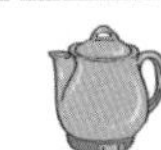 以水 150cc 煎至 100cc，去渣取汁。 每日 1 次，代茶隨時飲用。
✚ 預防高血脂性中風 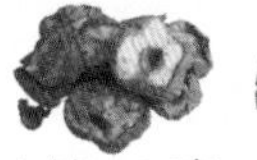 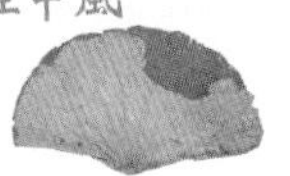 山楂 10 克 + 荷葉 10 克	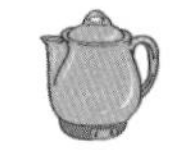 以水 300cc 煎至 200cc，去渣取汁。 每日 1 次，代茶隨時飲用。
✚ 預防血虛性中風 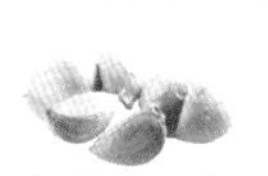 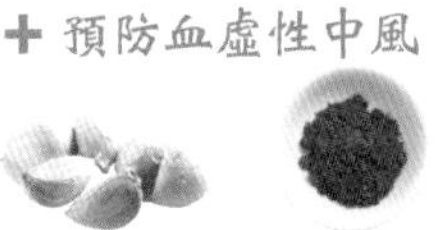 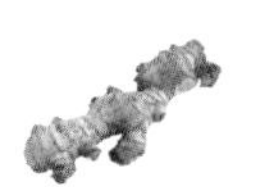 大蒜 15 克 + 紅糖 6 克 + 生薑 3 克	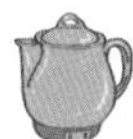 以水 150cc 煎至 100cc，去渣取汁。 每日 1 次，代茶隨時飲用。

※ 預防中風的發作，一味藥的使用可參考高脂血症、高血壓、糖尿病、心臟病等個論。

二、中風不語

藥材／食材	作法／服用法
✚ 治中風失音 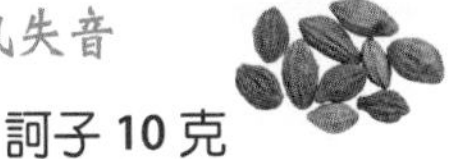 訶子 10 克	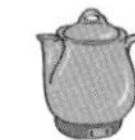 以水 100cc 煎至 70cc，去渣取汁。 每日 1 次，代茶隨時飲用。
✚ 治中風不語 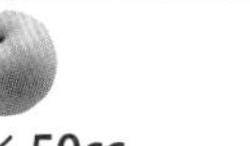 水梨 1 個 + 冷開水 50cc	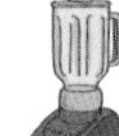 水梨削皮去心，加冷開水，放入果汁機打碎。 每日 1 次，隨時飲用。

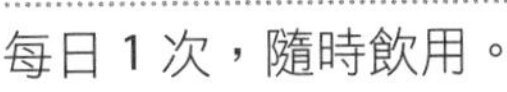

藥材／食材	作法／服用法
+ 治瘀血性中風不語 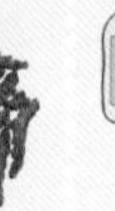 白殭蠶 2 克	G.M.P. 濃縮散。 每日清晨以用溫水服用。
+ 調治中風口噤 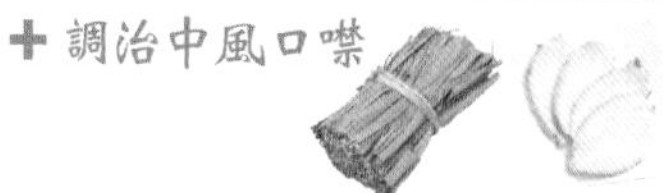 淡竹葉 10 克 + 薑片 10 克	以水 150cc 煎至 100cc，去渣取汁。 每日 1 次，代茶隨時飲用。
+ 調治中風不語 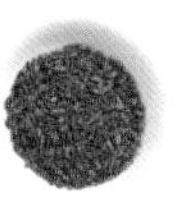 炒槐花 10 克	以水 100cc 煎至 50cc，去渣取汁。 每日清晨服用。

三、中風的調理

藥材／食材	作法／服用法
+ 調治中風不語，手足不遂，口眼歪斜 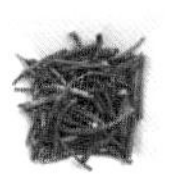 威靈仙 10 克	以水 200cc 煎至 100cc，去渣取汁。 每日 1 次，代茶隨時飲用。
+ 調治中風 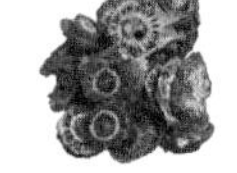 羌活 10 克	以水 150cc 煎至 100cc，去渣取汁。 每日 1 次，代茶隨時飲用。
+ 調治中風手足麻木 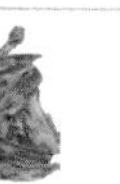 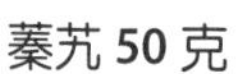 秦艽 50 克	以水 500cc 煎至 300cc，去渣取汁。 每日 1 次，代茶隨時飲用。
+ 調治腦栓塞 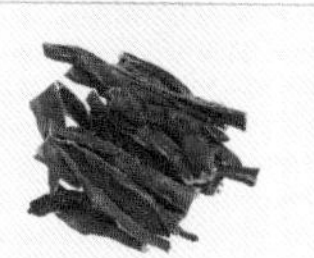 地龍 4 克	G.M.P. 濃縮散。 每日早晚各 1 次，每次 2 克，連服 25 天。
+ 調治中風煩熱胸悶 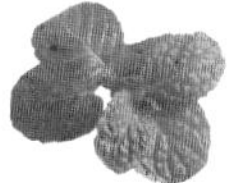 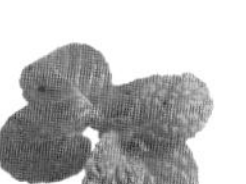 薄荷 3 克	1. 生葉洗淨，搗爛。 2. 水 100cc 煎 5 分鐘，去渣取汁。 1. 口含。 2. 每日 1 次，代茶隨時飲用。

藥材／食材	作法／服用法
✚ 調治中風失音不語，偏癱 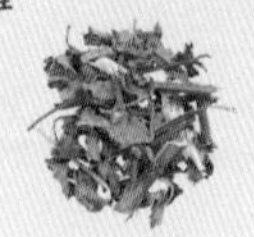 豨薟草 2 克	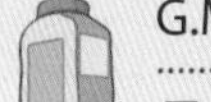 G.M.P. 濃縮散。 早晨空腹溫水服用，每次 2 克，連服 50 天。
✚ 調治中風腸胃功能差 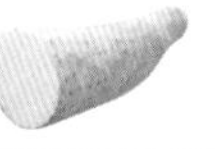 新鮮山藥 30 克	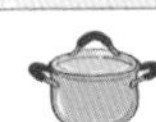 以水 300cc 煮熟服用。 每日早晚各 1 次，每次 150cc。

四、中風偏癱的調治

藥材／食材	作法／服用法
✚ 治偏癱多年者 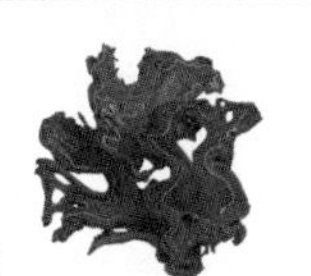 金毛狗脊 10 克	以水 150cc 煎至 90cc，去渣取汁。 每天早上空腹服用 1 次。
✚ 治瘀血性中風偏癱 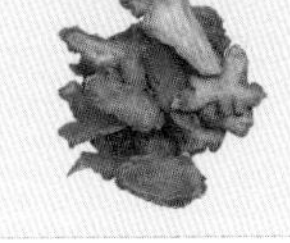 三七 6 克	G.M.P. 濃縮散。 每日早晚各 1 次，每次 3 克，連服 30 天

五、中風後遺症半身不遂的調治

藥材／食材	作法／服用法
✚ 治半身不遂，多痰者 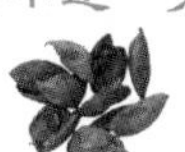 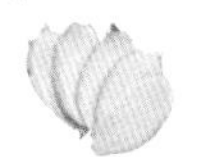 橘紅 10 克 + 生薑 10 克	以水 200cc 煎至 100cc，去渣取汁。 每日 1 次，代茶隨時飲用。
✚ 治半身不遂，四肢麻木者 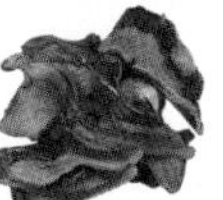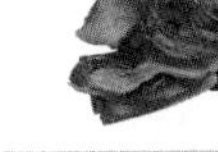 骨碎補 10 克	以水 150cc 煎至 100cc，去渣取汁。 每日 1 次，代茶隨時飲用。
✚ 治半身不遂，四肢冰冷者 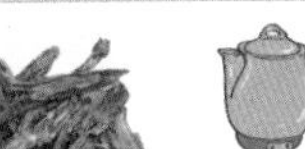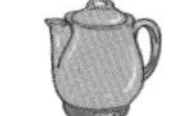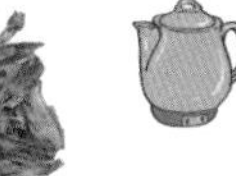 蓁艽 50 克 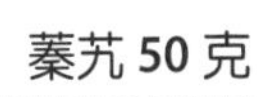	以水 500cc 煎至 300cc，去渣取汁。 每日 1 次，代茶隨時飲用。

六、口眼喎斜的調治

藥材／食材	作法／服用法
✚ 治口眼喎斜 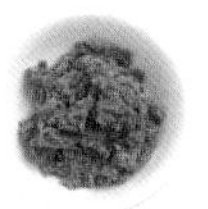 艾絨	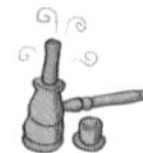 灸三壯於耳垂處，左喎灸右，右喎灸左。 連灸 15 天。
✚ 治口眼喎斜頭痛 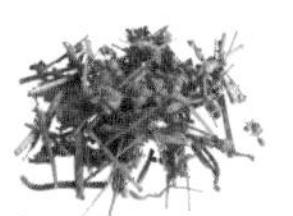 荊芥 10 克	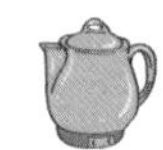 以水 150cc 煎至 100cc，去渣取汁。 每日 1 次，代茶隨時飲用。
✚ 治口眼喎斜抽痛 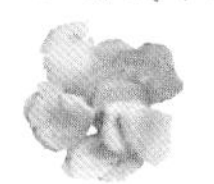  天南星 10 克 + 薑汁（外用）	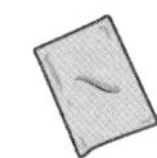 天南星研末，與薑汁調勻。 左貼右，右貼左，連貼 10 天。
✚ 治口眼喎斜麻木 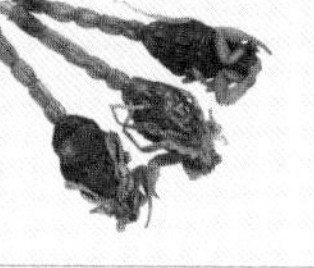 全蠍 2 克	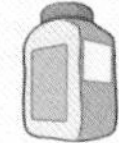 G.M.P. 濃縮散。 每日早上溫水送服。

個論8

腹痛

導致腹痛的原因非常多，因為腹部有許多臟器。不管中醫西醫，都會先詢問病史與伴隨的症狀，西醫會配合多項檢查來找出病源，中醫則以望聞問切來找出病因，相互配合會使療效提高。

西醫診療法

臨床上常會有患者抱怨腹痛的情形，其原因林林總總，治療時須加以鑑別診斷，不可一味止痛，當找出原因為要。疼痛的深淺度不一定與器官病變的嚴重程度成正比。有時候小痛有可能是嚴重毛病的前兆，相反的，劇烈的疼痛，經檢查後，卻無重大病變的發現。腹痛發生位置也不一定代表該部位的器官發生毛病，可能來自於其他部位。

〈成因〉

一般腹痛的原因有由於腹部器官病變所引起者，如消化性潰瘍、胃炎、大腸激躁症、盲腸炎、急慢性胰臟炎、憩室炎（左下腹痛，便祕，中老年人多見）、腸胃道的阻塞、膽及膽管的病變（典型膽囊炎會出現右上腹壓痛、發燒、血中白血球上升的情形）、泌尿道的阻塞與疾病（例如尿路結石常會痛至下腹）。

肝、腎等實質器官的表面均覆蓋著一層腹膜，如果因出血或膿瘍形成在腹膜下而發生擴張膨脹時，也會引發疼痛，腸胃壁的血管阻塞引起缺血時可造成疼痛（老年人常見缺血性大腸炎）；腹壁內層的腹膜受到刺激時如腹膜炎，也是腹痛常見的原因。

盲腸炎、膽囊炎如果波及腹膜導致局部性腹膜炎就會引起厲害的疼痛，胃腸道穿孔或肝膿瘍、膽膿瘍破裂時，使得胃液、胰液、大腸內容物、膽汁、化膿物等等進入了腹腔內而引起全面性腹膜炎，產生劇烈疼痛甚至休克。消化性潰瘍穿孔（PPU），腹部會出現硬板樣，不容觸摸的疼痛。

源於腹部以外的器官病變亦可造成腹痛，如心絞痛、心肌梗塞病患也是常見到主訴腹痛的原因。其他如肺栓塞、心包炎、食道疾病、脊椎疾病壓迫神經根、睪丸炎、精囊炎、骨盆腔發炎也都會引發腹痛。

除以上原因之外，心理或情緒方面發生障礙的病患，可能以腹痛作為其臨床的主要症狀。有些患者腸胃功能不佳，食寒飲冷，喜吃燒烤辣炸，也是造成腹痛的原因之一。有些藥物的使用或其產生的副作用，亦會造成腹痛，如止痛劑、抗生素、Buscopan 的過度使用。

〈診治〉

由以上之成因，面對主訴是腹痛的病患，經仔細的詢問病人，疼痛是如何發生的，部位在哪裡，強弱情形如何，是持久性還是間歇性，位置如何改變，與進食前後有無關係，有無併發排便異常或伴隨發燒、畏寒、慌心、嘔吐的情形，以及有無其他症狀同時出現，都是有助於臨床的診斷，加上對病患腹部及全身仔細的檢視與觸診，或實驗室的檢驗，如驗血、X光透視、超音波、消化道內視鏡檢查、心電圖等，或許就能作出正確的診斷。

輕微腹痛如腸胃炎或緊張所造成者，只要吃吃藥就可痊癒。但有時腹痛的確是要人命的，所以不能忽視它，最好請醫師給予正確的診斷及治療。

中醫診療法

中醫治療腹痛除找出病因之外，若較不屬急性腹痛者（Acute Abdomen），腹痛的治療除使用西藥之外，若能搭配中醫藥的使用，會使病情的緩解有相當的助益。中醫治腹痛還當以辨證論治為要，大致分以寒熱虛實、氣滯血瘀、外感內傷為治療大方向。

一味中藥．健康之鑰

若無特殊原因，腹痛一味中藥的使用常分為**溫中止痛者**，如草豆蔻、吳茱萸、薑汁、小茴香、艾葉、石菖蒲、肉桂、蒜；**清熱祛風止痛者**，可藥用荸薺、蔓荊子；**健脾止痛者**可藥用如白扁豆；**理氣止痛者**可藥用如延胡索、川楝子、山楂、陳皮四類型。

藥材／食材	作法／服用法
＋可治寒性腹脹痛 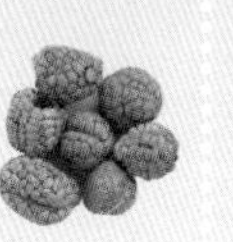 草豆蔻 3 克	G.M.P. 濃縮散。 每日早晚各 1 次，每次 1.5 克，搭配薑湯服用。
＋治熱痛便祕 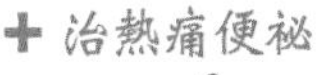 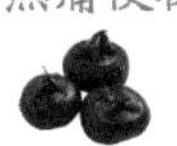 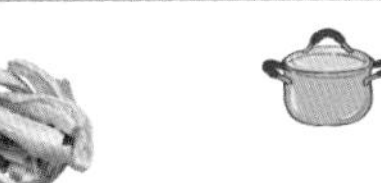 荸薺 30 克＋豬肚 1 個	荸薺去皮，裝入豬肚內，用線縫口，放入砂鍋，加水 500cc 煮爛。 每日早晚各 1 次，每次 250cc，兼食豬肚。
＋治熱症腹痛頭痛 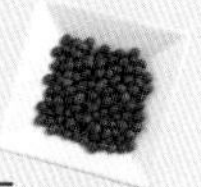 蔓荊子 2.5 克	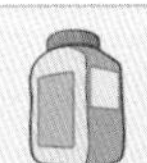 G.M.P. 濃縮散。 每日早上溫水服用。
＋治濕熱腹脹痛 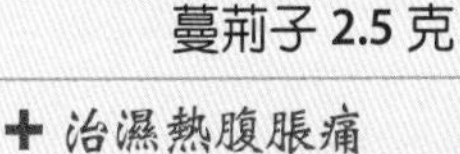 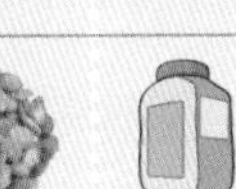 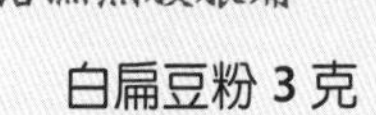 白扁豆粉 3 克	G.M.P. 濃縮散。 每日早上溫水服用。
＋治傷食腹痛 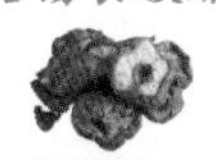  山楂濃縮粉 3 克＋紅糖 0.5 克	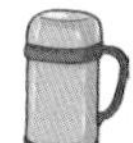 用熱水沖泡。 每日早上溫水服用。
＋治寒症腹痛 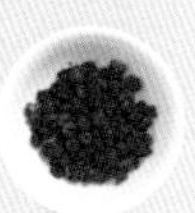 吳茱萸 3 克	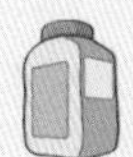 G.M.P. 濃縮散。 每日早上溫水服用。
＋治寒性少腹痛 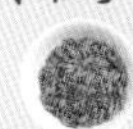 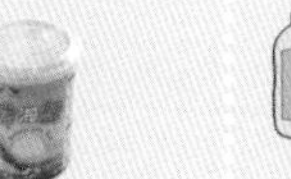 小茴香 3 克＋海鹽 0.3 克	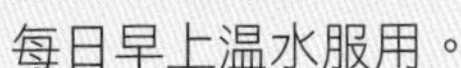 G.M.P. 濃縮散，加食鹽拌勻。 每日早上溫水服用。

藥材／食材	作法／服用法
✚ 改善寒滯性腹痛  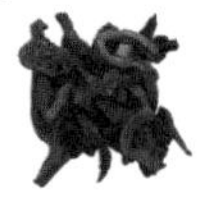 炒艾葉 2 克 + 陳皮 2 克	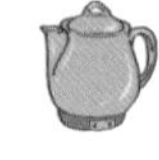 以水 100cc 煎至 50cc，去渣取汁。 每日早上 1 次。
✚ 治暑熱腹痛 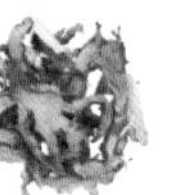 石菖蒲 15 克	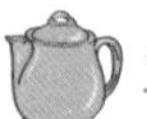 以水 100cc 煎至 80cc，去渣取汁。 每日早上 1 次。
✚ 治寒性心腹脹痛  生薑片 10 兩	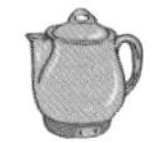 以水 1000cc 煎至 600cc，去渣取汁。 每日早午晚各 1 次，每次 200cc。
✚ 治寒痛或產後腹中痛 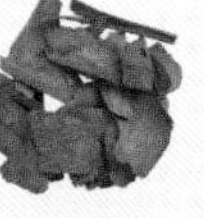 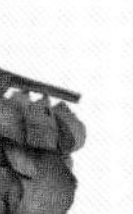 肉桂 1.5 克	G.M.P. 濃縮散。 每日早午晚各 1 次，每次 0.5 克。
✚ 治氣滯腹痛 延胡索 6 克	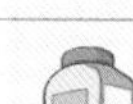 G.M.P. 濃縮散。 每日早晚各 1 次，每次 3 克。
✚ 治疝氣少腹痛 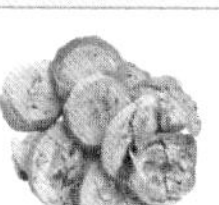 川楝子 30 克	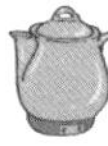 以水 450cc 煎至 200cc，去渣取汁。 每日早晚各 1 次，每次 100cc。
✚ 可治腹冷痛 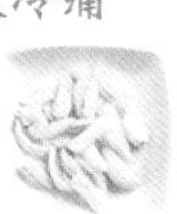 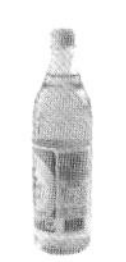 蒜片 30 克 + 白醋	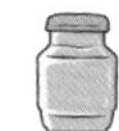 醋浸 7 日。 每日早上吃 3 瓣。

個論9

腹脹

門診中，腹脹是患者常見的一種抱怨，雖然只是一個小小的病症，但病因卻變化多端。

西醫診療法

〈成因〉

現代人生活忙碌，面對的各種壓力也隨之而至，飲食用餐也常常不正常，時而有大宴小酌，時而匆忙無法規律進食，因此許多人就產生了腸胃機能失調的問題，例如腹脹。

腹脹是消化不良（dyspepsia）的症狀之一，除腹脹外，消化不良亦包括了腹痛、噯氣、噁心、泛酸、心灼熱感等症狀，這些症狀通常都跟飲食有關。消化不良症產生的原因可分為結構上的異常與明顯病因的疾病，常見的病症有消化性潰瘍、胃食道逆流疾病、藥物引起者（如消炎止痛藥、酒精等），其次有膽道疾病、胰臟炎等，較少見的有惡性腫瘤、代謝性及某些特發性疾病。

其次是無法找到明顯病因者，又稱為功能性消化不良症，其形成原因可能和腸胃蠕動不佳有關。這些功能的失調可能起因於個人的體質或心理因素，或是外在的影響如生活壓力、缺少運動、飲食不正常、吃到某些食物等。

〈治療〉

除消化不良症外，焦慮、緊張、大腸激躁症、吸收不良症候群、感冒、鼻涕倒流、腸胃炎、乳糖不耐症、長期腹瀉或便祕、飲食中不知不覺中吞下大量空氣，也是腹脹常見原因之一。此外肝腫大、肝硬化、腹水、膽囊疾病、開刀後的腸沾黏、胃切除後引起的併發症、糖尿病神經病變、泌尿系統的排尿功能失常、腸阻塞、腹部急症（Acute Abdomen）、肝癌、大腸癌、子宮肌瘤、卵巢腫瘤等，亦可造成腹脹。

其治療除由醫師選擇適當的藥物外，規律的生活與飲食，避免部分引發症狀的食物，如冰冷、寒涼性、瓜果、燒烤辣炸、油膩食物、糯米、咖啡、濃茶、刺激性調味料等，少數病人可能需要精神科醫師的協助。

中醫診療法

中醫治腹脹除找出病因之外，治療可在**「腹滿」**、**「痞症」**等範疇中參考治之。症屬脾虛氣滯者，可治以香砂六君子湯；屬肝氣鬱滯者，可治以柴胡疏肝散；屬肝鬱脾虛者，可治以逍遙散；濕邪蘊結者，可治以平胃散或胃苓湯；寒濕犯脾者，可用理中湯；屬濕熱蘊結，寒熱夾雜者，可使用半夏瀉心湯；濕溫之邪犯脾者，可使用甘露消毒丹；外感寒濕，內有濕邪者可使用藿香正氣散；熱鬱者可治以三黃瀉心湯；食積者可使用保和丸。

一味中藥・健康之鑰

腹脹使用的一味中藥，可**幫助消化**，如神麴、萊菔子、鹹橄欖、山楂、麥芽等；有清虛熱藥，如秦艽等；有**溫中健脾**，如肉桂、薑炒遠志、白鳳豆等；有**健脾利濕**，如薏苡仁等；有**疏肝理氣**，如金橘、陳皮、玫瑰花、佛手等。

藥材／食材	作法／服用法
✚ 治小腹硬滿，胸中脹，能食不消 神麴 4 克	G.M.P. 濃縮散。 每日早晚各 1 次，每次 2 克，連服 3 天。

藥材／食材	作法／服用法
＋治小腹脹滿 蓁艽 30 克 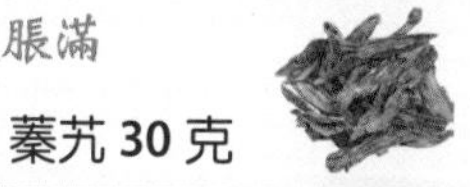	以水 500cc 煎成 300cc，去渣取汁。 每日早午晚各 1 次，每次 100cc，連服 3 天。
＋治肚腹腫脹 萊菔子 30 克 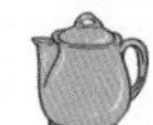 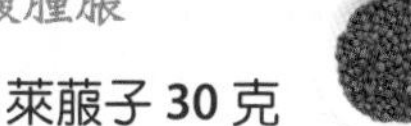	微炒，水 1 碗，煎 10 分鐘。 每日早上熱服。
＋治胃腹腫脹 鹹橄欖 30 枚 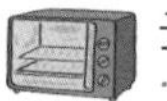 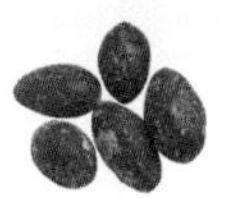	去籽，烘乾，研成細末。 每日早午晚各 1 次，每次 2 克。
＋對於吃瓜果腹脹者，有良效 肉桂粉 0.5 克 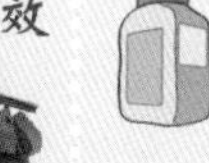	G.M.P. 濃縮散。 每日早上加入米飯中食用。
＋治腹脹心悸 薑炒遠志 12 克 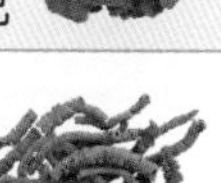 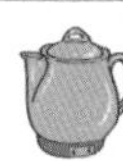 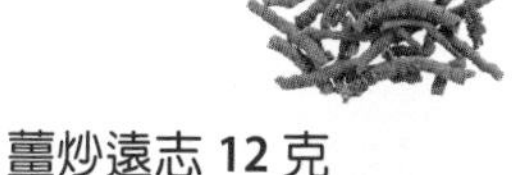	以水 300cc 煎至 200cc，去渣取汁。 每日早晚各 1 次，每次 100cc ／有矢氣（放屁）即改善。
＋治食積腹脹 山楂 2 克 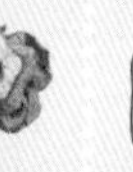	G.M.P. 濃縮散。 每日早上用溫水服用，連服數日。
＋治食肉不消化 山楂 50 克 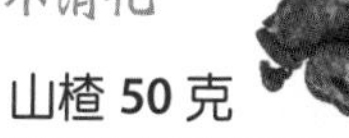	以水 300cc 煎至 200cc，去渣取汁。 每日早晚各 1 次，每次 100cc。
＋治內濕腹脹 薏苡仁 100 克 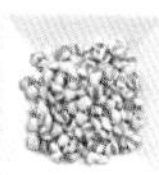	洗淨，煮成飯。 每日晚上食用。
＋治腹脹噎逆 白鳳豆 3 克 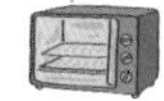 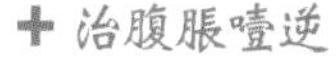	烘乾，研粉。 每日早上用溫水服用，連服數日。
＋治腹脹多痰 金橘 5 ～ 6 個 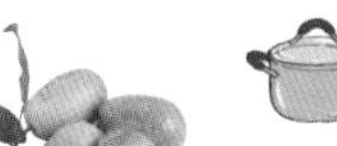 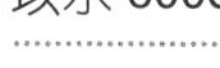	以水 600cc 煎至 300cc。 每日早午晚各 1 次，每次 100cc。

藥材／食材		作法／服用法
✚ 治腹脹痰白 陳皮 10 克	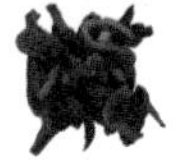	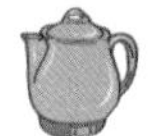 以水 200cc 煎至 100cc，去渣取汁。 每日早晚各 1 次，每次 50cc。
✚ 治腹脹消化不良 麥芽 30 克	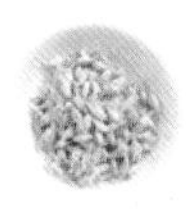	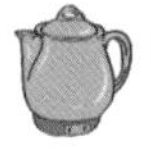 以水 300cc 煎煮 10 分鐘，去渣取汁（可加蜂蜜調味）。 每日 1 次，代茶隨時飲用（哺乳婦女忌之）。
✚ 治腹脹口乾舌燥 玫瑰花茶 5 克	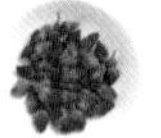	以熱開水沖泡，約 10 分鐘。 每日 1 次，代茶隨時飲用。
✚ 治腹脹咽喉異物感 佛手 6 克 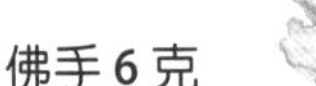		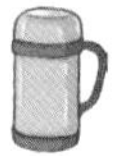 以熱開水沖泡。 每日 1 次，代茶隨時飲用。

中醫解讀

調整飲食，遠離腹脹！

除了吃消脹氣的藥物之外，還當以找出原因為主。少吃會造成脹氣的食物，如豆類、啤酒、洋蔥、脂肪、棗類、地瓜、小麥、白果、山藥、芋頭、栗子、柿子、湯圓、油飯、粽子、汽水等。避免一下子吃下太多的高纖維食物，像大量的青菜、橘子、柳丁，以免腸道無法負荷，造成腸阻塞，要養成每天排便的習慣。

飲食遵守 8 ✕ 2 ◯ 的原則

- ✕ 不要運動之後立刻喝冰水
- ✕ 不要常口含糖果或咀嚼口香糖
- ✕ 進餐中不要喝太多湯汁及飲料
- ✕ 不要冷熱食物交替食用
- ✕ 吃飯時不要說話，以免吞入大量空氣
- ✕ 吃飽後不要立刻坐下，不運動
- ✕ 吃食不要狼吞虎嚥，少吃冰品、辣炸等食物
- ✕ 不要大口或以吸管喝飲料
- ◯ 要採少量多餐的方式
- ◯ 可多攝取乳酸飲料、寡糖類，幫助消化

個論 10

消化性潰瘍

消化性潰瘍是一種由於胃或十二指腸受到侵害，造成黏膜及深層組織產生病理變化的一種疾病。

西醫診療法

〈成因〉

消化性潰瘍，臨床表現有可能是上腹痛、腹脹。胃潰瘍常會有食後腹痛、食慾不振、噁心、嘔吐或體重減輕等症狀，尤其在過量吃冰食或辣味食物後更明顯，因其對胃壁造成刺激；此外抽菸、情緒不佳、服止痛劑均是其惡化因子，尤其是幽門螺旋桿菌感染。

關於消化性潰瘍疼痛的特性，大約有三分之二的十二指腸潰瘍及三分之一胃潰瘍患者會表現出夜痛，約有一半的患者服用制酸劑或吃食東西後會緩解症狀（尤其是十二指腸潰瘍）。確定診斷係以消化道X光攝影及內視鏡，若懷疑是幽門螺旋桿菌感染，可以胃鏡切片作培養或抽血檢查及糞便檢查。

〈治療〉

西醫用藥從一般制酸劑、胃乳、胃黏膜保護修護劑、質子幫浦阻斷劑到組織胺接受體阻斷劑：從第一代之 Tagamet（泰胃美）到第二代的 Zantac，第三代的 Gastar（蓋司特）或 Nizatidine（以上組織胺接受體阻斷劑的使用對於夜間泛酸的使用均有一定效果，但對於食物所產生的泛酸則效果有限），一直到現在所使用的三合一（pantoloc），包括抗生素等療法，雖然都有一定的效果，但都有其一定的復發機率，因此如何在使用西醫療法當中，輔以中醫藥療法，益發突顯其重要性。

中醫診療法

中醫對於消化性潰瘍的治療可從「**胃痛**」或「**胃脘痛**」等範疇參考治之。中醫藥的使用除了可以直接修護潰瘍之外，亦可對抗幽門螺旋桿菌，去除其所喜好的環境，如寒熱溫涼，使其沒有環境可以生存。

喜食香辣重口味造成胃熱者可用清胃散，喜食冰涼造成胃寒者，實寒證者可用良附丸，虛寒者可用理中湯，虛實夾雜的寒證可用安中散，亦可用黃耆建中湯補虛，當然「熱久化寒，寒久化熱」是胃潰瘍的特性，一般都會用寒熱虛實夾雜的用藥如半夏瀉心湯。

在用以上方劑的同時，可給予一些活血化瘀的藥如蒲黃、五靈脂或活血止痛之藥如乳香、沒藥加減，以及方劑如血府逐瘀湯可酌用之。因久病阻滯氣機，氣滯則瘀阻，故用活血化瘀之藥。

有些人暴飲暴食、飲食不節，造成「食積」，則可用保和丸。此外，有些人只要心情不好就腹脹、腹痛，則可用疏肝理氣的柴胡疏肝散或調理氣血解鬱的加味逍遙散或越鞠丸。

總之，治療消化性潰瘍，最主要就是要製造一個氣機通暢的胃，以使潰瘍不致產生、細菌不容易著床，甚至著床之後亦不容易滋生。除吃藥之外，適當的飲食、心情的調適、生活習慣的規律都要注重。

一味中藥．健康之鑰

改善消化性潰瘍的一味中藥，常用下列藥物組合使用，有**化瘀止血藥**，如三七、桃仁、猴頭菇等；有**收澀制酸藥**，如海螵蛸、浙貝母、海帶、菱角、蘋果等；有**清熱解毒藥**，如黃連、蒲公英、地龍等；有**緩急止痛藥**，如甘草、紅棗、馬鈴薯、芋頭、大白菜等；有**溫中止痛藥**，如高良薑、艾葉、白豆蔻、烏藥、白鳳豆、白朮、丁香、乾薑、胡椒、大蒜等；有**滋陰止痛藥**，如女貞子、百合、冬瓜子、蕃茄汁等；有**疏肝理氣藥**，如橘皮、佛手、山楂等。

一、消化性潰瘍

藥材／食材	作法／服用法
✚治胃、十二指腸潰瘍病的頑固疼痛 三七 6 克	G.M.P. 濃縮散。 每日早午晚各 1 次，每次 2 克，連服 1 週。
✚治胃、十二指腸潰瘍病的出血疼痛 地龍 6 克	G.M.P. 濃縮散。 每日早午晚各 1 次，每次 2 克，飯後 1 小時內服，服至病癒。
✚治胃潰瘍 甘草 6 克	G.M.P. 濃縮散。 每日早午晚各 1 次，每次 2 克，連服 1 週。
✚治胃、十二指腸潰瘍病的發炎疼痛 馬鈴薯 20 克	洗淨，榨汁。 早晚各服 1 次。
✚治十二指腸潰瘍病的慢性疼痛 大白菜 50 克	洗淨，榨汁。 每日早晚各 1 次，7 天 1 療程。
✚治胃、十二指腸潰瘍病的胃酸逆流疼痛 海螵蛸 4 克 + 浙貝母 2 克	G.M.P. 濃縮散，調勻，共 6 克。 每日早午晚各 1 次，每次飯前用溫水服用 2 克。

二、胃脘痛

藥材／食材	作法／服用法
✚ 治氣滯胃脘痛 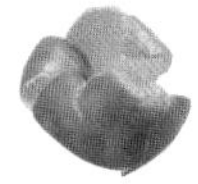 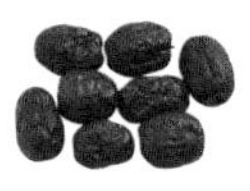  橘皮 10 克 + 紅棗 5 枚 + 生薑 6 克	以水 300cc 煎至 200cc，去渣取汁。 每日早晚各 1 次，每次 100cc。
✚ 治氣滯腹脹胃脘痛 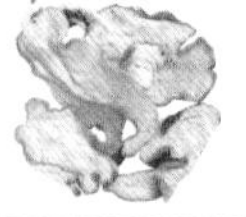 佛手乾 12 克	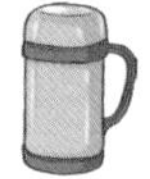 以熱開水沖泡。 每日早晚各 1 次，每次 6 克。
✚ 治氣滯血瘀胃脘痛 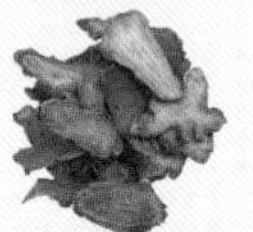 三七 6 克	G.M.P. 濃縮散。 每日早午晚各 1 次，每次飯前用溫水服用 2 克。
✚ 治實寒型胃脘痛 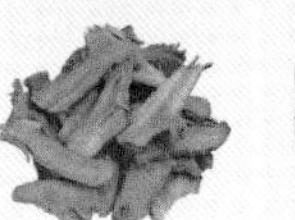 高良薑 4.5 克	G.M.P. 濃縮散。 每日早午晚各 1 次，每次飯前用溫水服用 1.5 克。
✚ 治胃陰虛型慢性胃炎之胃脘痛 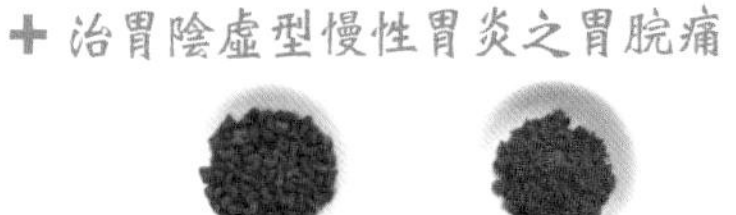  女貞子 50 克 + 紅糖適量	以水 500cc 煎至 300cc，去渣取汁，加入紅糖拌勻。 每日 1 次，代茶隨時飲用。
✚ 治胃脘冷痛 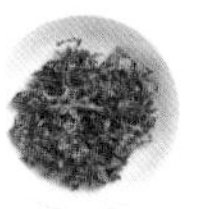 艾葉 15 克	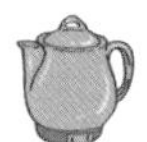 以水 300cc 煎至 200cc，去渣取汁。 每日早晚各 1 次，每次 100cc。
✚ 治實寒性胃脘痛 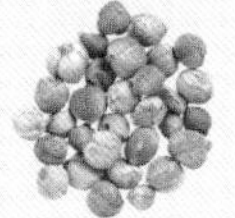 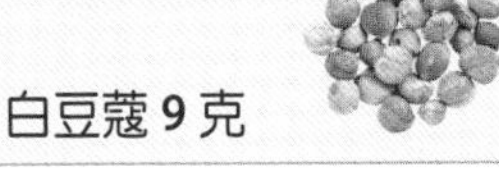 白豆蔻 9 克	G.M.P. 濃縮散。 每日早午晚各 1 次，每次飯前用溫水服用 3 克。
✚ 治胃炎造成之胃脘痛 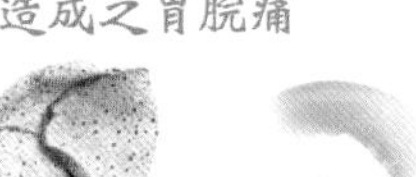 乾橘皮 20 克 + 白糖少量	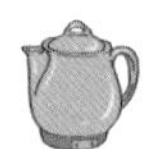 以水 300cc 煎至 200cc，去渣取汁，加白糖拌勻。 每日 1 次，代茶隨時飲用。

藥材／食材	作法／服用法
✚ 治消化不良之胃脘痛  焦山楂 9 克	G.M.P. 濃縮散。 每日早午晚各 1 次，每次飯前用溫水服用 3 克。
✚ 治瘀血性胃脘痛不忍 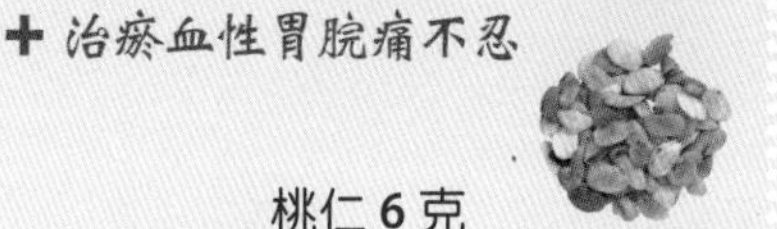 桃仁 6 克	G.M.P. 濃縮散。 每日早晚各 1 次，每次飯前用溫水服用 3 克。
✚ 治鬱熱胃脘痛 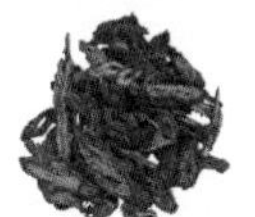 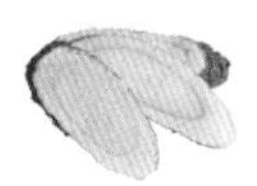 黃連 15 克＋甘草 3 克	以水 250cc 煎至 150cc，去渣取汁。 每日早午晚各 1 次，每次 50cc，連服 5 天。
✚ 治慢性胃脘痛 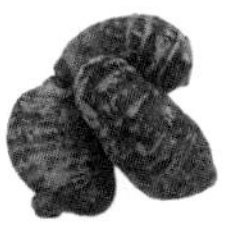 嫩芋頭 20 克	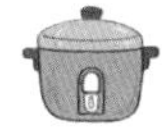 蒸熟，切片，可加適量白糖煮熟。 每午食用。
✚ 治癌性胃脘痛 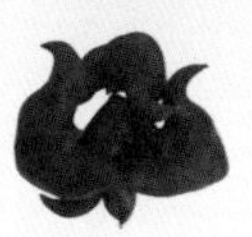 菱角莖＋葉＋柄各 15 克	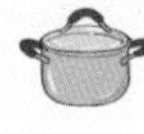 以水 500cc 煎至 300cc，去渣取汁。 每日早午晚各 1 次，每次 100cc。
✚ 治消化不良之胃脘痛 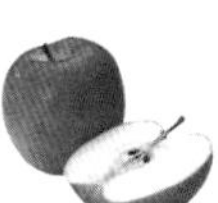 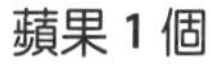  蘋果 1 個	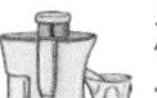 榨汁。 每日早晚各 1 次。
✚ 治胃脘久痛 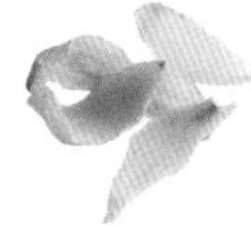 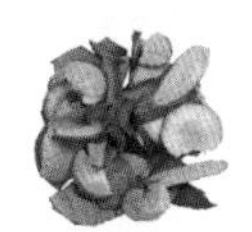 百合 30 克＋烏藥 9 克	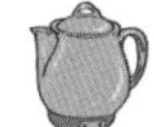 以水 500cc 煎至 300cc，去渣取汁。 每日早午晚各 1 次，每次 100cc。
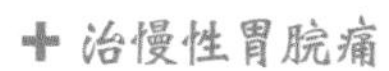 ✚ 治慢性胃脘痛 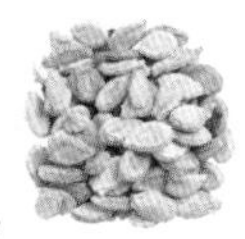 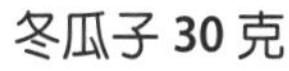 冬瓜子 30 克	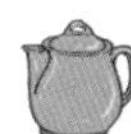 打碎，用過濾袋包好，以水 400Cc 煎至 210cc，去渣取汁。 每日早午晚各 1 次，每次 70cc。

藥材／食材	作法／服用法
✚ 治癌症急性胃脘痛 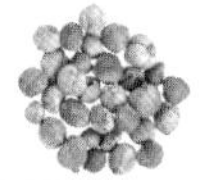 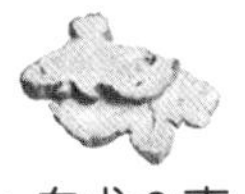 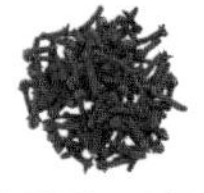 白豆蔻 30 克 + 白朮 9 克 + 丁香 9 克	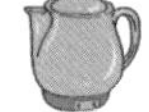 以水 600cc 煎至 300cc，去渣取汁。 每日早午晚各 1 次，每次 100cc。
✚ 調治癌症慢性胃脘痛 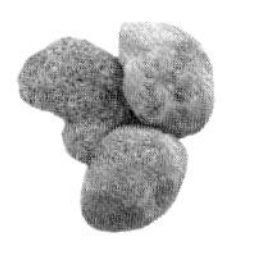 猴頭菇 20 克	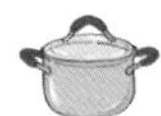 洗淨，以水 300Cc 煎至 200cc。 每日早晚各 1 次，每次 100cc。
✚ 治癌症腫瘤壓迫性胃脘痛 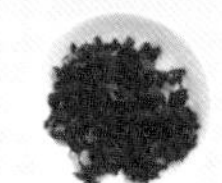 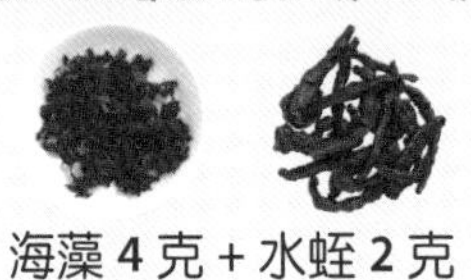 海藻 4 克 + 水蛭 2 克	G.M.P. 濃縮散，混勻，共 6 克。 每日早晚各 1 次，每次 3 克，用溫水沖服，連服 90 天。
✚ 治寒性胃脘痛 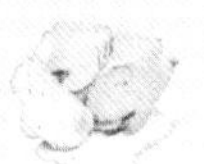 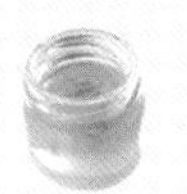 乾薑 6 克 + 蜂蜜適量	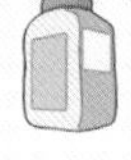 G.M.P. 濃縮散，混勻。 每日早晚各 1 次，每次 3 克，用溫水沖服，連服 7 天。
✚ 治胃炎之胃脘痛 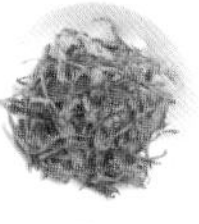 蒲公英 15 克	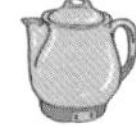 以水 400cc 煎至 210cc，去渣取汁。 每日早午晚各 1 次，每次 70cc，連服 7 天。
✚ 治寒性胃脘痛 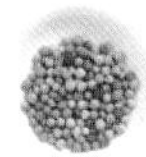 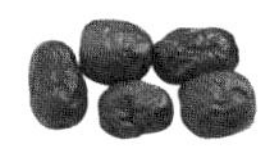 胡椒 20 顆 + 紅棗 5 顆	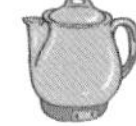 以水 250cc 煎至 100cc，去渣取汁。 每日早上 1 次，連服 10 天。
✚ 治脾胃不合胃脘痛 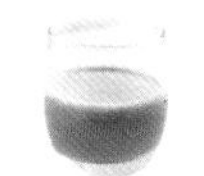  番茄汁 50cc+ 山楂汁 50cc	混勻，調服。 每日早午晚各 1 次。

中西醫解讀

消化性潰瘍的鑑別診斷

消化性潰瘍常會有上腹痛的表現，但胃炎、食道炎或胃食道逆流以及消化不良症與胃癌等，均會表現出類似的症狀。此外，膽囊炎或膽結石或胰臟炎以及主動脈瘤亦會有上腹痛情況出現。

・**胃炎：**造成的原因多與喝酒或長期服用止痛劑有關。此外，壓力的形成或幽門螺旋桿菌感染亦可造成，嚴重者可產生糜爛性胃炎或出血性胃炎。

・**胃食道逆流：**隨著現代人飲食的改變、生活的忙碌，胃食道逆流的患者已有漸漸增加的傾向，其臨床表現為心口燒灼感、胃酸增加、夜咳、口水增加、甚至會有吞嚥困難的情形出現。吞嚥鋇劑以及胃鏡檢查，可作初步診斷。如進一步檢查則可藉用食道壓力測定及食道內酸鹼度之測定。早期發現胃食道逆流可以防止其更進一步的發展成紅斑、糜爛、潰瘍、狹窄。胃食道逆流如不好好治療，會造成食道炎，甚至吸入性肺炎以及睡眠呼吸中止症候症；如有貝瑞氏病（Barrett）者，則會增加罹患癌症的機率。

西醫一般使用制酸劑、組織胺阻斷劑、氫離子幫浦抑制劑等藥物治療，通常一個療程為三至六個月。如果以上方法均無效的話，甚至有動手術開刀的可能。中醫方面可根據辨證論治給藥，一般可從胃反、噎膈、噫等範疇來尋求治療經驗，其病機為胃氣上逆的一種，多以實證為主，但胃氣虛損、和降失職亦可形成。屬**肝鬱氣滯者**可用四磨飲；**痰瘀互結者**可使用啟膈散合導痰湯加減；**陰虛者**可用沙參麥冬湯；**陰陽兩虛者**可用腎氣湯。此外旋覆代赭石湯、半夏厚朴湯、橘皮竹茹湯等方劑之加減使用，亦有一定的改善作用。中西醫配合的使用，會使治療效果大大提升，並可降低療程。

除了藥物的使用之外，止痛劑的服用、抽菸、喝酒、咖啡的避免均屬重要，心情要調適，體重要減輕，不可暴飲暴食，睡前最好不要吃宵夜，睡覺時最好把頭部墊高，皆能大大改善症狀。

個論 11

便祕

便祕，是臨床上患者常抱怨的症狀之一。大便太硬、量太少、次數減少，排便不暢均有可能是便祕的症狀表現。一般認為每星期排便次數 3 ～ 12 次是正常的，如果每星期排便少於 2 次或排便困難、太硬，則認為是便祕。

西醫診療法

便祕造成的原因有許多種，最常見者為不良的排便習慣所造成，例如該如廁時因為某事耽擱，結果造成大便越積越硬，自然導致便祕。另一常見原因為不良的飲食習慣，如食物太精緻（含纖維素較少，無法促進腸胃蠕動）、喝水太少、水果蔬菜吃太少、吃太多肉、火氣太大，均會導致便祕。

有些藥物的服用也會造成便祕，如過度使用緩瀉劑（過度刺激排便神經，造成腸胃麻痺，因而使得腸胃運動無力，造成便祕）、利尿劑、鈣離子阻斷劑、抗副交感神經作用劑、制酸劑、鈣片劑、止痛劑的服用，均會造成便祕。另外，缺少運動或者焦慮、生活緊張不規律、時常熬夜造成自律神經失調，因而腸道蠕動不良，也是造成便祕重要的原因。此外，有些全身性的疾病如：甲狀腺功能過高或過低、糖尿病、中風、低鉀血症、高鈣血症、尿毒症、帕金森氏症均會造成便祕。老年人腸胃功能較差、痔瘡、大腸腫瘤亦會造成便祕。

中醫診療法

關於中醫對於便祕的治療，當根據其病因隨症加減治療之，或治以溫陽健脾宣肺，或治以清熱通腑活血理氣，對一般原因所造成的便祕會有一定的改善作用。屬**胃腑實熱型者**可治以承氣湯系列；屬**氣祕型者**，可治以柴胡疏肝散、六磨湯；屬**食積便祕**，可治以保和丸、枳實導滯丸；**氣虛便祕**可治以補中益氣湯；**血虛便祕**可用潤腸丸；**陰虛便祕**可用增液承氣湯；**陽虛便祕**可用真武湯、溫脾湯；**老年虛祕**可用濟川煎。

一味中藥・健康之鑰

令大便通暢的一味中藥大致可分成滋**陰潤下藥**，如草決明、海參、木耳、蜂蜜、梨、桑椹、雞蛋、地瓜葉、紅蘿蔔；**補虛潤下藥**用，如何首烏、火麻仁、芝麻、豬大腸、馬鈴薯、香蕉、菠菜，以及**強力瀉下藥**用大黃等三類。

藥材／食材	作法／服用法
✚ 治陰虛火旺便祕 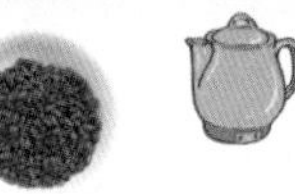 草決明 10 克	以水 250cc 煎至 160cc，去渣取汁。 每日早晚各 1 次，每次 80cc。
✚ 治食積便祕 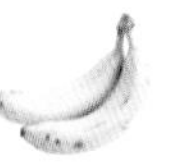 新鮮香蕉 2 根	吃香蕉後，喝蜂蜜水（蜂蜜 20cc 加水 80cc）。 每日早晚各 1 次。
✚ 治陰虛便祕 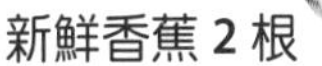 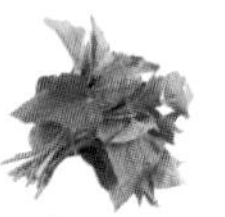 新鮮地瓜葉 100 克	以 300cc 煎至 150cc，食用菜及湯。 每日晚上 1 次。
✚ 治肝火旺便祕 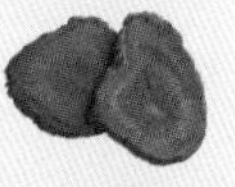 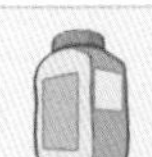 大黃 4 克	G.M.P. 濃縮散。 每日早晚各 1 次，每次 2 克。
✚ 治老人便祕 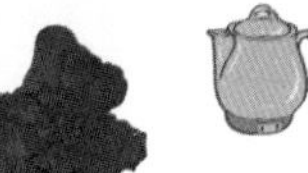 何首烏 30 克	以水 450cc 煎至 300cc，去渣取汁。 每日早午晚各 1 次，每次 100cc。
✚ 治老年虛祕 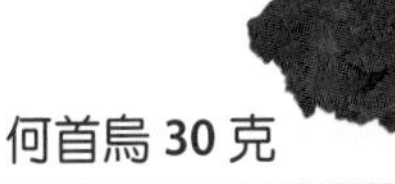  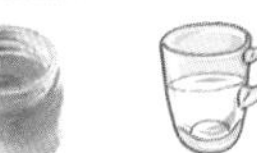 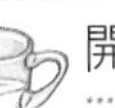 蜂蜜 20cc	開水沖服。 每日早晚各 1 次。

藥材／食材	作法／服用法
＋治習慣性便祕 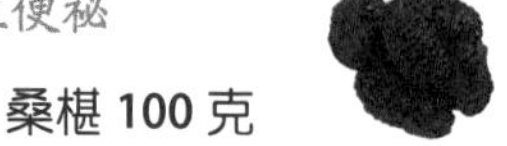 桑椹 100 克	洗淨，榨汁。 每日早晚各 1 次，每次 50cc 連服數日。
＋治血虛便祕 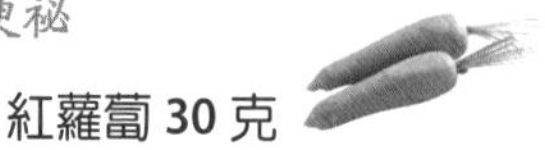 紅蘿蔔 30 克	洗淨，榨汁。 每日晚上服用 1 次。
＋治氣血虛便祕 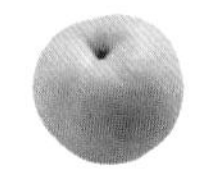 水梨 30 克	洗淨，去皮。 每日中午空腹食用（虛寒症者忌之）。
＋治血虛便祕 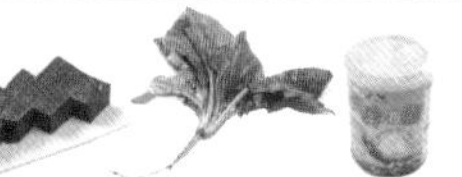 豬血 100 克＋菠菜 150 克＋鹽適量	同煮，加鹽調味。 每日晚上食用 1 次。
＋治陰虛便祕 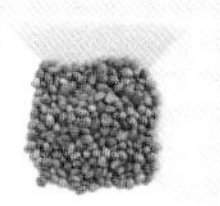 火麻仁 2 克	G.M.P. 濃縮散。 每日早上空腹 1 次，用溫水服用，連服 7 天。
＋治血熱便祕 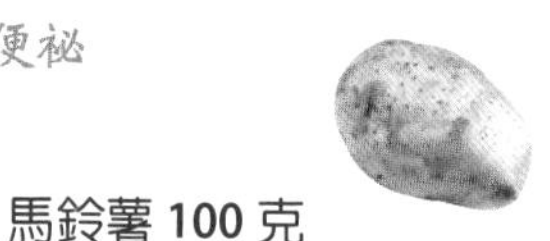 馬鈴薯 100 克	洗淨，榨汁。 每日早晚各 1 次，每次 50cc，可連續服用。
＋治氣血兩虛便祕 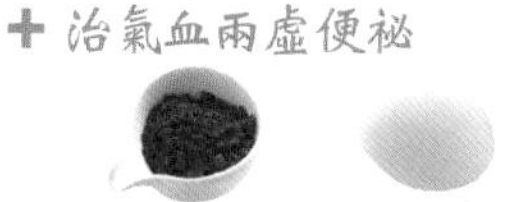 芝麻 10 克＋雞蛋 1 個＋鹽少許	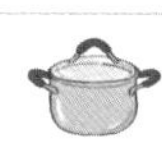 同煮成蛋花芝麻湯，加鹽調味。 每日早晚食用。
＋治陰虛便祕 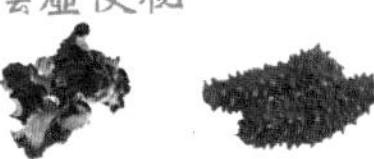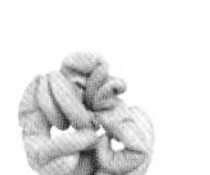 白背黑木耳 30 克＋海參 30 克＋豬大腸 50 克	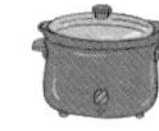 以水 800cc 燉煮 45 分鐘。 每日早晚食用。
＋治老年便祕 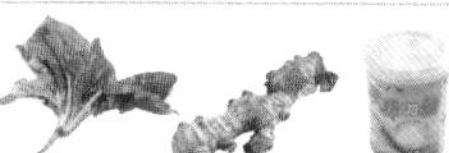 菠菜 200 克＋生薑 20 克＋鹽適量	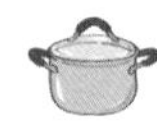 煮熟，加入鹽調味。 每日早晚各 1 次。
＋治孕婦及老人便祕 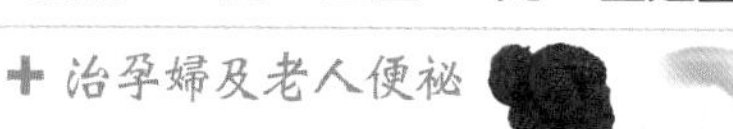 桑椹 50 克＋白糖 20 克	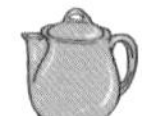 以水 500cc 煎至 200cc。 每日早晚各 1 次，每次 100cc。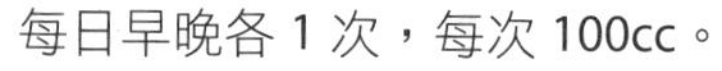

個論 12

腹瀉

腹瀉是一種普通的症狀，除了指的是大便外觀不成形之外（從便軟到水瀉），排便次數增加者亦稱之（每天二至三次以上），其和腸胃蠕動增加有關（有些排便急迫，還沒到廁所便已解在褲子內）。一般急性腹瀉不會超過三星期（超過者稱為慢性腹瀉），輕微者自己會恢復，嚴重者甚至會有致命的危險。

西醫診療法

腹瀉的治療端看其原因，不只腸病毒、登革熱會造成腹瀉，即便是一般感冒亦會造成；有些葡萄球菌、沙門氏桿菌造成的食物中毒，更是會有上吐下瀉、發燒的情形產生；夏天裡貪涼，多食瓜果冰冷、生啤酒也是腹瀉原因之一，甚至有些寒涼中草藥及有些西藥也是腹瀉的凶手；到國外度假遊玩，亦可產生所謂「旅行者腹瀉」的病症；有些腸胃較虛的病患，一遇到緊張的事情，或者吃了些不新鮮的食物就猛往廁所跑，可能是「大腸激躁症」作祟。

有些「乳酸耐受不良」者，一喝牛奶就拉；有些體質屬「小腸吸收不良症候群」者，更是廁所的常客；還有一種稱作「潰瘍性大腸炎」的患者，一天如廁十次以上，更是家常便飯（輕微者一般治以類固醇）。不可掉以輕心的是，有些癌症如肝癌、大腸癌亦會造成腹瀉。

瞭解以上所敘述腹瀉的一般原因之後，治療起來應有事半功倍之效，若屬飲食過度、腸胃功能不良者，主要還是要忌口，飲食要定食定量，少吃冰冷易致腹瀉的食物，此外生活型態的改變、心情的調適亦屬重要，冬天要注重保暖工作（避免感冒引起腹瀉）。若需要使用藥物者可以西藥

buscopan、imodium、bismuth 治之，此外亦可補充水分及電解質，使腸胃充分休息，嚴重者可治以點滴輸液療法。

中醫診療法

門診常遇到許多一天腹瀉十數次以上（如急性腸胃炎、潰瘍性大腸炎），或腹瀉數十幾年者（如小腸吸收不良症候群、腸胃癌症手術後、糖尿病腸胃神經病變），瞭解其病因後，常以半夏瀉心湯加減治之，若屬更虛者，可慢慢加上五苓散、小建中湯、苓桂朮甘湯、理中湯、四逆湯，往往會出現一定神奇的改善作用，不只排便次數減少，較能成形，甚至有因而恢復者。總之，腹瀉原因千萬種，若能針對病情虛實加以診治，大多數患者應能脫離腹瀉之苦。

許多節慶時節，民眾喜歡大快朵頤，故而常有腸胃大感吃不消的情形。暴飲暴食的結果，因而產生各種腸胃病，腹脹、腹痛者有之，嘔吐、發燒者有之，有的甚而會產生一天十幾次的腹瀉，以上病症嚴重者甚至要至急診室報到，所以應節制飲食，以免口腹之災。

中藥則可使用香砂六君子湯、參苓白朮散、平胃散、保和丸、保濟丸等一類之健胃整腸藥，會有一定助益，若屬細菌感染者，有些要使用抗生素。中藥可使用葛根芩連湯、藿香正氣散、鳳尾草、蒲公英，配合辨證論治加減用藥。

一味中藥・健康之鑰

腹瀉依個人體質證型常用的一味中藥有**清熱止瀉**可用綠豆、天花粉、青柿子、鮮馬齒莧、仙鶴草、白頭翁、鳳尾草；**溫中止瀉**可用肉荳蔻、辣椒、艾葉、乾薑、白芷；**健脾止瀉**可用山藥；**收澀止瀉**可用金櫻子、白果、雞蛋這幾類型。除一味中藥的使用之外，亦少數有搭配互相使用者。

藥材／食材	作法／服用法
＋治熱瀉 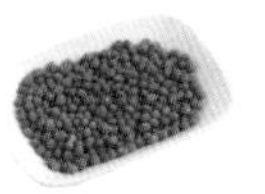 綠豆 30 克	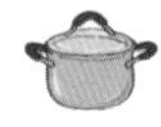 以水 500cc 煮熟。 每日早上趁熱食用 1 次。
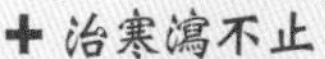 ＋治寒瀉不止 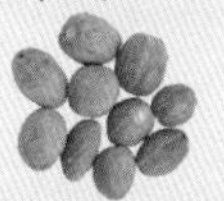  肉荳蔻 1.5 克＋雞蛋 1 顆	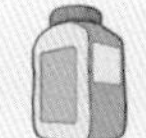 G.M.P. 濃縮散，加雞蛋拌炒。 每日晚上趁熱食用 1 次。
＋治熱瀉 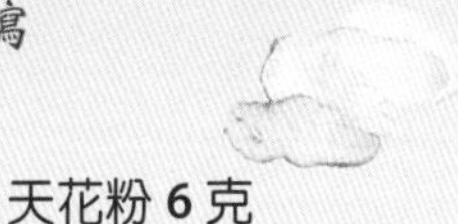 天花粉 6 克	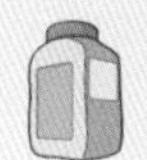 G.M.P. 濃縮散。 每日早午晚各 1 次，每次餐前用溫的米湯搭配，服用 3 克。
＋治脾氣虛瀉 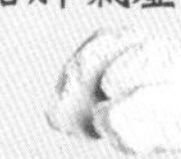  山藥 10 克＋熱稀粥	G.M.P. 濃縮散加入熱稀粥拌勻。 每日晚上趁熱食用 1 次。
＋治五更瀉 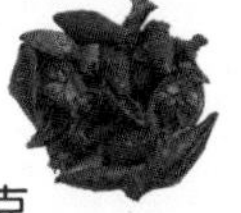 金櫻子 30 克	以水 500cc 煎至 200cc，去渣取汁。 每日 1 次，代茶隨時飲用。
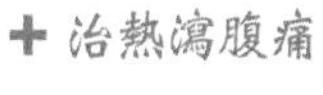 ＋治熱瀉腹痛 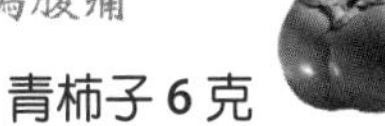 青柿子 6 克	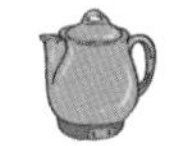 以水 200cc 煎煮 20 分鐘，去渣取汁。 每日 1 次，代茶隨時飲用。
＋治熱性腹瀉 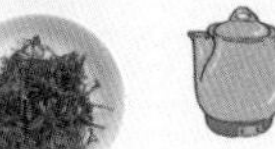 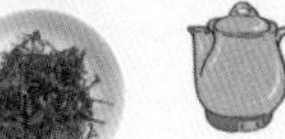 馬齒莧 30 克	以水 300cc 煎至 200cc，去渣取汁。 每日早晚各 1 次，每次 100cc。

藥材／食材	作法／服用法
✚ 治食後熱瀉 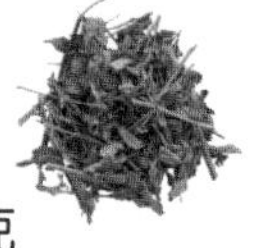 仙鶴草 10 克	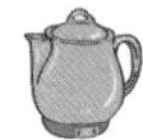 以水 300cc 煎至 100cc，去渣取汁。 每日 1 次，代茶隨時飲用。
✚ 治產後腹瀉 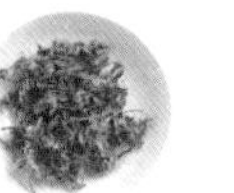 白頭翁 30 克	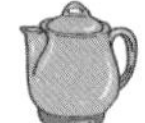 以水 500cc 煎至 200cc，去渣取汁。 每日早晚各 1 次，每次 100cc。
✚ 治寒性腹瀉 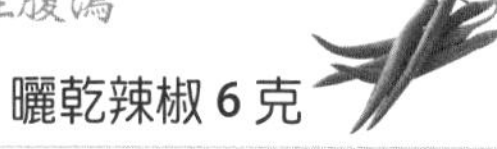 曬乾辣椒 6 克	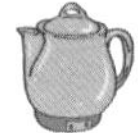 以水 150cc 煎至 50cc，去渣取汁。 每日早上溫水服用 1 次。
✚ 治熱瀉 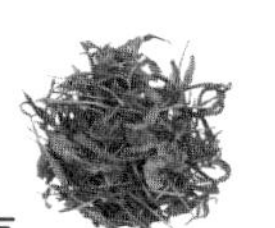 鳳尾草 50 克	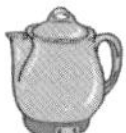 以水 500cc 煎至 300cc，去渣取汁。 每日早午晚各 1 次，每次 100cc。
✚ 改善濕冷下痢腹瀉 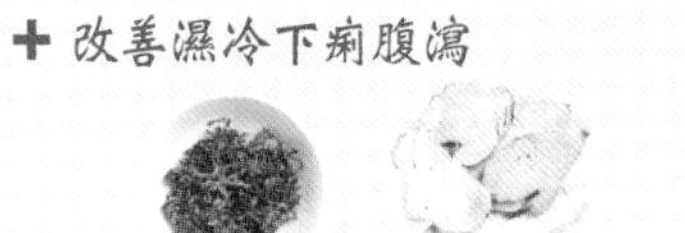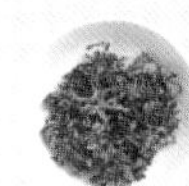 艾葉 6 克＋乾薑 3 克	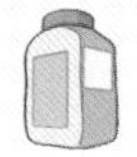 G.M.P. 濃縮散混合。 每日早午晚各 1 次，每次餐前用溫的米湯搭配，服用 3 克。
✚ 治腸風腹瀉 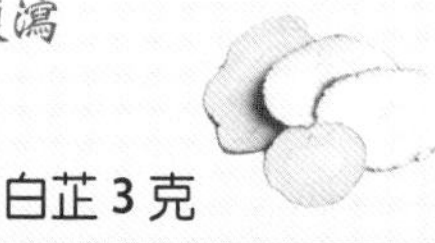 白芷 3 克	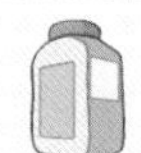 G.M.P. 濃縮散。 每日早上用溫的米湯服用。
✚ 治小兒腹瀉 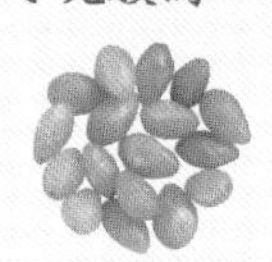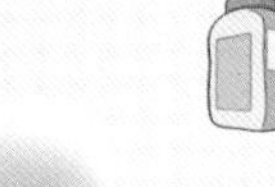 白果濃縮散 0.5 克＋雞蛋 1 顆	在雞蛋上面打一個小洞，裝入白果粉後，蒸熟。 每日晚上趁熱食用 1 次。

個論 13

打嗝

打嗝是一個惱人的症狀，除了自己難過外，別人看了也不舒服。西醫認為輕微的打嗝是一種神經性的反應，嚴重的話，才是體內實質病變的徵兆；中醫認為打嗝是胃氣不降反而上逆的現象，只要讓胃氣順暢下降，打嗝自然停止，輕者按摩或針灸即癒，若較嚴重者就必須根據辨證論治處方用藥，甚至要使用西醫開刀方法才能奏效。

西醫診療法

打隔是許多人都曾遇過的困擾，輕者可自行恢復，或者施行 DIY，利用許多民間方法而緩解症狀。若再不癒者，患者即會至門診就醫，西醫則以吃藥打針處理。常見打隔原因為腸胃功能不適或消化不良及胃炎所引起，一般和飲食習慣及食物特性有關，例如大口吃食、快速飽餐、吸管喝飲料、嚼口香糖、假牙固定不佳等造成空氣的吞入。

此外，溫度的突然改變，也是打嗝原因之一，例如天氣突然的轉變、熱食後突然冷飲、熱天突然洗冷水澡。緊張的壓力或不正常的生活習慣，酗酒、抽菸也會造成此症。

造成打嗝較嚴重的原因則包括腦疾患如腦瘤、腦外傷、腦炎或腦血管病變等，尿毒症、甲狀腺腫瘤、肺炎、肺氣腫、心肌梗塞、心包膜炎、動脈瘤、食道癌、胃食道逆流及食道炎、橫膈膜痙攣、肝炎、肝腫瘤、膽囊炎、胃腫瘤、胰臟炎及胰癌等。因此，打嗝雖然是一種小症狀，但亦有其不可忽視之處。

中醫診療法

中醫一般將打嗝分為**呃逆**和**噯氣**（又稱噫氣），前者為胃氣上逆，導致橫膈膜痙攣，聲自喉間發出。呃逆有可能是一種暫時的現象，若久病或病重聞呃，則要特別小心。噯氣是氣從胃中上逆，而發出的沉長之聲。

關於打嗝的治療，除找出原因之外，屬寒熱虛實夾雜常用方有橘皮竹茹湯、丁香柿蒂湯、旋覆代赭石湯或半夏瀉心湯加減；若屬胃陰虛者可治以益胃湯，脾胃氣虛者可治以四君子湯加減；屬裡實寒者可治以良附丸或吳茱萸湯，屬裡虛寒者則可治以理中湯。

會來到中醫看診打嗝者，多屬西醫難癒、久病難痊者，病程從一年到五年者，屢見不鮮，經處方以附子理中湯或真武湯加減，常會有意想不到的改善作用。

一味中藥・健康之鑰

打嗝防治的一味中藥有**行氣藥**，如白鳳豆殼、柿蒂、柿霜、荔枝核；**溫陽固腎藥**，如核桃肉、新鮮韭菜、白豆蔻。

藥材／食材	作法／服用法
✚ 治胃熱呃逆 白鳳豆（刀豆）9 克	G.M.P. 濃縮散。 每日早午晚各 1 次，每次飯前服用 3 克。
✚ 治胃寒呃逆 柿蒂 8 克	以水 150cc 煎至 100cc，去渣取汁。 每日午飯前服用 1 次。
✚ 治胃虛寒呃逆 柿霜 2 克	G.M.P. 濃縮散。 每日晚上飯前服用 1 次。

藥材／食材	作法／服用法
＋治胃虛熱呃逆 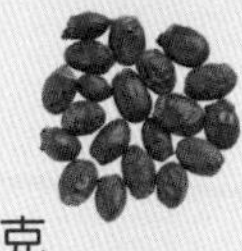 荔枝核 9 克	G.M.P. 濃縮散。 每日早午晚各 1 次，每次 3 克。
＋治虛呃 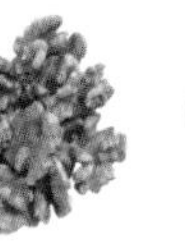 核桃 100 克	用橄欖油炸酥。 每日午晚各 1 次，每次服用 10 克，連服 5 天。
＋治胃虛氣滯呃逆 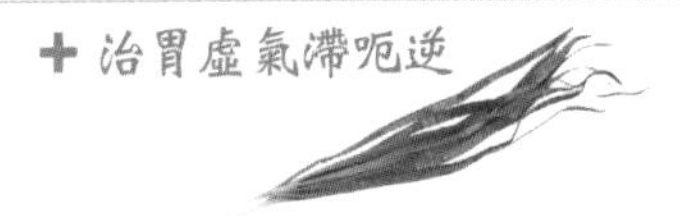 新鮮韭菜 15 克	洗淨，榨汁。 每日早晚各 1 次，連服 5 天。
＋治胃氣冷呃 白豆蔻 12 克	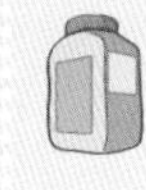 G.M.P. 濃縮散。 每日早午晚飯前各 1 次，每次服用 4 克。

個論 *14*

嘔吐與噁心

就西醫觀點，嘔吐及噁心指的是腸胃道或胸腹壁肌肉的收縮不良，造成口腔中排出上腸胃道內容物稱之。中醫認為，多是脾氣不升、胃氣不降所致。

西醫診療法

嘔吐中樞位於腦幹，若腸胃道、口咽腔或胸壁受損，會刺激嘔吐中樞產生症狀，故而腸胃道疾患如腸胃道阻塞、病毒細菌的感染、發炎（胃炎、胃食道逆流、膽囊或膽道發炎、胰臟炎、盲腸炎、肝炎、腹膜炎）、功能性消化不良、消化性潰瘍及消化道的腫瘤，均有可能產生嘔吐的症狀。

除以上原因之外，抗生素與止痛劑的服用也可以是嘔吐的原因之一；心肌病變或心肌梗塞會刺激胸壁產生嘔吐。此外，與耳部前庭系統或位於腦幹之 CTZ 核及大腦皮層，均有連至嘔吐中樞的管路，故而耳部前庭系統發生病變（如前庭神經炎、動暈症 Motion sickness、梅尼爾氏症）或 CTZ 核受到刺激（如注入催吐劑、一氧化氮中毒、一些藥物的使用、缺氧、尿毒症、酸中毒、放射線療法與化療的治癌，及酗酒、抽菸、吸毒與懷孕）以及大腦中樞受到影響（如聞到刺激的味道、情緒受損以及中風或腦瘤）均會產生嘔吐的症狀。

由上觀之，嘔吐的治療還當以找出原因為主，去除病因之後，病症自然解除。大部分的嘔吐可以自己緩解，病人飲食還當以流質為主，較嚴重者則需要掛急診，留院查看或住院檢查治療。

噁心（Nausea）是一種主觀的感覺，有可能是嘔吐的前兆。

中醫診療法

中醫對「嘔吐」的觀念與治療，歷代許多醫家均有論述，正如《景岳全書》云：「嘔吐一症，最當詳辨虛實。」《素問．通評虛實論》云：「何謂虛實？岐伯對曰：邪氣盛則實，精氣奪則虛。」**邪氣**（病邪之氣）指的是水濕痰飲、氣滯血瘀、外感六淫等；**精氣**（精良之正氣）指的即是宗營衛氣、經絡之氣、臟腑之氣、陰液等。因此，治療嘔吐還當以虛實辨證為要，而加以處方用藥診治。

如為外感者，可治以葛根加半夏湯、小青龍湯、藿香正氣散；若屬脾胃氣虛者可治以六君子湯；脾胃虛寒可治以附子理中湯；陽虛甚者可治以四逆湯；寒濕中阻者可治以吳茱萸湯；屬痰飲內停者可治以小半夏加茯苓湯、苓桂朮甘湯或真武湯；熱盛傷胃陰者可治以麥門冬湯、益胃湯或沙參麥冬湯；寒熱夾雜者可治以小柴胡湯、半夏瀉心湯。總之，中醫治療嘔吐的觀念還當以「辨證求因，審因論治。」的大綱為要。

中醫對「嘔心」的認知，頗類似**乾嘔**（嘔出無物）的範疇，鄧鐵濤之《中醫診斷學》稱：「乾嘔是指欲吐而無物有聲，或僅嘔出少量涎沫。」經方中治乾嘔之方如十棗湯、小青龍湯、桂枝湯、半夏乾薑散、甘草瀉心湯、黃連湯、竹葉石膏湯、吳茱萸湯、白通加豬膽汁湯、四逆湯、通脈四逆湯，乾嘔產生的病因病機有飲邪盛者，有外感寒邪者，有裡實寒者，有寒熱虛實夾雜者，更有虛寒所造成者。《金匱要略》曰：「乾嘔吐逆，吐涎沫，半夏乾薑散主之。」溫中降逆止嘔。

一味中藥．健康之鑰

這類病症常用一味中藥有**溫中止嘔藥**的生薑或乾薑、核桃、紫蘇葉、白鳳豆、高良薑、柿餅、丁香、薑半夏等；有**清熱止嘔藥**，可使用如連翹、黑山梔、赤小豆、生葛根、蘆根、綠豆、柳橙等；有**健脾止嘔藥**，可使用如白朮、白糖、炒麥芽等；有**滋陰止嘔藥**，可使用枇杷葉、甘蔗汁、百合；有**理氣止嘔藥**，如橘子皮、山楂等。

藥材／食材	作法／服用法
✚ 治胃虛寒嘔吐 核桃粉 2 克	G.M.P. 濃縮散。 每日睡前用溫水服用 1 次，連服 5 天。
✚ 治胃虛熱嘔吐 葛根 20 克	以水 300cc 煎至 200cc，去渣取汁。 每日早晚各 1 次，每次 100cc。
✚ 治陰虛嘔吐 枇杷葉 30 克	以水 300cc 煎至 200cc，去渣取汁。 每日早晚各 1 次，每次 100cc。
✚ 治脾胃實熱嘔吐 蘆根 20 克	以水 300cc 煎至 100cc，去渣取汁。 每早 1 次，每次 100cc。
✚ 治吐酸屬熱者 黑山梔 9 克 + 生薑 6 克	以水 300cc 煎至 200cc，去渣取汁。 每日早晚各 1 次，每次 100cc。
✚ 治寒性氣逆噁心 紫蘇葉 10 克	以水 300cc 煎至 100cc，去渣取汁。 每早 1 次，溫服。
✚ 治濕性體質噁心 赤小豆 35 克	以水 300cc 煮爛。 每早 1 次，溫服。
✚ 治陰虛嘔噁 甘蔗汁 50cc+ 薑汁 10cc	混合拌勻，加熱。 每早 1 次，溫服。
✚ 治神經性嘔吐 百合 10 克 + 竹茹 10 克	以水 200cc 煎至 100cc，去渣取汁。 每晚 1 次，溫服。
✚ 治中暑噁心 綠豆 30 克	綠豆洗淨。取鍋加入水 400cc 煮沸，放入綠豆煮約 5 分鐘，濾取綠豆汁。 每早 1 次，冷服，僅喝綠豆汁。

藥材／食材	作法／服用法
✚ 急性胃炎噁吐 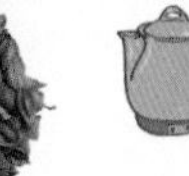 連翹 20 克	以水 300cc 煎至 150cc，去渣取汁。 每晚 1 次溫服。
✚ 治產後嘔逆不食 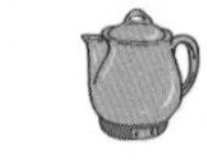 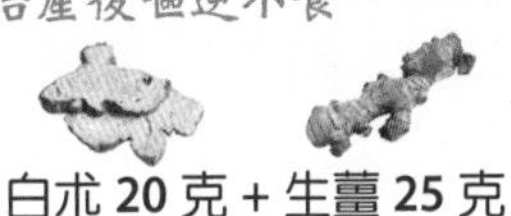 白朮 20 克 + 生薑 25 克	以水 400cc 煎至 200cc，去渣取汁。 每晚 1 次溫服。
✚ 治氣逆嘔吐 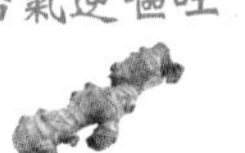 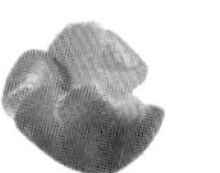 生薑 12 克 + 橘子皮 12 克	以水 350cc 煎至 180cc，去渣取汁。 每早 1 次溫服。
✚ 治脾胃虛寒噁心 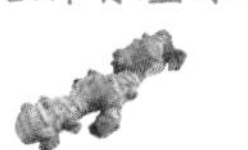 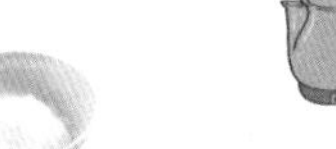 生薑 10 克 + 白糖 20 克	以水 300cc 煎煮約 15 分鐘，去渣飲用。 每早 1 次溫服。
✚ 治虛寒呃逆 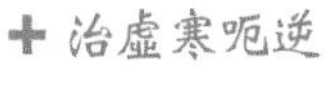 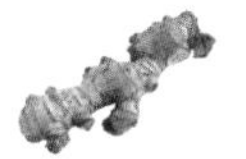 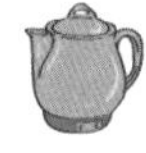 白鳳豆 20 克 + 生薑 5 克	以水 350cc 煎至 150cc，去渣取汁。 每晚 1 次溫服。
✚ 治胃寒噁心 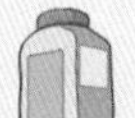 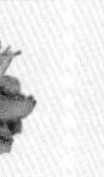 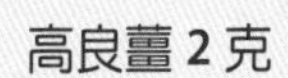 高良薑 2 克	G.M.P. 濃縮散。 每晚睡前以溫開水服用。
✚ 治中焦虛寒噁心 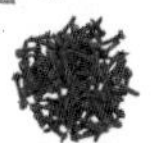 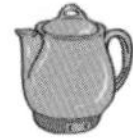 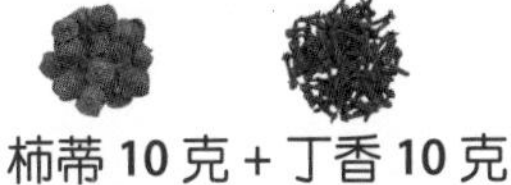 柿蒂 10 克 + 丁香 10 克	以水 200cc 煎至 150cc，去渣取汁。 每晚 1 次溫服。
✚ 治食積嘔吐 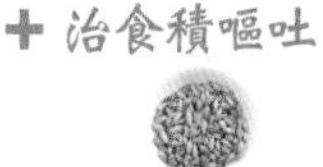 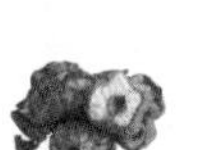 炒麥芽 10 克 + 山楂 10 克	以水 250cc 煎至 150cc，去渣取汁。 每晚 1 次溫服。
✚ 治乾嘔 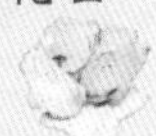  乾薑粉 2 克 + 半夏粉 2 克	G.M.P. 濃縮散。 每晚睡前以溫開水服用。

個論 15

口臭

嚴重的口臭，三尺之外都可聞到，然而有口臭的人多半不自知。西醫認為口臭與口腔內的細菌有關，亦與呼吸道及腸胃道等許多相關疾病牽連。中醫認為口臭多來自於脾胃疾患，亦有屬肺臟者，故所用之藥與治療方向有其不同之處。

西醫診療法

口臭的病因可分為口腔（約占 80 ～ 90%）與非口腔兩方面。前者與口腔衛生保健不佳或牙周病有關，口腔內厭氧菌的過度滋生，將蛋白質分解成揮發性的硫化物，此為口臭氣味的主要成分（口腔唾液分泌減少，會繁殖細菌，當細菌攝取口腔內食物碎屑作為養分，就會產生硫化物而有臭味。）此外嚴重齲齒造成牙髓腐敗、牙周病亦是口臭的原因之一。後者則與鼻竇炎、呼吸道感染、腸胃道疾病，糖尿病（體內的酮酸和酮體積聚產生臭氣），甚至腎病末期（腎功能衰竭末期）等原因有關。

此外，飲食習慣如洋蔥、大蒜或燒烤辣炸等食物經消化、代謝後，會產生特殊氣味，藉由呼吸系統揮發出來，抽菸、喝酒也易留有不好的味道。有些習慣熬夜的夜貓族，由於氣血循環不良或脾胃功能不良，亦容易造成口臭。

如果是輕微由口腔不潔造成的口臭，可使用含雙氧水的牙膏，正確的刷牙及使用含氟漱口水，去除牙縫、舌苔的食物殘渣與菸味，就可以改善。除刷牙與使用牙線外，每天刷舌頭也同樣重要（因為舌苔的存積亦常為口臭的來源）。此外多喝水，多吃蔬菜，少喝咖啡，食用乳製品、魚、肉後馬上清潔牙齒，對於口臭的去除亦有一定之幫助。

若是牙周病或是全身性疾病，則得要找專門的醫師診療。例如有鼻竇炎或呼吸道感染者，可找耳鼻喉科醫師，腸胃病造成口臭者則要找腸胃科專科醫師，腎病末期的患者則要找腎臟病專科醫師，方為解決之道，並且要改變飲食的習慣，少吃香烤辣炸食物。

此外，從臨床門診發現，許多會產生口臭的朋友，都和運動量不足有關，若運動量夠，則氣血循環通暢，毒素是很難存留於體內的，故中醫稱：「氣血充和，百病不生，一有怫鬱，諸病生焉。」總之，去除口臭，除了改善口氣清新之道外，正確刷牙漱口及徹底檢查全身，找出原因方為正確之道。

中醫診療法

歷代中醫文獻常將口臭歸屬於**「腥臭」**、**「口中膠臭」**、**「口氣穢惡」**等範圍。

◎屬胃熱上蒸型口臭

常與口瘡、牙宣（牙周病）等病中併發出現。有些原因則是喜食辛辣燒烤厚味、抽菸喝酒過度所造成，導致胃火產生、火熱上蒸，會出現口臭、舌質紅赤或口舌糜爛生瘡，或牙齦腫痛、流膿出血，或有齲齒等症狀出現，並見口渴飲冷，小便紅赤、大便祕結，舌紅苔厚黃等胃有實熱的現象。

治療宜清胃泄熱，可用清胃散治之，若胃中濕熱較盛者則可用甘露飲治之。（以上舌苔的存積常為口臭的來源，中醫治以清熱利濕之法，重者用甘露消毒丹或甘露飲，輕者用藿香正氣散或參苓白朮散與五苓散常可將舌苔去除，口臭亦可一併消失。）

◎屬痰熱壅肺型口臭

多見於肺熱、肺癰、慢性鼻竇炎或上呼吸道感染等病患。可治宜清肺化痰辟濁，方選千金葦莖湯、瀉白散。

若為慢性鼻竇炎造成口臭者，可以葛根湯加減或以辛夷清肺湯治之，不只可改善口臭，亦可緩解鼻竇炎的病情。若常感冒者則平常可用桂枝湯或玉屏風散、四神湯調節免疫力，以預防感冒的復發。

◎屬少陽肝膽熱型口臭

重者可使用龍膽瀉肝湯，輕者則可使用小柴胡湯。在使用小柴胡湯的同時，若併有血循環不暢者，可酌加桂枝茯苓丸，對於口臭的去除亦有不錯效果。

中醫治療口臭，除常用以上之方外，若屬**脾胃虛寒者**可治以理中湯；屬**脾胃實寒者**可治以良附丸加丁香、豆蔻；**虛寒實寒夾雜者**可治以安中散加減；若為**寒熱虛實夾雜於脾胃者**，可治以半夏瀉心湯加減；若屬**食積型者**則可治以保和丸。以上諸方多可促進腸胃蠕動，以增加代謝機能，則口臭可自消。

總之，要治療口臭，還當以找出病因為主，平常要有適度運動與休息，心情要調和，避免熬夜及過食冰冷辛辣厚味燒烤等食物，此外，抽菸或過度飲酒亦當注意。

一味中藥・健康之鑰

治療口臭的一味中藥大致分為：**清熱涼血藥**用如黃連、茜草；**清熱生津藥**用如南瓜子、西瓜藤、老絲瓜；**疏肝理氣藥**用玫瑰花、薰衣草、普洱茶；若**芳香化濕藥**用藿香、佩蘭。

藥材／食材	作法／服用法
✚ 治胃腸實熱性口臭 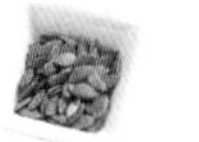 南瓜子 10 克	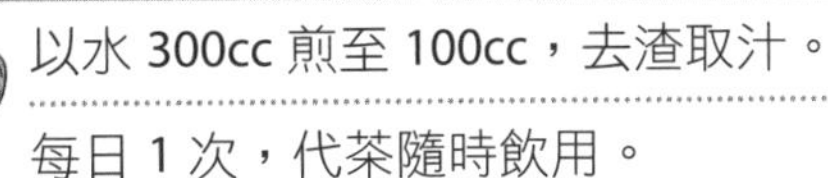 以水 300cc 煎至 100cc，去渣取汁。 每日 1 次，代茶隨時飲用。
✚ 治口腔炎性口臭 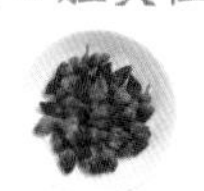 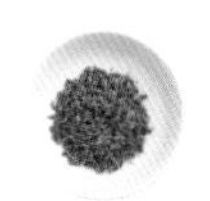 玫瑰花茶 5 克＋薰衣草茶 5 克	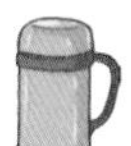 以熱開水沖泡。 每日 1 次，代茶隨時飲用。
✚ 治胃炎性口臭 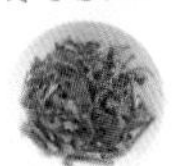 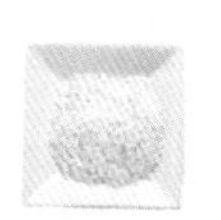 藿香（或佩蘭）約 20 克 ＋米 200 克	以水 1000cc 煎至 700cc，去渣取汁，加米煮粥。 每日中午食用 1 次，連服 5 天。
✚ 治鼻竇炎口臭 西瓜藤 30 克	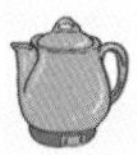 以水 500cc 煎至 200cc，去渣取汁。 每日早晚各 1 次，每次 100cc，連服 6 天。
✚ 治胃實熱性口臭 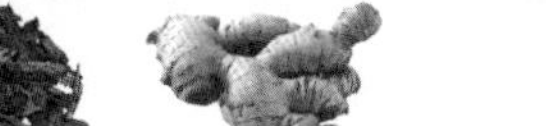 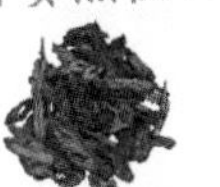 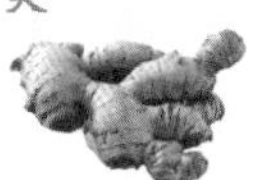 黃連 5 克＋生薑 5 克	以水 300cc 煎至 100cc，去渣取汁。 每日早上 1 次，每連服 3 天。
✚ 治胃虛熱性口臭 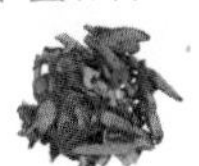  茜草 30 克＋冰糖少許	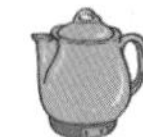 以水 500cc 煎至 200cc，去渣取汁，加入冰糖拌勻。 每日早晚各 1 次，每次 100cc，連服 3 天。

個論 16

黃疸

黃疸是由於膽紅素（Bilirubin）堆積在體內組織所產生的一種結果，而膽紅素是由於紅血球被破壞的血色素，經過肝臟處理之後所產生的代謝物。中醫認為黃疸與濕熱有關，再分為陽黃與陰黃兩型。

西醫診療法

會造成黃疸，其原因有肝臟以及非肝臟的因素，高膽紅素血症造成的原因和膽紅素之形成、傳送以及代謝有關，一般血中的膽紅素濃度為 0.2-1.2mg/dL，若外觀看起來有黃疸表現，其血中濃度勢必已到達 2mg/dL 以上。

紅血球被破壞後，經過一連串代謝會產生膽綠素（Biliverdin），膽綠素經過還原會產生膽紅素，接下來膽紅素會被帶到肝臟作進一步之代謝，在肝細胞內會和葡萄糖醛酸（Glucuronic acid）結合，稱接合膽紅素（Conjugated Bilirubin），又稱直接型（Direct），會隨膽汁一起排到小腸，由於腸內細菌的作用，一部分會變成糞膽素原，經糞便排出，一部分會變成尿膽素原，經腸肝循環，被小腸吸收，被吸收者有些會被肝臟再吸收，有些則會排到尿液中，因此若膽道阻塞，在尿液中應不會發現尿膽素原。

此外，尚未進入肝臟與葡萄糖醛酸接合前的膽紅素稱未接合型膽紅素（Unconjugated Bilirubin），又稱間接型黃疸（Indirect-acting Bilirubin），可由於溶血反應（膽紅素產生太多）或肺栓塞所造成，亦可因為膽紅素無法再吸收進入肝臟（Gilbert's Syndrome）或葡萄糖醛酸酶的功能產生了問題（Crigler-Najjar Syndrome），及藥物反應所造成。以上原因均會造成血中間接型膽紅素過多而形成黃疸。

若屬直接型膽紅素過高所造成的黃疸，如屬先天異常者為杜賓-強生氏疾病（Dubin-Johnson Syndrome），其他如肝炎、肝硬化所造成的肝細胞受損，以及膽管所造成的阻塞，均會造成直接型膽紅素黃疸。

肝炎及膽管造成的阻塞所造成的黃疸，其鑑別診斷如下：

	肝炎黃疸	阻塞性黃疸
膽紅素（直接及間接型）	增加	增加
尿膽紅素	增加	增加
尿膽素原	增加	減少
白蛋白	減少	增加
磷酸鹼性酶	增加（＋）	增加（＋＋＋）
ALT、AST	增加（＋＋＋）	增加（＋）
凝血時間	延長，注射維他命 k 沒反應	延長，注射維他命 k 有反應

中醫診療法

中醫對於黃疸的治療，一般根據臨床的表現，可分為**陽黃**及**陰黃**，前者可表現出目黃、身黃、小便黃，色鮮明等現象，以濕熱為主；後者除目黃、身黃之外，其色較晦暗，且有胃口差、胃腹脹悶、神疲乏力、口淡不渴、便軟等症狀出現。

◆ **陽黃之治療：**濕熱兼表者，可用麻黃連翹赤小豆湯或甘露消毒丹；熱重於濕者，可用茵陳蒿湯或龍膽瀉肝湯；濕重於熱者，可用茵陳五苓散或三仁湯；濕熱並重者可用甘露消毒丹加三仁湯。

◆ **陰黃之治療：**屬脾胃氣虛者，可方用香砂六君子湯；屬寒凝濕著，可方用茵陳朮附湯；屬氣滯血瘀者，可方用鱉甲煎丸。

一味中藥・健康之鑰

應用在黃疸的一味中藥有下列幾種類型：**利濕退疸**（茵陳、車前草）、**淡滲利濕**（薏苡仁、玉米鬚）、**清熱藥**（夏枯草、白茅根、半枝蓮、虎杖、大青葉、生大黃、白花舌蛇草、魚腥草、山梔子、鳳尾草、貫眾、野菊花、金針花）、**滋陰清虛熱**（百合、青蒿、豬膽）、**活血祛瘀**（鬱金、益母草、泥鰍）、**辛涼解表**（葛根）。除一味中藥的使用之外，而可搭配西醫的檢查，並且找出其致病原因為主。

藥材／食材	作法／服用法
✚ 治急性黃疸病 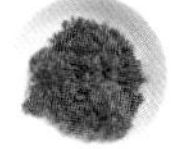 綿茵陳 30 克	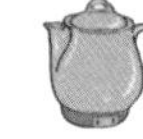 以水 500cc 煎至 200cc，去渣取汁。 每日早晚各 1 次，每次 100cc。
✚ 治急性肝炎性黃疸 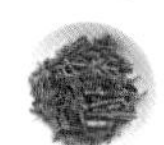 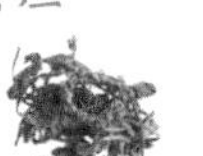 茵陳 30 克 + 車前草 30 克	以水 600cc 煎至 300cc，去渣取汁（可加冰糖適量）。 每日早午晚各 1 次，每次 100cc。
✚ 治急性肝炎性黃疸 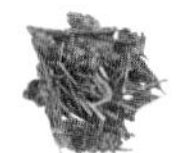 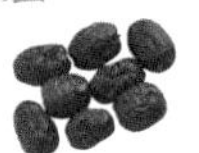 夏枯草 30 克 + 紅棗 20 克	以水 600cc 煎至 300cc，去渣取汁。 每日早午晚各 1 次，每次 100cc。
✚ 治膽囊炎性黃疸 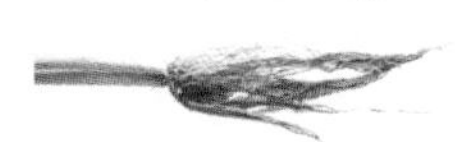 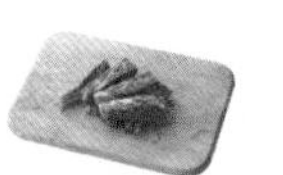 生茅根（稻草根）30 克細切 + 豬肉 200 克 + 水 800cc	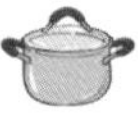 生茅根、豬肉、水 800cc 共煮至熟，去除藥渣。 每日晚上 1 次，吃肉喝湯汁。
✚ 治黃疸咳嗽 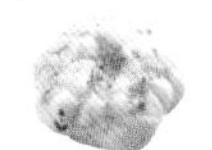 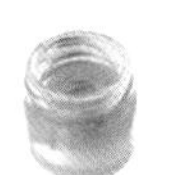 新鮮百合 50 克 + 蜂蜜 10cc	新鮮百合洗淨，蒸熟，打汁，加蜂蜜拌勻。 每日 1 次，連服 3 天。
✚ 治黃疸全身皆金黃色 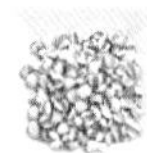 薏苡仁 30 克	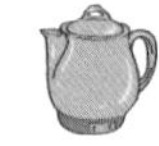 以水 600cc 煎至 300cc，去渣取汁。 每日早午晚各 1 次，每次 100cc。

藥材／食材	作法／服用法
✚ 治肝炎性黃疸 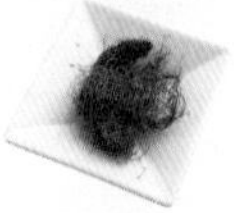 乾玉米鬚 30 克（或新鮮玉米鬚 50 克）	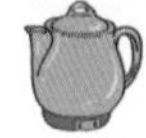 以水 600cc 煎至 300cc，去渣取汁。 每日早午晚各 1 次，每次 100cc。
✚ 治急性黃疸病 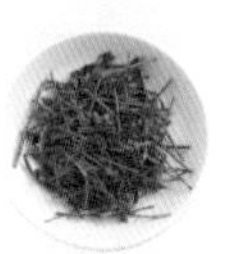 半枝蓮（或虎杖）15 克	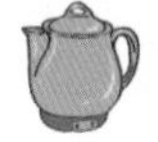 以水 300cc 煎至 180cc，去渣取汁。 每日早午晚各 1 次，每次 60cc。
✚ 治黃疸（陽黃） 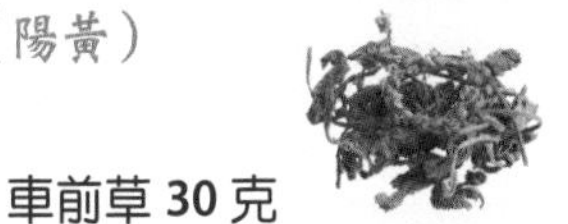 車前草 30 克	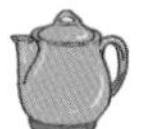 以水 500cc 煎至 300cc，去渣取汁。 每日早午晚各 1 次，每次 100cc。
✚ 治急慢性肝炎性黃疸 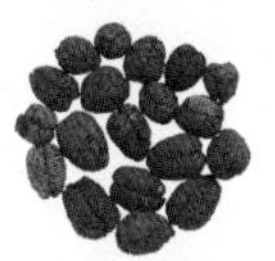 山梔子 20 克	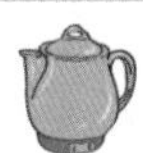 以水 600cc 煎至 300cc，去渣取汁。 每日早午晚各 1 次，每次 100cc，連服 5 天。
✚ 治慢性肝炎性黃疸 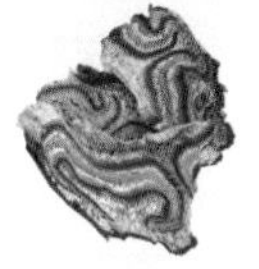 貫眾 20 克	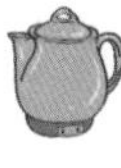 以水 600cc 煎至 300cc，去渣取汁。 每日早午晚各 1 次，每次 100cc，連服 5 天。
✚ 治瘀血性黃疸 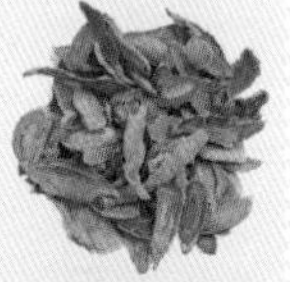 鬱金 4 克	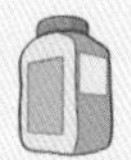 G.M.P. 濃縮散。 每日早晚各 1 次，每次 2 克。
✚ 治血虛性黃疸 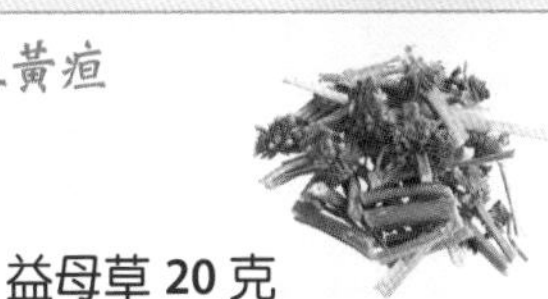 益母草 20 克	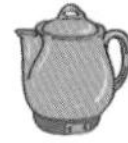 以水 600cc 煎至 300cc，去渣取汁。 每日早午晚各 1 次，每次 100cc（孕婦忌服）。
✚ 治肝陰虛黃疸 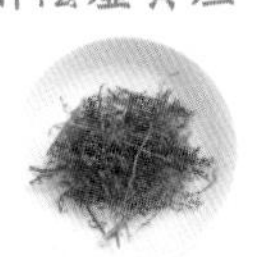 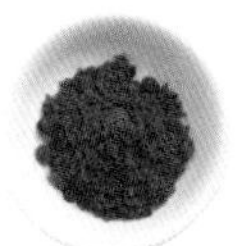 青蒿 30 克 + 紅糖少許	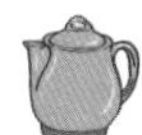 以水 500cc 煎至 300cc，去渣取汁，加入紅糖拌勻。 每日早晚各服 1 次，每次 100cc，連服 3 天。

藥材／食材	作法／服用法
✚ 治肝實熱性黃疸 新鮮野菊花 30 克	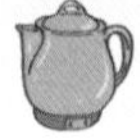 洗淨，以水 500cc 煎至 300cc，去渣取汁。 每日 1 次溫服，代茶隨時飲用，連服至小便清長為止。
✚ 治急性肝炎黃疸 大黃 2 克	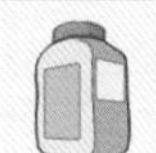 G.M.P. 濃縮散。 每日晚上以溫水服用 1 次，連服 5 天。
✚ 治肝虛熱性黃疸 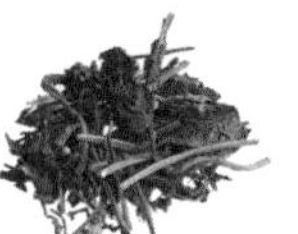 魚腥草 30 克	以水 500cc 煎至 300cc，去渣取汁。 每日早午晚各 1 次，每次 100cc，連服 4 天。
✚ 治膽道阻塞性黃疸 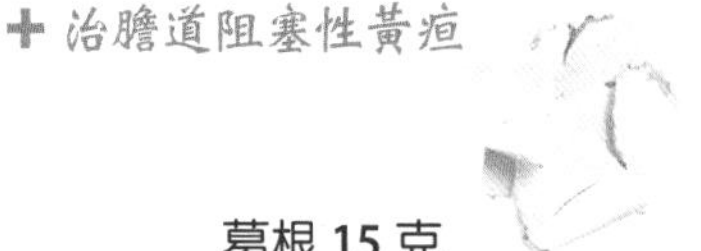 葛根 15 克	以水 300cc 煎至 200cc，去渣取汁。 每日早晚各 1 次，每次 100cc。
✚ 治肝炎黃疸 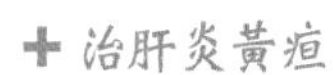 鳳尾草 80 克	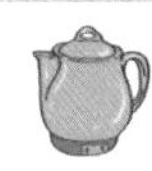 以水 500cc 煎至 300cc，去渣取汁。 每日早午晚各 1 次，每次 100cc。
✚ 改善肝炎性黃疸 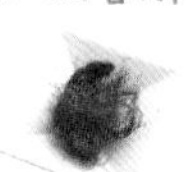 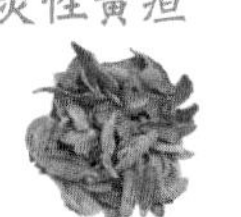 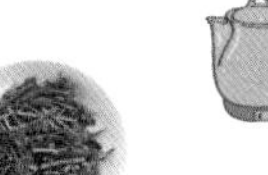 玉米鬚 10 克 + 鬱金 10 克 + 茵陳 10 克	以水 500cc 煎至 300cc，去渣取汁。 每日早晚各 1 次，每次 150cc。
✚ 治黃疸 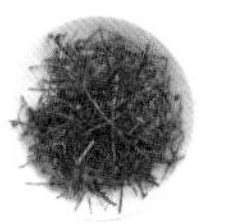 白花蛇舌草 35 克 + 蜂蜜適量	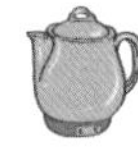 以水 500Cc 煎至 300cc，去渣取汁，加蜂蜜拌勻。 每日 1 次，代茶隨時飲用，連服 7 天。
✚ 治濕重於熱之黃疸 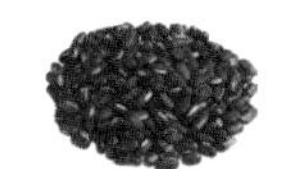 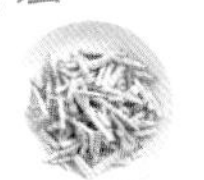 赤小豆 15 克 + 白茅根 15 克	以水 500cc 煎至 300cc，去渣取汁。 每日早午晚各 1 次，每次 100cc，連服 5 天。

個論 17

肝硬化

肝硬化是肝臟受損產生纖維化的一種疾病，其產生的原因可為酒精性（小結節型）、病毒性、膽性、心臟性、代謝性及藥物性。肝硬化是肝臟疾患較後期的變化之一，肝臟產生纖維化，進一步可出現腹水或吐血等症狀。中西醫藥雖有不同的治療觀念和方法，但是都認為早期發現，早期治療，改善作用最好，預後亦好。

西醫診療法

肝硬化臨床表現有可能出現倦怠、虛弱、睡眠障礙、抽筋、體重減輕，更嚴重者會出現食慾不振、噁心嘔吐、閉經、陽萎、蜘蛛痣、紅掌，若有肝腫大者可能會出現腹痛，有些甚至是沒有症狀。

肝硬化嚴重者可導致食道靜脈曲張（會出現吐血、解黑便、痔瘡等症）、脾腫大、腹水、肋膜積水、肝腦病變、腹膜炎（SBP）、若患者有氮質血症，則考慮是否罹患了肝腎症候群（Hepatorenal Syndrome）。肝硬化腹水的形成大都為門靜脈高壓（>30cm saline）、低蛋白血症、周邊血管擴張等原因所造成。西醫治療方法不外乎利尿劑（Aldactone）的使用、限鹽、限水，嚴重者作腹部穿刺抽水。

西醫根據膽色素、白蛋白、神經症狀、腹水情形、營養狀態，可判斷肝硬化腹水之預後，一般較嚴重者其 2 年存活率約 50%，5 年存活率約 35%。

肝硬化預後的相關因素如下表：

	Minimal 輕微	Moderat 中度	Advanced 嚴度
膽色素（mg/dL）	<2.0	2.0 ～ 3.0	>3.0
白蛋白（g/dL）	>3.5	2.8 ～ 3.5	<2.8
腹水	沒有	控制	不好控制
神經症狀	沒有	輕微	嚴重（甚至昏厥）
凝血狀態（秒）	1 ～ 3	4 ～ 6	>6

※ 指數不正常變化愈大越嚴重，預後越差。

肝硬化的診斷還當以超音波、電腦斷層或核磁共振攝影為主，若要進一步判斷為何種原因造成，可作肝穿刺切片檢查。

肝硬化的治療還當以找出病因為要，如為酒精性，只要戒酒，會有不錯的預後；如屬病毒性肝硬化，早期則要加強補充適當的卡路里及蛋白質。

中醫診療法

肝硬化或肝硬化腹水，一般屬中醫文獻中所稱的「**癥瘕積聚**」與「**臌脹**」的範疇。濕熱毒邪侵襲肝膽，蘊久阻滯氣機，造成瘀血阻絡可造成肝硬化，最後造成水濕無法運化，而成腹水。

肝硬化腹水常表現出面色蒼白、倦怠身重、四肢乏力、食慾不佳、便溏完穀不化（便稀及未消化的食物）、舌淡、尺脈弱等一系列虛證的表現。如果症見水濕不能泄利、腹脹滿、小便短赤等邪實的表現，可知其肝硬化的發病階段應屬中晚期，邪正虛實互見，但以氣血兩虛夾瘀、脾虛水困夾濕熱之表現為主，因此如何補虛及祛邪而不傷正，是本病最主要的關鍵，可用淡滲利濕、健脾利水、理氣活血的治則及行氣利水的方法以疏利上、中、下三焦，消其臌脹，對病人會有一定幫助，因此常用大腹皮、枳實，若症較虛者可減量或去之不用，以免傷及正氣。

值得一提的是，肝硬化腹水症已虛，雖有瘀血水濕，當少用一些峻利之方如神佑丸、濬川散、十棗湯之類，一方面是其虛不受攻（二便通瀉太厲害），即使能將腹水立刻消去，身體的代謝平衡，亦恐失去一定之調節能力，正如清朝醫家費伯雄於其著作《醫醇賸義》所言：「寧以輕藥治重病。」

中醫治療肝硬化，初中期還以活血化瘀、疏肝理氣為主，可治以桂枝茯苓丸、桃紅四物湯或柴胡疏肝散加減；**脾虛氣滯者**，可用香砂六君子湯；證屬**肝鬱脾虛者**可用逍遙散；屬**濕邪困脾者**，可用藿香正氣散或胃苓湯；**濕熱侵脾者**，可用茵陳五苓散；**濕毒內蘊者**，可用甘露消毒丹或茵陳蒿湯；**肝陰虛者**可用一貫煎。若有併發症出現者，則隨症加減治之。

對於肝硬化的預防還當以防治其形成原因為要，要避免飲酒、嗜食油膩甘甜之品，生活要規律，心情要調適，運動要適度，均是重要因素。

一味中藥・健康之鑰

在早期使用的藥物有**清熱止血藥**（白茅根）、**利水藥**（赤小豆、厚朴、玉米鬚、甘遂、鯉魚）、**溫中止痛藥**（丁香）、**滋陰補虛藥**（鱉肉、龜板、何首烏、瘦豬肉、田雞）、**補氣藥**（北耆、靈芝、紅棗）、**化瘀藥**（丹參、三七、桃仁）等，除一味中藥的酌量使用之外，還當以減輕惡化肝臟負擔之因為主。

藥材／食材	作法／服用法
✚ 治實證肝硬化腹水 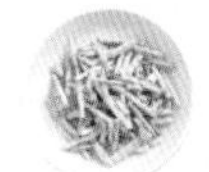 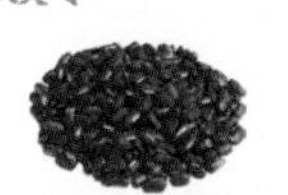 白茅根 10 克 + 赤小豆 20 克	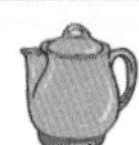 白茅根以水 500cc 煎至 400cc，去渣取汁，加入赤小豆煮熟食用。 每日早晚各食用 1 次。
✚ 治肝硬化腹脹痛 丁香 4 克 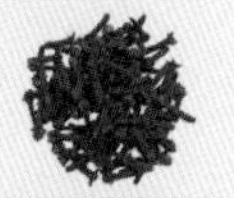	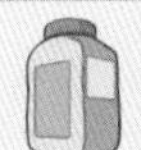 G.M.P. 濃縮散。 每日早晚各 1 次，每次 2 克。
✚ 治肝硬化氣脹 檳榔 6 克 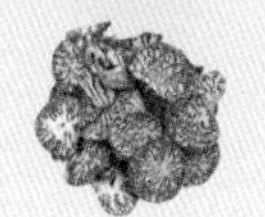	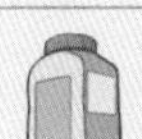 G.M.P. 濃縮散。 每日早晚各 1 次，每次 3 克。

藥材／食材	作法／服用法
✚ 治肝硬化氣脹痛 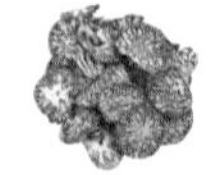 檳榔 10 克	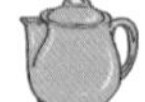 以水 150cc 煎至 100cc，去渣取汁。 每日晚飯前服用，連服 5 天。
✚ 治肝硬化腹水 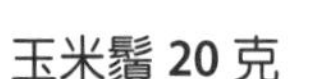 玉米鬚 20 克	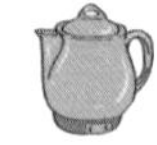 以水 200cc 煎至 100cc，去渣取汁。 每日 1 次，代茶隨時飲用，連服 14 天。
✚ 治肝硬化腹水便祕 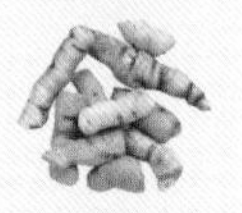 甘遂 2 克	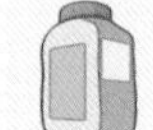 G.M.P. 濃縮散，裝入膠囊內。 每日早晚飯後各 1 次，每次 1 克，用開水服（藥後瀉水明顯者，應停服）。
✚ 治肝硬化腹水 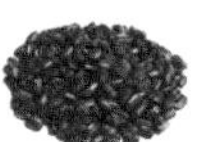 赤小豆 30 克 + 鯉魚 1 尾	全部材料放入鍋，加入滿水燉熟食用。 每日或隔日食用 1 劑。
✚ 防治陰虛肝硬化 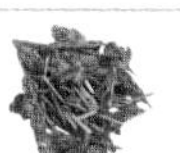 夏枯草 15 克 + 鱉肉 300 克	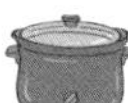 全部材料放入鍋，加入滿水燉熟食用。 每隔 2 日服 1 次。
✚ 防治陰虛肝硬化 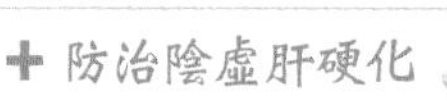 海龜板 300 克 + 紅糖少許	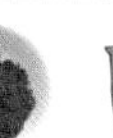 加入水 6000cc 煎成膏狀，放入少許紅糖拌勻。 每日早晚各 1 次，每次 100cc。
✚ 防治氣虛肝硬化 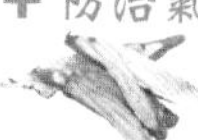 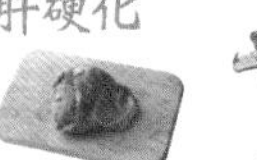 北耆（黃耆）15 克 + 瘦豬肉 100 克 + 靈芝 9 克	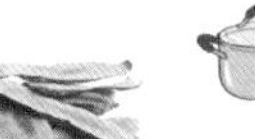 北耆、靈芝加水 600cc 煎煮至 400cc，去渣取汁，再放入瘦豬肉煮至熟。 每日早晚各 1 次，連服 5 次。
✚ 調理初期肝硬化 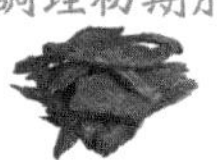  丹參 15 克 + 田雞肉 150 克	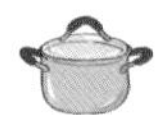 丹參加水 600cc 煎煮至 400cc，去渣取汁，再放入田雞肉煮至熟。 每日早晚各 1 次，連服 5 次。
✚ 調治初期肝硬併腎虛 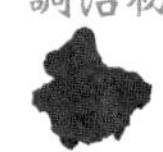 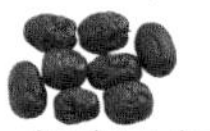 何首烏 20 克 + 紅棗 5 個 + 蛋 2 個	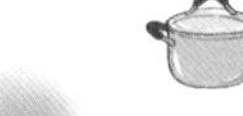 以 600cc 煎煮，蛋熟去殼，再放煮片刻，去藥渣。 每日 1 次，飲湯食蛋，連服 14 天。
✚ 治瘀血性初期肝硬化 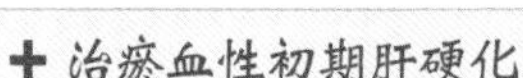 桃仁（或三七）4 克	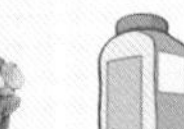 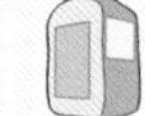 G.M.P. 濃縮散。 每日早晚各 1 次，每次 2 克。

個論 *18*

膽結石

膽囊的功能是儲存與調節膽汁的分泌。膽汁可以幫助脂肪在小腸的消化與吸收。膽汁若無法保持液狀即成膽結石。膽結石可出現在膽囊及膽管。根據成分的不同，膽結石又可分為膽固醇（Cholesterol）及膽紅素鈣鹽（Calcium Bilirubinate）兩種，後者在歐美的發生率低於20%，但在日本則高達30～40%，美國有80%以上屬膽固醇結石，在台灣發生者則60%以上屬於後者。

西醫視結石狀況選擇不同藥物、開刀或超音波震盪法來治療。中醫則按肝氣犯脾、肝膽濕熱兩類，再加上化石藥材組方應用。

西醫診療法

臨床上不一定會有症狀出現，除非在健檢時經過超音波檢查才偶爾被發現。若出現症狀，臨床上會表現出右上腹疼痛，甚至會有發燒、食慾不振、皮膚及眼白變黃等情形。

膽結石的發生，女性多於男性，其形成原因與體質有關，肥胖、血糖偏高、過食油膩重口味、懷孕、年齡過高、服用一些藥物如避孕藥，均為危險因子。膽結石的併發症包括了急性膽囊炎、膽管炎、膽囊化膿、膽囊破裂、膽道性阻塞性黃疸、膽石性胰臟炎、腹膜炎、敗血症。

預防膽結石的發生除了要控制飲食之外，三餐要定時定量，吃東西不要過快。此外，維他命C與E或阿斯匹靈的攝取與適度的運動均有一定的幫助。膽結石的治療除了飲食控制之外（即低糖、低脂、高纖、避免食用飽和脂肪油如椰子油與棕櫚油，避免服用會造成脹氣的食物如豆類、地瓜、蘿蔔等），亦可服用溶解結石藥物，若仍無法緩解者，則要施行超音波震盪法或外科手術。若膽石小於 1.5 公分則服用西藥或中藥，其改善作用較明確。

中醫診療法

膽結石的中醫治療與預防，若屬肝氣犯脾者，可治以柴胡疏肝湯或大柴胡湯；屬肝膽濕熱者，可治以龍膽瀉肝湯。此外有些排石方的運用，亦有不錯之效果，方藥如柴胡、木香、枳殼、鬱金、金錢草、茵陳、白芍、延胡索的組成，可調治膽結石初期症狀不明顯者；黃芩、黃連、大黃、茵陳、木香、枳殼、金錢草、虎杖、金銀花、白芍的組成，對於膽結石造成的絞痛，有一定的改善作用。

一味中藥・健康之鑰

膽結石常用的中藥分為**化石利膽**（化石樹葉、虎耳草、金錢草）、**清熱利濕**（茵陳、蒲公英）、**淡滲利濕**（玉米鬚、白蘿蔔）、**祛風濕**（威靈仙）、**活血化瘀**（虎杖）等功效。若功效卓著者，可繼續使用。若使用後仍有疼痛症狀屢發者，還當以西醫內外科治療為主。

藥材／食材	作法／服用法
＋治膽結石症 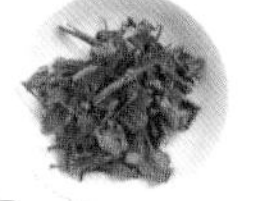 化石草 50 克	以水 500cc 煎至 300cc，去渣取汁。 每日早午晚各 1 次，每次 100cc。
＋治濕熱膽結石症 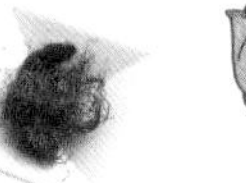 玉米鬚 50 克	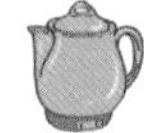 以水 500cc 煎至 300cc，去渣取汁。 每日早午晚各 1 次，每次 100cc。
＋治濕熱膽結石症 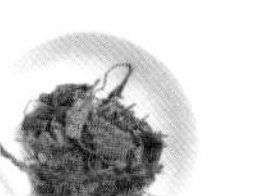 虎耳草 20 克	以水 500cc 煎至 250cc，去渣取汁。 每日 1 劑，連服 3、4 週至結石全部排出。

藥材／食材	作法／服用法
✚ 治濕重性膽結石 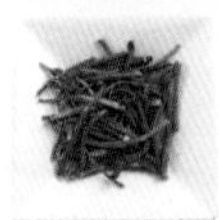 威靈仙 30 克	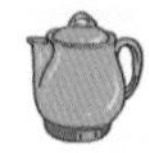 以水 500cc 煎至 200cc，去渣取汁。 每日早晚各 1 次，每次 100cc。
✚ 治瘀血性膽結石症 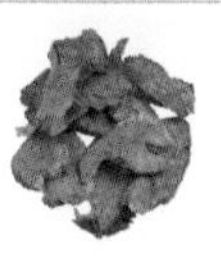 虎杖 30 克	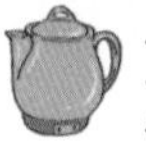 以水 400cc 煎至 200cc，去渣取汁。 每日早晚各 1 次，每次 100cc。
✚ 治濕盛膽結石症 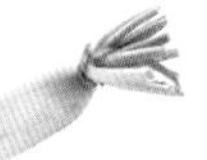 白蘿蔔 1 個	洗淨，削皮，榨汁。 每日早晚各 1 次，每次 50cc，連服 5 天。
✚ 治膽結石症併膽囊炎 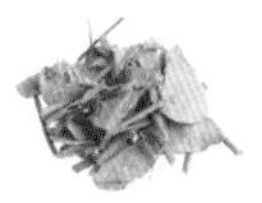 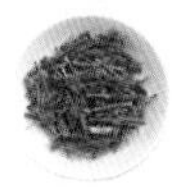  金錢草（或蒲公英）30 克 + 茵陳 30 克 + 白糖適量	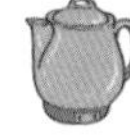 以水 600cc 煎至 300cc，去渣取汁。 每日早午晚各 1 次，每次 100cc。

個論 19

泌尿道感染

泌尿道感染是常見的內科疾病，可發生於各種年齡層。由於生理結構的關係，好發於女性。本病大多是由細菌直接感染所引起的尿路炎症，通常指的是下尿路感染及腎盂腎炎，又分急性及慢性。急性大多是只有一種致病菌，慢性則包括了兩種以上的致病原，大腸桿菌（E.coli）的感染最常見。

西醫診療法

下尿路感染主要是指膀胱炎和尿道炎，以育齡婦女為多見，臨床表現為頻尿、尿急、尿痛和血尿，膀胱區常有不適感，無明顯的全身症狀，少數患者會有輕度腰痛、發熱的現象。尿路感染的初步判斷可以尿液試紙測知，但其最主要的診斷方法是作尿液細菌培養，取中段（尿液停留在膀胱4到6小時以上），作細菌定量培養，菌落數大於105mg/dL則有診斷意義，但也有許多患者有泌尿道感染之症狀，卻只有極低之菌落數。

關於西醫的療法，如果只是一般的泌尿道感染，使用廣效性的抗生素，很快就會收到不錯的改善作用，效果差者則要考慮是否有腎臟疾病或已經產生抗藥性了。反覆持續感染者要考慮是否有結石、腎盂炎、攝護腺炎等疾病因素。

有些泌尿道感染之中年女性患者，反覆發作，吃了不少抗生素，到最後產生了抗藥性，許多抗生素的使用均告無效，甚至要用到最後一線——最強之藍波型抗生素才能奏效，往往使患者不堪其擾，但在中醫辨證論治的使用中藥，往往產生意想不到的效果。

中醫診療法

中藥的使用，除了有些藥物可以直接殺菌之外，其另一層意義則是在體內製造一些環境，使細菌等微生物無法生存。例如細菌喜歡的是熱性的環境，寒性的中藥可以除之。如果細菌喜歡的是寒性的環境，則可用熱藥祛除之，使細菌無法生存。若細菌喜歡的是黏黏膩膩、濕熱的環境，亦可使用清熱利濕方劑，如八正散；龍膽瀉肝湯、五味消毒飲，使身體氣機通暢；如果免疫力較差的個體，可根據體質使用補氣藥如四君子湯、補中益氣湯，會收到不錯的改善作用。

總之，對於泌尿道感染，除了藥物的使用外，衛生習慣的注重，心情、飲食的調理及工作不要太勞累，盡量不要熬夜，適度運動，對本病的治療均有莫大的助益，尤其是反覆難癒，時常持續發作者。

一味中藥・健康之鑰

一味中藥調治泌尿道感染，可從**扶正**、**祛邪**兩方面著手，多以祛邪為主。扶正者，即**一般之補益藥**；祛邪者，多為**清熱利濕之藥**，如夏枯草、絲瓜絡、苦參根、金銀花、蒲公英、車前草、馬齒莧、鳳尾草、魚腥草。

藥材／食材	作法／服用法
＋治濕熱尿道炎 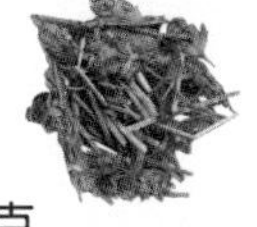 夏枯草 12 克	以水 500cc 煎至 300cc，去渣取汁。 每日早午晚各 1 次，每次 100cc，連服 5 天。
＋治熱性尿道炎  絲瓜絡 30 克	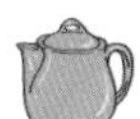 以水 500cc 煎至 100cc，去渣取汁。 每日早上加蜜或糖用溫水沖服。
＋治濕熱膀胱炎 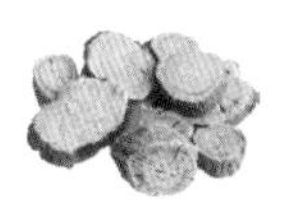 苦參根 20 克	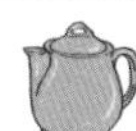 以水 500cc 煎至 300cc，去渣取汁。 每日早午晚各 1 次，每次 100cc。

藥材／食材	作法／服用法
✚ 治濕熱性輸尿管炎 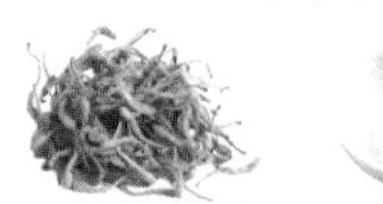 金銀花 30 克 + 白糖 10 克	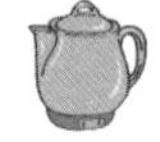 以水 600cc 煎至 300cc，去渣取汁。 每日早晚各 1 次，每次 150cc。
✚ 治感染性輸尿管炎 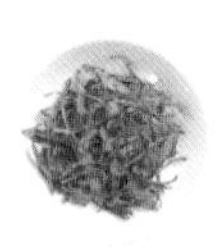 蒲公英 30 克	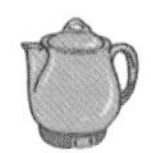 以水 600cc 煎至 300cc，去渣取汁。 每日早晚各 1 次，每次 150cc，連服 5 天。
✚ 治濕熱性輸尿管炎 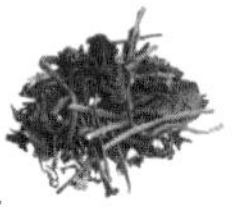 魚腥草 30 克	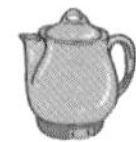 以 600cc 煎至 200cc，去渣取汁。 每日早晚各 1 次，每次 100cc。
✚ 治濕熱性尿血症 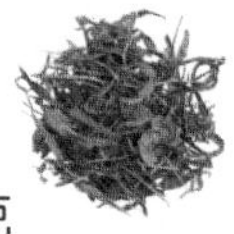 鳳尾草 35 克	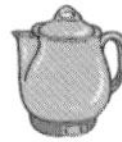 以水 500cc 煎至 200cc，去渣取汁。 每日早晚各 1 次，每次 100cc。
✚ 治熱性輸尿管炎 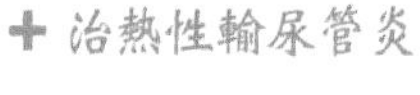 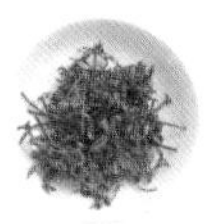 馬齒莧 30 克	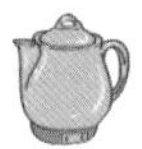 以水 500cc 煎至 300cc，去渣取汁。 每日早午晚各 1 次，每次 100cc。
✚ 治虛熱性尿道炎 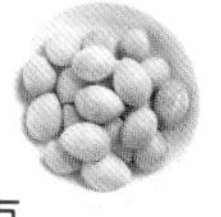 新鮮白果 10 克	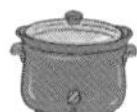 以水 100cc 燉熟，連湯服下。 每日早晚各 1 次，連服 3 天。
✚ 治濕熱性膀胱炎 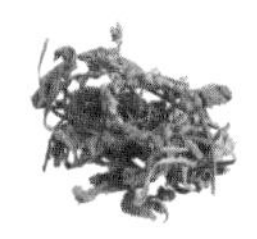 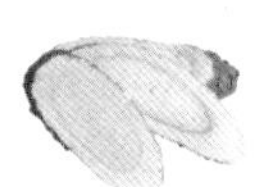 車前草 30 克 + 甘草 10 克	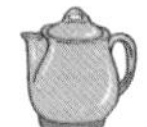 以水 500cc 煎至 300cc，去渣取汁。 每日早午晚各 1 次，每次 100cc。

個論20

小便白濁與中醫淋證

小便白濁是臨床上常見的泌尿道症狀之一。剛開始產生症狀時，往往會使得患者驚恐失措，以為自己患了什麼病。已罹患本症數年之患者，亦倍感困擾。

西醫診療法

患有小便白濁的患者到西醫就診時，在驗過小便之後，醫師常常會說沒關係，只是尿中之磷酸鹽結晶多了一些，囑咐患者回去多喝開水、多休息，自然會痊癒。但這種症狀時好時壞，對患者而言，不勝其煩，在心理影響生理的情況底下，果然出現一些小毛病。

有些患者自己認為是腎虛，就開始到處服藥，甚至被認為是腎虧看待，最後把身體都給搞壞了，吃壞腸胃不說，尤有甚者，變成陽痿，即所謂的「倒陽」，實在是得不償失。由以上觀之，「白濁」一症，既然看西醫，態度消極，看中醫又怕病急亂投醫，因此對疾病建立正確之觀念是重要的。

白濁患者經過驗尿之後，確實只是一些磷酸鹽結晶，這在西醫而言，不只認為是不用治療，而且也無藥可醫。

中醫診療法

對中醫而言，不只有藥方可以使用，而且有不錯的改善作用。尿濁是小便混濁，排尿時尿道無疼痛的一種疾患，對於本症初起的病機，《素問．至真要大論》曰：「……水液混濁，皆屬於熱。」而將其歸屬於濕熱的一種表現，藥用八正散或龍膽瀉肝湯清下焦濕熱。其造成原因如《景岳全書》

所言：「凡肥甘酒醴，辛熱炙烤之物，用之過多，皆能致濁。」過食肥甘等因，造成中焦蘊熱，下滲膀胱，造成白濁。

另外，病勢纏綿一段時間之後，大約是初期進入中期階段之發展，造成本病時好時壞，每遇勞累即發，屬脾氣中虛下陷《素問·至真要大論》曰：「中氣不足，溲便為之變。」宋朝醫家楊士瀛在《仁齋直指方》亦曰：「脾精不禁，小便漏濁。」藥用補中益氣湯，可收到不錯之效果，

另外，就是久病及腎之狀況，大概是造成本病之中晚期階段，腎元虧損，腎氣不固，《諸病源候論》曰：「胞冷腎損，故小便白而濁也。」藥用右歸丸，甚至如《濟生方》所言：「遺精白濁，皆心腎不交。」藥用清心蓮子飲。病勢發展至最後則脾腎兩虛，如《景岳全書》曰：「無熱者，當求脾腎而固之。」藥用無比山藥丸合補中益氣湯。

由上觀之，治療小便白濁，除了要知道其產生的原因之外，對於病史的瞭解是重要的，除用藥外，飲食的注意、生活的調適亦屬重要。另外，對於淋病、遺精、小便有泡沫的鑑別診斷亦不容忽視。

一味中藥·健康之鑰

小便白濁

小便白濁若因**濕熱**引起者，可用魚腥草、萆薢根、細葉十大功勞根莖。若已發展至**脾虛**、**腎虛**或**脾腎兩虛**，可用芡實、茯苓等甘平補養之藥。

藥材／食材	作法／服用法
✚ 治濕熱性白濁 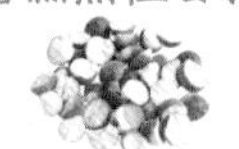 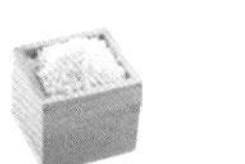 芡實 30 克 + 白米 30 克	芡實加水 500cc 煎煮至 400cc，去渣取汁，再加入白米煮熟。 每日晚上食用 1 次，連服 10 天。
✚ 治氣虛白濁  茯苓 6 克	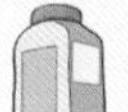 G.M.P. 濃縮散。 每日早晚各 1 次，每次 3 克。

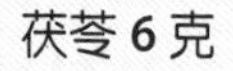

藥材／食材	作法／服用法
✚ 治濕熱白濁 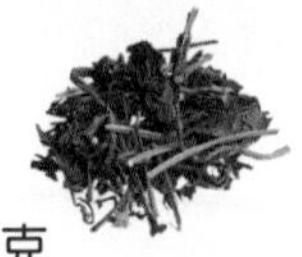 魚腥草 20 克	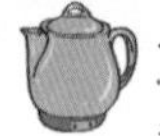 以水 500cc 煎至 300cc，去渣取汁。 每日早午晚各 1 次，每次 100cc。
✚ 治濕熱白濁 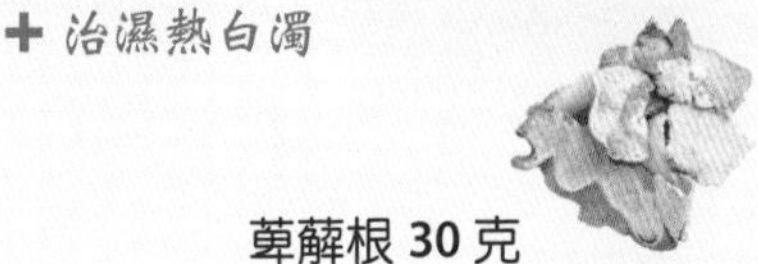 萆薢根 30 克	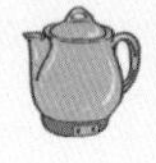 以水 500cc 煎至 300cc，去渣取汁。 每日早午晚各 1 次，每次 100cc。
✚ 治濕熱淋濁 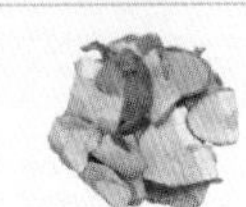 細葉十大功勞鮮根＋莖 30 克	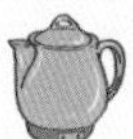 以水 500cc 煎至 300cc，去渣取汁。 每日早午晚各 1 次，每次 100cc。

中醫淋證

一、**熱淋：**發熱惡寒或高熱、尿頻、尿急、尿痛、小便黃短、小腹脹痛、腰痛、口渴欲飲、舌質紅、苔黃膩、脈滑熱。

藥材／食材	作法／服用法
✚ 治熱淋高熱 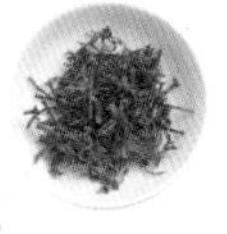 馬齒莧 30 克	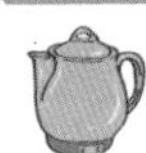 以水 600cc 煎至 300cc，去渣取汁。 每日早午晚各 1 次，每次 100cc。
✚ 治熱淋口渴 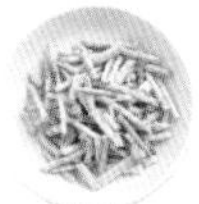 白茅根 30 克	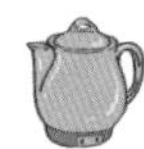 以水 500cc 煎至 300cc，去渣取汁。 每日早午晚各 1 次，每次 100cc。
✚ 治熱淋尿頻 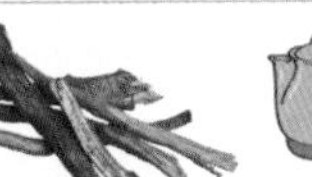 黃芩 10 克	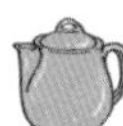 以水 300cc 煎至 180cc，去渣取汁。 每日早晚各 1 次，每次 90cc。
✚ 治熱淋尿急 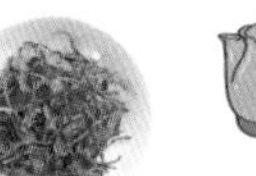 蒲公英 30 克	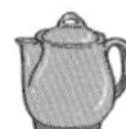 以水 500cc 煎至 300cc，去渣取汁。 每日早午晚各 1 次，每次 150cc。

藥材／食材	作法／服用法
✚ 治熱淋尿痛 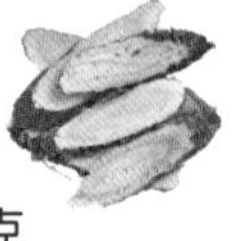 甘草梢 12 克	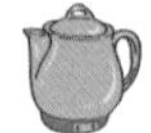 以水 300cc 煎至 150cc，去渣取汁。 每日早午晚各 1 次，每次 50cc。
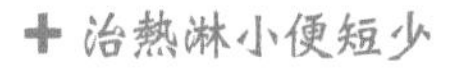 ✚ 治熱淋小便短少 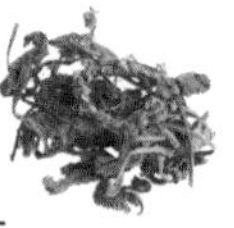 車前草 30 克	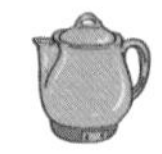 以水 500cc 煎至 300cc，去渣取汁。 每日早午晚各 1 次，每次 100cc。
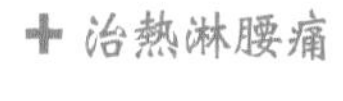 ✚ 治熱淋腰痛 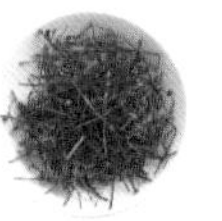 白花蛇舌草 30 克	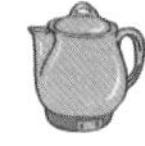 以水 600cc 煎至 300cc，去渣取汁。 每日早午晚各 1 次，每次 100cc。
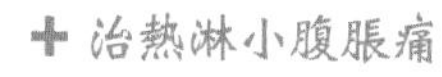 ✚ 治熱淋小腹脹痛 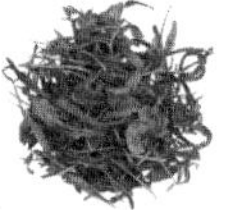 鳳尾草 20 克	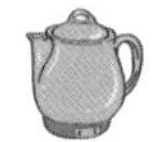 用洗米水 600cc 煎至 300cc，去渣取汁。 每日早午晚各 1 次，每次 100cc。
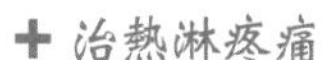 ✚ 治熱淋疼痛 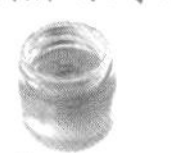 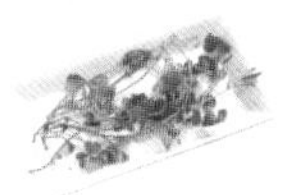 蜂蜜 10cc+ 鮮酢漿草 30 克	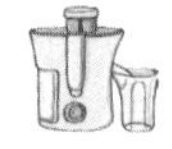 洗淨，榨汁，加蜂蜜拌勻。 每日早上服用 1 次。
✚ 治熱淋發燒 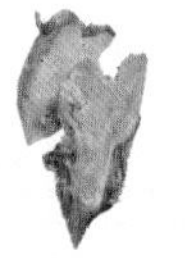 苧麻根 20 克	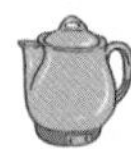 切碎，以水 400cc 煎至 200cc，去渣取汁。 每日早晚各 1 次，每次 100cc。

二、**石淋：**尿中夾沙石、小便刺痛，有時因沙石阻塞可見尿中斷，或排尿不出，或見血尿，或腰腹絞痛難忍，脈數。

藥材／食材	作法／服用法
✚ 治石淋尿痛 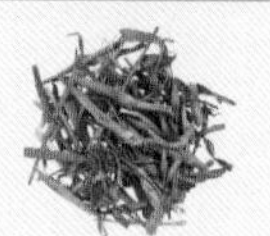 瞿麥 9 克	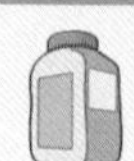 G.M.P. 濃縮散。 每日早午晚各 1 次，每次 3 克。

藥材／食材	作法／服用法
＋治石淋尿少 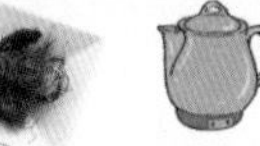 玉米鬚 20 克	以水 500cc 煎至 300cc，去渣取汁。 每日 1 次，代茶隨時飲用，連服 7 天。
＋治石淋尿痛 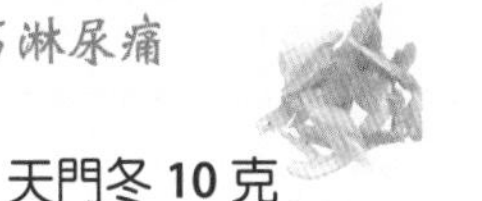 天門冬 10 克	以水 300cc 煎至 200cc，去渣取汁。 每日早晚各 1 次，每次 100cc。
＋治石淋血尿 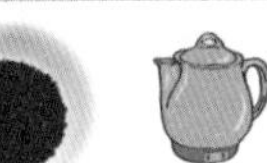 車前子 50 克	用濾袋裝，以水 1000cc，煎至 500cc，去渣取汁。 每日 1 次，代茶隨時飲用，連服 10 天。
＋治石淋腳腫 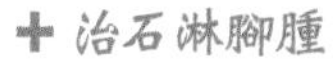 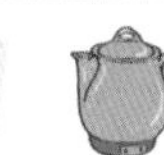 薏苡仁 10 克	以水 500cc 煎至 300cc，去渣取汁。 每日 1 次，代茶隨時飲用，連服 10 天。
＋治石淋發燒 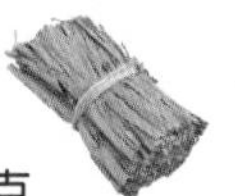 淡竹葉 10 克	以水 300cc 煎至 150，去渣取汁。 每日早午晚各 1 次，每次 50cc。
＋治石淋口乾 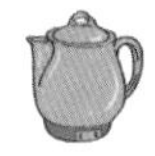 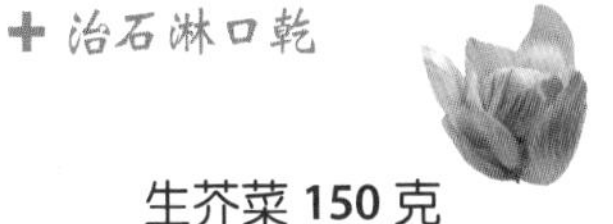 生芥菜 150 克	以水 500cc 煎至 300cc，去渣取汁。 每日 1 次，代茶隨時飲用，連服至痛止砂出即癒。
＋治腎結石、腎絞痛 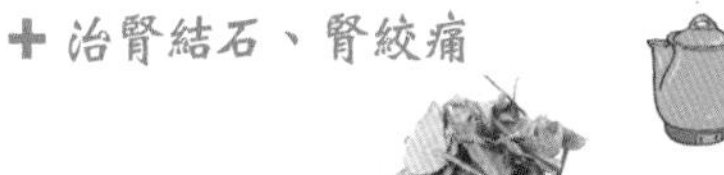 金錢草 20 克	以水 200cc 煎至 100cc，去渣取汁。 每日早晚各 1 次，每次 50cc。15 日為 1 個療程。

三、**血淋：**小便澀痛，或刺痛、尿色紅，或排出血絲、血塊，小腹脹滿下墜、舌質紅、苔黃膩、脈滑數。

藥材／食材	作法／服用法
＋治血淋排出血絲 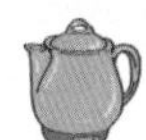 益母草 10 克	以水 200cc 煎至 90cc，去渣取汁。 每日早晚各 1 次，每次 45cc。

藥材／食材	作法／服用法
＋治血淋發燒 白茅根 10 克	以水 450cc 煎至 300cc，去渣取汁。 每日 1 次，代茶隨時飲用。
＋治血淋腳乏力 牛膝 20 克	以水 500cc 煎至 300cc，去渣取汁。 每日早午晚各 1 次，每次 100cc。
＋治血淋尿乏力 升麻 20 克	以水 500cc 煎至 300cc，去渣取汁。 每日早午晚各 1 次，每次 100cc。
＋治血淋排出血塊 大小薊 30 克	以水 500cc 煎至 300cc，去渣取汁。 每日早午晚各 1 次，每次 100cc。
＋治血淋小腹脹滿 鳳尾草 10 克	以水 300cc 煎至 150cc，去渣取汁。 每日早晚各 1 次，每次 75cc。
＋治血淋尿道出血 仙鶴草 30 克	以水 500cc 煎至 300c，去渣取汁。 每日早午晚各 1 次，每次 100cc。
＋治血淋膀胱出血 白茅根 30 克	以水 600cc 煎至 300cc，去渣取汁。 每日早午晚各 1 次，每次 100cc。
＋治血淋膀胱脹痛 山梔子 30 克＋冰糖 10 克	以水 600cc 煎至 300cc，去渣取汁。 每日早晚各 1 次，每次 150cc（易腹瀉、虛者忌之）。
＋治血淋膀胱出血多 紫草 10 克	以水 300cc 煎至 150cc，去渣取汁。 每日早晚各 1 次，每次 75cc。
＋治血淋尿道出血多 杜牛膝 10 克	以水 350cc 煎至 100cc，去渣取汁。 每日 1 次，代茶隨時飲用。

藥材／食材	作法／服用法
＋治血淋輸尿管出血多 桃仁 4 克	G.M.P. 濃縮散。 每日早晚各 1 次，每次 2 克，開水沖服。
＋治血淋尿道出鮮血 地龍 4 克	G.M.P. 濃縮散。 每日早晚各 1 次，每次 2 克，開水服用，至病情緩解為止。

四、氣淋：小便滯澀淋瀝，少腹悶脹，甚則脹痛難忍、舌紅苔薄白、脈沉弦或年老體弱，或久病後，解小便無力、點滴而出、小腹脹墜、少氣懶言、唇舌俱淡、脈虛弱。

藥材／食材	作法／服用法
＋治氣淋小腹脹痛難忍 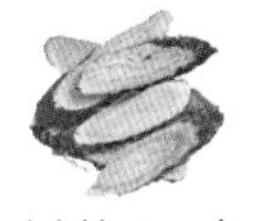 甘草 12 克	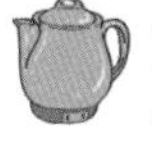 以水 300cc 煎至 150cc，去渣取汁。 每日早午晚各 1 次，每次 50cc。
＋治氣淋少氣懶言 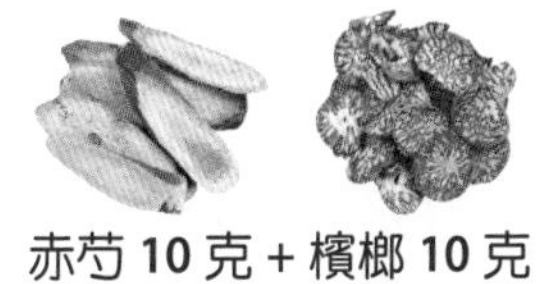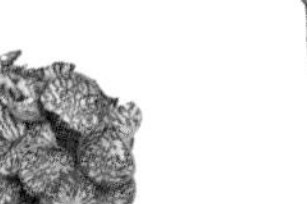 赤芍 10 克＋檳榔 10 克	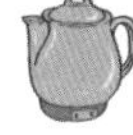 以水 300cc 煎至 150cc，去渣取汁。 每日早午晚各 1 次，每次 50cc。
＋治虛證氣淋小腹脹墜 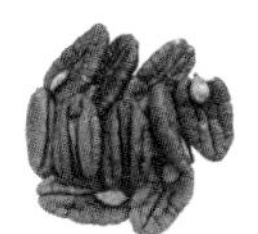 胡桃肉 15 克＋小米 30 克	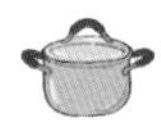 加水 500cc 煮成粥。 每午食用 1 次。
＋治虛證氣淋小便無力  菟絲子 10 克	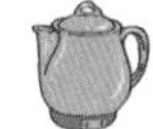 以水 300cc 煎至 150cc，去渣取汁。 每日早午晚各 1 次，每次 50cc。

五、膏淋：小便混濁如米泔、小便澀痛、舌紅苔厚膩、脈滑數。

藥材／食材	作法／服用法
✚ 治膏淋小便混濁如米泔 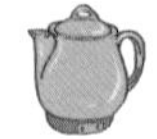 芹菜根 30 克	以水 500cc 煎至 300cc，去渣取汁。 每日早午晚各 1 次，每次 100cc。
✚ 治膏淋小便澀痛 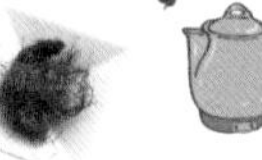 玉米鬚 30 克	以水 600cc 煎至 300cc，去渣取汁。 每日 1 次，代茶隨時飲用。
✚ 治膏淋小便澀痛發燒 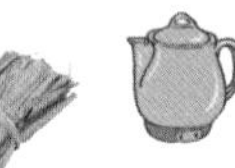 淡竹葉 10 克	以水 300cc 煎至 150cc，去渣取汁。 每日早午晚各 1 次，每次 50cc。
✚ 治膏淋小便少 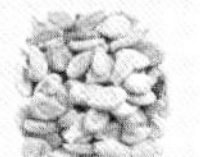 冬瓜仁粉 4 克	G.M.P. 濃縮散。 每日早晚各 1 次，每次 2 克。

中醫解讀

中醫淋證的觀念與治療

《雜病源流犀燭》曰：「淋者，滴瀝澀痛，濁者小便混濁而不清，……近醫不能分辨，淋病以濁藥治之。」白濁與淋病之初步判斷可以疼痛與否來區分。西醫所稱的淋病，是淋病雙球菌所引起的，類似中醫所稱的膏淋，華陀《中藏經》曰：「膏者，小便中出物如指膏。」而中醫所稱的「淋病」則有別於西醫所稱的淋病，除了膏淋之外，亦包括了泌尿道感染之熱淋，結石之石淋，另外有小便腹痛氣滯造成之氣淋，以及尿呈紅色之血淋，勞累造成小便淋瀝不盡之勞淋。

遺精則為精門不固，或小便帶精，或肛門用力所造成的，有可能是攝護腺功能異常所造成。

由上述可知，治療白濁正確的觀念，除了不亂服藥之外，要多休息，不要太勞累，適度減緩壓力，最重要的是對小便白濁要有正確的認識。

個論 21

陽痿與遺精

陽痿一般指的是男性未達到性功能衰退期，生殖器沒有能力勃起或無法維持勃起，以達到滿意的性行為。陽痿，大致可分為心因性與器官性兩大類。遺精是指不因性交而精液自行泄出的痛證。

西醫診療法

〈陽痿〉

常見的陽痿原因如下
1. 血管疾病：流進男性生殖器的充血量不足，以致無法勃起。
2. 神經傷害：包括脊髓損傷影響神經的作用。
3. 內分泌的變化：血液中睪固酮濃度因年齡增長而降低。
4. 藥品副作用：包括某些治療高血壓藥物和潰瘍藥物等。
5. 心理因素。

心因性陽痿的治療首重去除心理因素和壓力，例如情緒上的問題，擔心、焦慮、疲勞或沮喪，或壓力過大。改變生活型態、伴侶之間的互動、感情的培養是改善的方法。此外均衡的飲食、充足的睡眠和適量的運動是維持身體健康基本的要求。如果仍無法恢復正常，就必須請教專業的精神科醫師了。

器官性陽痿，若有其他疾病，要先對其原有的疾病作治療，如糖尿病必須將血糖控制好，高血壓就應控制血壓，肝硬化者要注意飲食營養和腹水的情況，然後再針對陰莖的情況作不同的治療，包括口服藥物、血管手術、真空吸引器、陰莖海綿體藥物注射、陰莖植入術等。

〈遺精〉

精子在睪丸中產生，儲存於精囊內，加上攝護腺分泌物等成分而為精液。遺精是指不經性交而精液自行排出的情形。如在夢中有適當刺激，即會排精，此為正常生理現象，一般每月 2 至 3 次均屬正常，但過於頻繁遺精或一有性衝動就排精則屬病態。一般頻繁遺精的原因：其一是生活過度緊張而導致精神衰弱所引起。其二為較常見的原因是手淫習慣。

頻繁遺精的治療主要是改善緊張生活。若屬個人手淫的習慣，睡前不要過度興奮，不要看有色情刺激的文章或圖片。

中醫診療法

〈陽痿〉

中醫治療陽痿還當以找出致病原因而加以辨證論治為主。證屬腎陽虛者可使用右歸丸或桂附八味地黃丸；若屬心脾損傷者方用人參養榮湯或大補元煎及龜鹿二仙膠；若屬肝鬱脾虛者方用逍遙散，屬肝鬱氣滯者方用柴胡疏肝散；若屬濕熱下注者方用龍膽瀉肝湯。

〈遺精〉

中醫治療遺精亦當以辨證論治為主。若證屬腎氣不固者用金鎖固精丸、斑龍丸或右歸丸；屬心脾氣虛者，用歸脾湯或補中益氣湯；屬相火妄動者，用天王補心丹或知柏地黃湯及柴胡加龍骨牡蠣湯；證屬濕熱內蘊者，用萆薢分清飲或三才封髓丹。

一味中藥・健康之鑰

〈陽痿〉

一味中藥治療陽痿，多從**補腎陽**著手，例如淫羊藿、韭菜子、覆盆子、嫩鹿茸、肉蓯蓉、蛤蚧、仙茅、海馬、冬蟲夏草；若較易上火者可選用平補三陰（太陰、少陰、厥陰）之菟絲子；若有肺氣不足之虛性喘咳現象，可選用人參。

藥材／食材	作法／服用法
✚ 治腎陽虛陽痿 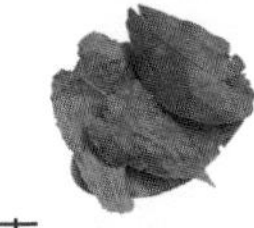 淫羊藿 60 克	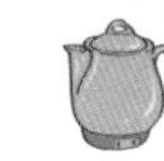 以水 600cc 煎至 300cc，去渣取汁。 每日早午晚各 1 次，每次 100cc。
✚ 治腎陽虛陽痿  韭菜子 30 克	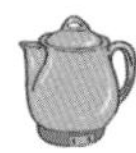 以水 600cc 煎至 300cc，去渣取汁。 每日早午晚各 1 次，每次 100cc。
✚ 治腎陽虛陽痿 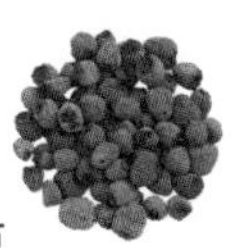 覆盆子 30 克	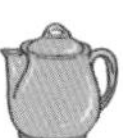 以水 600cc 煎至 300cc，去渣取汁。 每日早午晚各 1 次，每次 100cc。
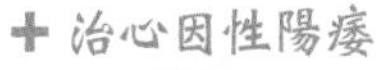 ✚ 治心因性陽痿 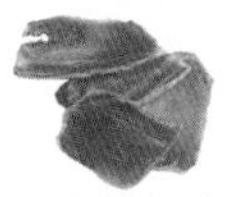 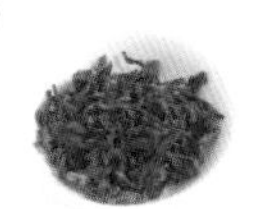 人參 9 克 + 綠茶 3 克	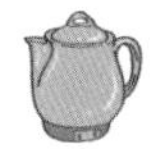 以水 500cc 煎至 200cc，去渣取汁。 每日早晚各 1 次，每次 100cc。
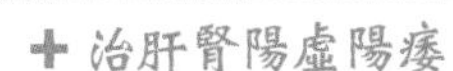 ✚ 治肝腎陽虛陽痿 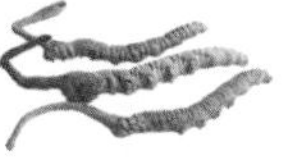 冬蟲夏草 50 克	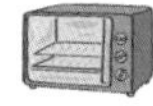 澆一點酒放入烤箱（以 50 ～ 60 度）烤至香味出現（用手可以折斷），再研成粉末。 每日早晚服用 2 克。
✚ 治氣血兩虛性陽痿 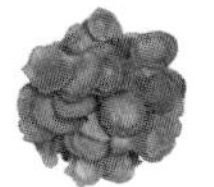 嫩鹿茸 100 克（柿茸粉）	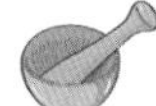 烘乾，研成粉末。 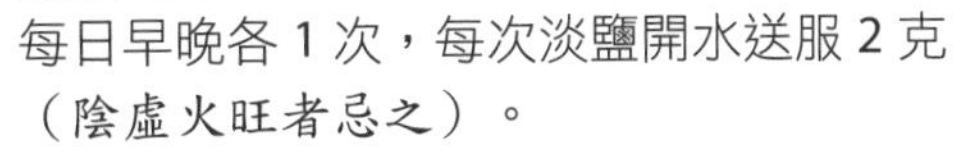 每日早晚各 1 次，每次淡鹽開水送服 2 克（陰虛火旺者忌之）。

藥材／食材	作法／服用法
✚ 治肝腎陽虛陽痿  菟絲子 30 克	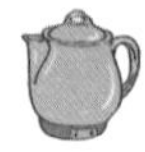 以水 600cc 煎至 300cc，去渣取汁。 每日早午晚各 1 次，每次 100cc。
✚ 治肝腎陰虛陽痿 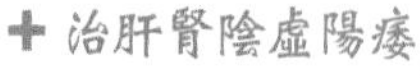 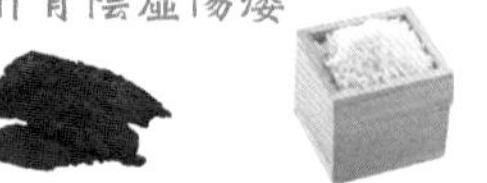 肉蓯蓉 30 克 + 白米 150 克	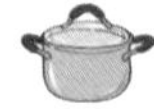 煮粥。 每日早晚各食 1 次。
✚ 治腎陽虛陽痿 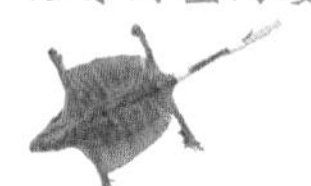 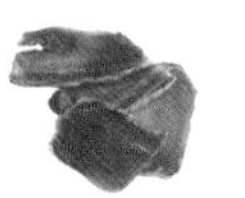 蛤蚧粉 10 克 + 人參粉 30 克	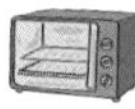 烘乾，研末，混合均勻。 每日早晚各服 1 次，每次 4 克，用溫水服用，連服 5 天。
✚ 治腎陽虛陽痿 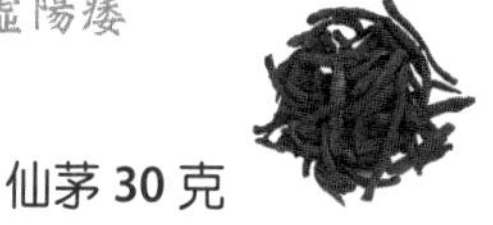 仙茅 30 克	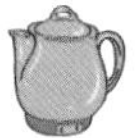 以水 600cc 煎至 300cc，去渣取汁。 每日早晚各服 150cc（除用仙茅之外，亦可以杜仲、淫羊藿、巴戟天等補腎藥代之）。
✚ 治腎虛陽痿 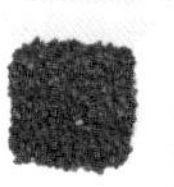 韭菜子 6 克	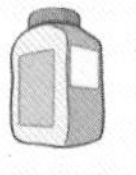 G.M.P. 濃縮散。 每日早午晚各 1 次，每次 3 克，用溫水服用。
✚ 治腎陽虛 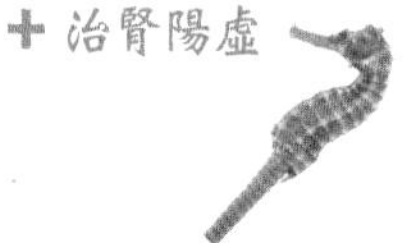 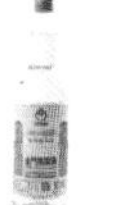 海馬 12 隻 + 酒 500cc	浸泡 2 個月。 每日睡前飲用 30cc。

〈遺精〉

關於遺精之一味中藥使用，在治療方面，依其辨證可分為三種類型治療。屬**腎虛精關不固者**，可用韭菜子、芡實、蓮鬚、龍骨、牡蠣、金櫻子、桑螵蛸、白果等；屬**腎陰虛者**，可用山茱萸、山藥、旱蓮草等；屬**心陽虛者**，可用生薑、龍骨、牡蠣、五倍子診療。

藥材／食材	作法／服用法
+ 治腎虛精關不固遺精 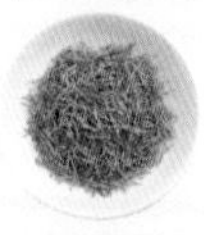 蓮鬚 10 克	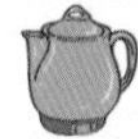 以水 350cc 煎至 200cc，去渣取汁。 每日 1 次，代茶隨時飲用。
+ 治腎虛精關不固遺精 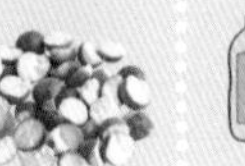 芡實 6 克	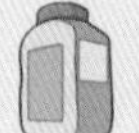 G.M.P. 濃縮散。 每日早晚各 1 次，每次 3 克。
+ 治滑精 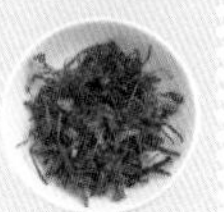 旱蓮草 8 克	G.M.P. 濃縮散。 每日早晚各 1 次，每次 4 克。
+ 治夢遺  紫蘇子 9 克	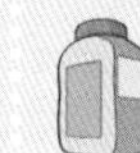 G.M.P. 濃縮散。 每日早午晚各 1 次，每次 3 克。
+ 治腎陰虛遺精 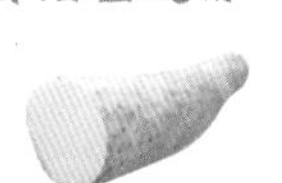 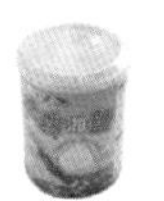 新鮮山藥 100 克 + 鹽少許	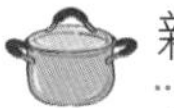 新鮮山藥煮爛，加鹽調味。 每日晚上食用 1 次。
+ 治腎陽虛遺精  韭菜子 9 克	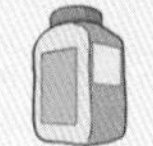 G.M.P. 濃縮散。 每日早午晚各 1 次，每次 3 克。
+ 治心陽虛遺精 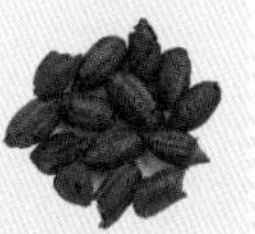 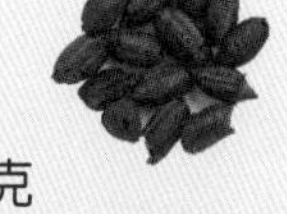 桑螵蛸 3.5 克	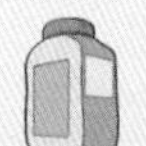 G.M.P. 濃縮散。 每日臨睡前服用。
+ 治心陽虛遺精   龍骨 2.5 克 + 韭菜子 2.5 克	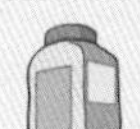 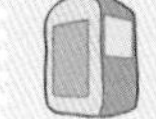 G.M.P. 濃縮散。 每日睡前服用 5 克。
+ 治心陽虛遺精 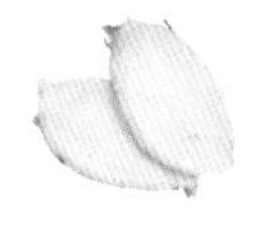 生薑 2 片	擦腳心湧泉穴處。 每日晚上 1 次。 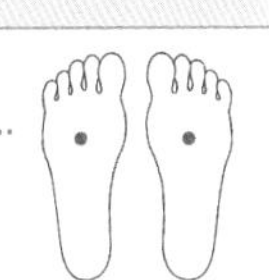

藥材／食材	作法／服用法
✚ 治心陽虛遺精 五倍子 9 克	G.M.P. 濃縮散。 每日早午晚各 1 次，每次 3 克。
✚ 治腎虛遺精 金櫻子 15 克	以水 300cc 煎至 200cc，去渣取汁。 每日早晚各 1 次，每次 100cc。
✚ 治腎陰虛遺精 山茱萸 20 克	以水 500cc 煎至 300cc，去渣取汁。 每日早午晚各 1 次，每次 100cc。
✚ 治腎陽虛遺精 白果 10 克	以水 300cc 煎至 200cc，去渣取汁。 每日早晚各 1 次，每次 100cc。
✚ 治腎虛遺精 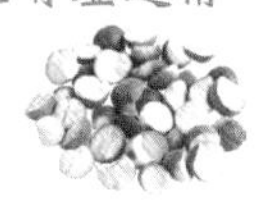 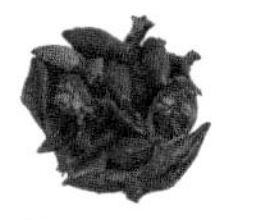 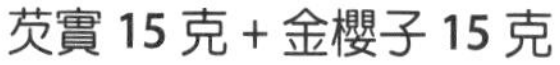 芡實 15 克 + 金櫻子 15 克	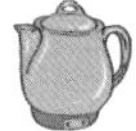 以水 600cc 煎至 300cc，去渣取汁。 每日早午晚各 1 次，每次 100cc。

中醫解讀

腎虧辨疑

往往患者出現陽痿、夢遺、遺精、腰酸背痛、頭暈、倦怠、甚至眼眶發黑，即被診斷為「腎虧」。其實「腎虧」在西醫而言是沒有此一名詞的，而把以上病症當作腦神經衰弱診治。其實民間所稱之「腎虧」即類似中醫辨證所稱之「腎陰虛」。以下列出腎陰虛的臨床表現，再從現代醫學探討腎陰虛，據此對腎虧的實質加以探討。

- **遺精早洩：**刺激交感神經可引起射精。
- **眩暈耳鳴：**自主神經失調可引起姿態性低血壓（Orthostatic Hypotension）而產生眩暈的症狀。

◆ **腰酸背痛：**背部血管收縮過度，久了之後會造成背部肌肉局部缺氧，造成腰酸背痛的症狀，自主神經有參與血管收縮的作用。

◆ **五心煩熱：**「五心」即四肢掌心加上胸腔內的心臟。五心煩熱之意，即指四肢掌心和胸腔內之心，因煩躁而感覺發熱。五心為何發熱？除了其間密布血管之外，棕色脂肪的存在亦不容忽視。所謂棕色脂肪，是一種不需 ATP 存在，即能發熱的組織。位於身體內血管較多的地方，諸如四肢末端，心臟及胸腹主動脈，內有自主神經之正腎上腺（Norepinephrine）分布。

◆ **口乾舌燥：**口腔黏液之分泌，可由副交感神經促進之。如果交感神經被興奮，則副交感神經被相對的抑制，口水分泌減少，可產生口乾舌燥的症狀。抗組織胺藥物服用後會產生口乾舌燥，其原因即在於其有抗副交感神經的作用，而減少口水分泌，導致口乾舌燥。

◆ **失眠多夢：**睡眠週期之快速動眼期（REM）最主要是由腦幹兩側的藍斑核（Locus Ceruleus）所引起，其內有許多正腎上腺素（Norepinephrine）之神經纖維分布至大腦，其受刺激時，可引起大腦的活化，而產生多夢，即使在睡眠中，腦部的活動亦酷似清醒。

◆ **盜汗：**刺激交感神經可促使汗腺大量分泌汗液。

腎陰虛雖然表現的症狀不同，卻有其共通性，即皆和自主神經的關係密切。自主神經的中樞位於下視丘與腦幹，前者主要有整合協調的作用（Integral），而後者主要是內源性表現。下視丘內自主神經的核為室旁核（Paraventricular Nucleus），因此腎陰虛的實質和下視丘室旁核應有相當的關連。腎虧的實質即和下視丘內自主神經中樞的失調有關。

長期熬夜、身心俱疲、喝咖啡成癮、手淫過度、用腦思慮過度、飲食香辣厚味、喝酒、甚至感冒久治不癒均有可能造成「腎陰虛」的症狀。因下視丘具有調控體內身體平衡之功能，若自主神經失調，則產生症狀。手淫或腦神經衰弱只是造成腎虧原因的其中一環。

腎陰虛若往更嚴重地步發展，可能會造成腎氣不固，或腎不藏精等表現。

個論22

尿失禁

尿失禁是指無法用意志控制排尿，尿液不由自主地由尿道流出。它是年長者常遇到的問題，女性亦容易受到此問題困擾，其中又以曾分娩者居多。一般而言西醫將其分為四種類型，分別為應力型尿失禁、急迫型尿失禁、滿溢型尿失禁和全漏型尿失禁。屬中醫之「遺溺」、「失溲」等範疇。

西醫診療法

◆ **應力型尿失禁：**其產生最主要的原因是支撐膀胱的韌帶失去其固有的彈性，因此腹腔壓力增加時，會造成膀胱壓迫而有尿液流出的現象，常見於生產後的婦女。當患者在咳嗽、打噴嚏、搬運重物、上下樓梯或爬山、運動時，尿道口會遺漏數滴的尿液出來。

◆ **急迫型尿失禁：**即尿急時，還沒來得及到達廁所，就已經解尿的現象。其主要的原因是膀胱逼尿肌反應過度或膀胱頸失去功能。膀胱炎的患者以及中風或糖尿病所造成的神經病變是常見的原因。

◆ **滿溢型尿失禁：**是由於膀胱積存太多的尿，無法正常排出，終而導致尿液滿溢的現象，攝護腺肥大是常見的原因，有尿失禁的現象產生，常是泌尿道手術的後遺症。

較輕微的尿失禁可以應用自我調適治療的方法，可應用按時小便和延後小便的方法，即強迫自己在間隔兩個小時後，才去解小便，或逐漸延長排尿的間隔時間。此外，骨盆底肌運動、提肛術、壓迫會陰部位、轉移注意力，專注呼吸治療，都會收到一定的改善作用。以上方法可配合藥物的使用，飲食上要避免刺激性食物。嚴重的應力性尿失禁，還是要利用手術方法即膀胱懸吊術。

應力性尿失禁是所有尿失禁中最常見者，除了可以上方法治療之外，最主要還是要懂得預防之道，例如產後骨盆腔肌肉復健運動（凱格爾運動），停經後婦女荷爾蒙的使用均是保健之道。

中醫診療法

尿失禁在中醫的觀念屬範疇，亦有名為**「遺溺」**、**「失溲」**者，一般可用腎氣丸、縮泉丸、桑螵蛸散、五苓散、苓桂朮甘湯、補中益氣湯等方加減；屬肝鬱脾虛者可用逍遙散，肝膽經濕熱者可用龍膽瀉肝湯。

「遺尿」除了指的是小便失禁之外，三歲以上小兒尿床或夜尿症亦屬之，與大腦皮質功能發育失調有關，大部分與精神因素及體質虛弱為主。

一味中藥．健康之鑰

關於尿失禁的中醫調治，一般而言，如屬**陰虛者**可用柏子仁、白薇、芍藥、玉竹；屬**脾肺氣虛者**可用茯苓、山藥；屬**腎氣不固**可用補骨脂、胡桃肉、鹿角霜等藥；屬**固澀無力者**可用烏藥、益智仁、柿蒂、金櫻子等藥；屬**肝風內動者**，可用龍骨、牡蠣；屬**膀胱蓄熱者**可用薔薇根等；太陽膀胱經受風寒可用麻黃等。

藥材／食材	作法／服用法
✚ 治固澀無力尿失禁 益智仁 6 克	G.M.P. 濃縮散。 每日早晚各 1 次，每次 3 克。
✚ 治腎氣不固尿失禁 鹿角霜 3 克	G.M.P. 濃縮散。 每日睡前溫水服下。

藥材／食材	作法／服用法
✚ 治腎氣不固尿失禁 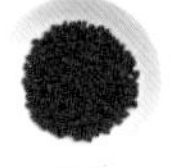 補骨脂 15 克	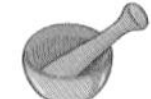 以鹽水浸泡 1 天，再曬乾，研末。 每日睡前服用 1.5 克。
✚ 治小兒遺尿 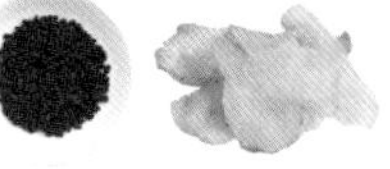 補骨脂 8 克 + 玉竹 10 克	以水 500cc 煎至 300cc，去渣取汁。 每日早午晚各 1 次，每次飯前服用 100cc。
✚ 治腎氣不固尿失禁 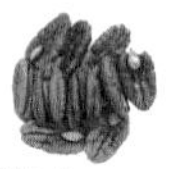 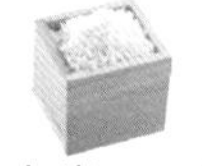 胡桃肉 20 克 + 白米 50 克	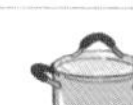 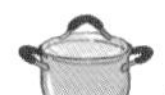 加水，煮粥。 每日晚上食用 1 次。
✚ 治脾肺氣虛尿失禁 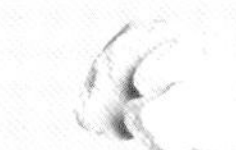 茯苓 3 克 + 山藥 3 克	G.M.P. 濃縮散。 每日早晚各 1 次，每次 3 克搭配溫的米湯服用。
✚ 治陰虛尿失禁 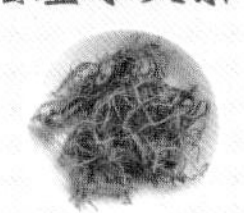 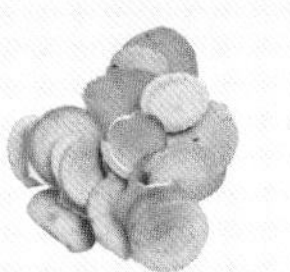 白薇 3 克 + 炒白芍 3 克	G.M.P. 濃縮散。 每日早晚各 1 次，每次 3 克搭配溫的米湯服用。
✚ 治風寒尿失禁 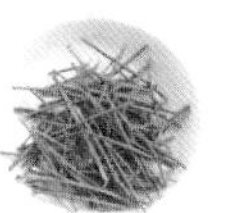 麻黃 15 克	以水 200cc 煎至 100cc，去渣取汁，撈除表面泡沫。 每日早晚各 1 次，每次 50cc。
✚ 治肝風內動尿失禁  龍骨 3 克 + 牡蠣 3 克	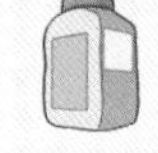 G.M.P. 濃縮散。 每日早晚各 1 次，每次 3 克。
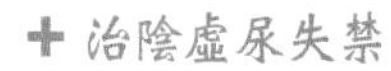 ✚ 治陰虛尿失禁 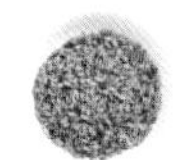 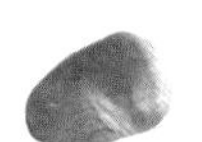 柏子仁 12 克 + 豬心 1 個	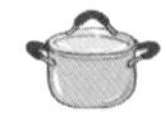 將柏子仁放入豬心中，加水 300cc 煮熟。 每日晚上食用 1 次。

個論 23

頭痛

頭痛本身可以是一種疾病，也可以是其他疾病所伴隨的一種症狀。西醫認為與壓力、緊張、血液循環有關；中醫則更細分寒熱、虛實、陰陽、氣血等不同的證型，加以分型論治。

西醫診療法

頭痛的原因非常多種，尤其是慢性頭痛，一般可分為壓力性頭痛、血管性頭痛（加偏頭痛），或憂鬱性頭痛、叢集性頭痛。

◆**壓力性頭痛：**一般主訴為頭部有帶狀的疼痛感覺，常常在壓力、情緒、吵鬧、疲倦時會加重其症狀表現。**憂鬱性頭痛**晨起尤甚，並且會伴隨著一些憂鬱的症狀出現。**慢性頭痛**除了以上原因之外，當然鼻竇炎、高血壓、中風、眼疾、腦瘤等原因也會造成長期頭痛。因此，治療頭痛當要根據其病因，加以鑑別診斷分型治療，頭痛的強度、性質、位置、期間均可為頭痛所造成的原因，作鑑別診斷的參考。

◆**偏頭痛：**本病一般是由於顱骨外血管擴張所引起，可分為普通型（約占百分之八十以上）、典型、叢集性、麻痺性及眼肌麻痺性，後二型較少見。其發作一般除了和工作壓力太大、身體極度疲憊、情緒沮喪，以及女性月經來潮時有關之外，其亦和喝酒、咖啡因、巧克力、味素、乳酪等飲食有關。

偏頭痛的發作是一種非常劇烈、反覆發作的脈動性疼痛，通常會發生於某一眼的上方或後面；也可能從頭的背面開始發作，然後牽連至頭的一整邊（亦有可能是兩邊），通常伴有焦慮、噁心、嘔吐、腹瀉、便祕、視力模糊、四肢麻痛等症狀，好發於女性，並且有家族史的情形，西醫常治以 Ergotamine 合 Caffeine 或一般 NSAID 之止痛藥。

中醫診療法

關於頭痛，中醫則根據不同頭痛的原因加以辨證分型論治，例如感冒頭痛可分風寒、風熱、風濕，內傷頭痛則可分陰虛、血虛、氣虛、陽虛、痰、內風、火、瘀等證型。**風寒**可用川芎茶調散，**風熱**可用芎芷石膏湯，**風濕**可用羌活勝濕湯。關於內傷頭痛，**血虛頭痛**可用人參養榮湯加減治之，**肝風**可用天麻鉤藤散加減，**氣虛頭痛**可用補中益氣湯加減，**陽虛**可用桂附八味地黃湯或附子湯加減，**痰濁頭痛**可用半夏天麻白朮湯加減，**寒濕頭痛**可治以吳茱萸湯，**瘀血頭痛**則可用血府逐瘀湯或通竅活血湯加減治療。除了藥方之外，甚至可配合針灸、推拿，亦會有不錯的效果。

一味中藥・健康之鑰

頭痛的原因很多，常用的中藥可分為**辛溫解表**（細辛根、白芷、蒼耳子）、**辛涼解表**（薄荷）、**清熱作用**（山豆根、黃芩、夏枯草、菊花、酒浸大黃、茵陳）、**活血止痛**（當歸、川芎、三七、地龍）、**和中止痛**（甘草）、**平肝熄風止痛**（白殭蠶、蟬蛻、刺蒺藜）、**溫中止痛**（大蒜）等。

藥材／食材	作法／服用法
✚ 頭痛劇烈者 細辛根 1 克	G.M.P. 濃縮散，以 0.5 克塗於鼻內。 每日早晚各 1 次，每次 0.5 克。
✚ 治頭風熱痛 山豆根 10 克 + 亞麻仁油 5cc	G.M.P. 濃縮散，加亞麻仁油調勻。 每日早晚各 1 次，塗臉部兩側太陽穴。
✚ 治少陽頭痛 黃芩 9 克	G.M.P. 濃縮散。 每日早午晚各1次，每次3克，搭配茶服用。

藥材／食材	作法／服用法
✚ 治血瘀性頭痛 川芎 9 克	G.M.P. 濃縮散。 每日早午晚各 1 次，每次 3 克，搭配茶服用。
✚ 治熱瘀性頭痛 酒浸大黃 3 克	G.M.P. 濃縮散。 每日早晚各 1 次，每次 1.5 克，搭配茶服用。
✚ 治胃虛性頭痛 甘草 10 克	以水 1 碗煎至剩 6 分，去渣取汁。 每日早上 1 次。
✚ 適於肝陽上亢頭痛 夏枯草 20 克	以水 500cc 煎至 300cc，去渣取汁。 每日早午晚各 1 次，每次 100cc。
✚ 適於肝陽上亢頭痛 菊花 20 克 + 鹽少許	以水 300Cc 煎至 200cc，加鹽拌勻。 每日 1 次，代茶隨時飲用。
✚ 治風寒頭痛 蔓荊子 10 克	以水 200cc 煎至 100cc，去渣取汁。 每日早晚各 1 次，每次 50cc。
✚ 治風寒頭痛 白芷 15 克	以水 500cc 煎至 200cc，去渣取汁。 每日早晚各 1 次，每次 100cc。
✚ 治風寒頭痛 白芷 9 克	G.M.P. 濃縮散。 每日早午晚各 1 次，每次 3 克。
✚ 治少陽頭痛 蒼耳子 9 克	G.M.P. 濃縮散。 每日早午晚各 1 次，每次 3 克。
✚ 治風熱頭痛 薄荷 5 克	G.M.P. 濃縮散。 取棉花棒沾少許的水，再沾少許薄荷粉塞入鼻腔內。

藥材／食材	作法／服用法
✚ 治肝風內動頭痛 白殭蠶 3 克	G.M.P. 濃縮散。 每日早上 1 次，搭配茶水服用。
✚ 治虛性頭痛 大蒜	切片，置於臍上。 每日用艾條灸之。
✚ 治血虛頭痛 當歸 6 克	G.M.P. 濃縮散。 每日早午晚各 1 次，每次 2 克。
✚ 適於肝陽上亢頭痛 蟬蛻 9 克	G.M.P. 濃縮散。 每日早午晚各 1 次，每次 3 克。
✚ 治血瘀性頭痛 三七 4.5 克	G.M.P. 濃縮散。 每日早午晚各 1 次，每次 1.5 克。
✚ 預防頭痛復發 地龍 3 克	G.M.P. 濃縮散。 每日早午晚各 1 次，每次 1 克。
✚ 治風濕頭痛 茵陳 20 克	以水 500cc 煎至 300cc，去渣取汁。 每日早午晚各 1 次，每次 100cc。
✚ 治少陽頭痛 刺蒺藜 20 克	以水 500cc 煎至 300cc，去渣取汁。 每日早午晚各 1 次，每次 100cc。

個論 24

腰痛

醫師，我最近常常感到腰酸背痛，尤其是「腰子」的地方，是不是腎不好？以上是臨床上患者常見的抱怨。一般民眾之所以會有如此的見解，當和中醫所稱「腰為腎之府」有關，但其究竟意義為何？實有必要作一探討。

西醫診療法

腰痛是臨床上常見的一種病症，其發生原因及鑑別診斷非常廣泛，從脊椎所產生的病變如椎間盤突出、退化性關節炎到全身的病變如轉移性癌症，都有可能產生腰痛、下背痛。有些腰痛的原因如椎間狹窄及骨刺，有時候是沒有症狀的，愈突顯其診斷的重要性。

腰痛最常見的原因是腰扭傷，常由於突然提重物或姿勢不良所造成；其次常見原因是坐骨神經痛（椎間盤突出或骨刺容易發生），焦慮或憂鬱造成長期肌肉緊繃也是腰痛常見的原因之一；有些原因則是由於結構異常所造成，如脊椎側彎（Scoliosis），其他如骨質疏鬆及壓迫性骨折與脊椎滑脫也會造成腰痛，骨髓炎所造成之腰痛則好發於常罹患泌尿道感染之糖尿病的患者。

夜間或休息後無法改善之腰痛，有可能是胃癌或轉移癌（最主要是從攝護腺、乳房、肺或淋巴癌轉來），骨質疏鬆所造成的壓迫性骨折及嚴重之坐骨神經痛也會有類似情形。骨質疏鬆平常產生的症狀是酸痛，一直到了提重物或摔倒產生骨折才會產生較劇烈的症狀而發現之。

泌尿系統的問題也會產生腰痛，如腎結石會產生絞痛，並於腎區會有敲擊痛，輸尿管結石疼痛甚至會轉移至腹股溝或少腹區，膀胱炎或腎盂炎則會有發燒、小便澀痛的情形，有些腎病如急性腎炎也會有腰痛的情形。其他如咳嗽、心內膜炎、消化性潰瘍由於反射痛的關係，也有可能產生腰痛。

由上可知，腰痛的原因非常多，從骨傷科到內科，林林總總，其治療還是要以病因為主，加以鑑別診斷施治為要。

中醫診療法

中醫稱腰為「腎之府」，故稱腰痛就是腎虛的一種表現。民間甚至會將腰痛與腎虧聯想在一起，原因即在於中醫所稱的腎是一種本能的表現，和自主神經、內分泌系統的調節有關，如果神經血管系統產生病變，有產生腰痛的可能。反而有些真正的腎臟病如慢性腎炎、腎病症候群、腎衰竭，甚至快要洗腎的患者，不一定會有腰痛的情形發生。

中醫治療腰痛，除了先找出原因之外，一般會以辨證論治的精神加以用藥，如屬氣滯血瘀者，可用血府逐瘀湯；屬肝腎不足、氣血兩虛、風寒濕阻者，可用獨活寄生湯；氣血虛、濕熱壅盛者可用當歸拈痛湯；濕熱痺阻者可用甘露消毒丹或四妙散；陽虛寒濕困阻者可用桂枝芍藥知母湯；寒凝血瘀者可用當歸四逆湯。

除以上觀念之外，《素問‧宣明五氣論》曰：「腎主骨」，《素問‧陰陽應象大論》曰：「腎生骨髓」，《素問‧六節藏象論》稱腎：「其充在骨」。可見腰酸背痛若屬骨之病變者，亦可從腎論治。腎主骨生髓，腎藏精可化生骨髓，《內經》稱：「精不足，補之以味」可以血肉有情之品治腎精不足所造成的骨病變及腰酸背痛，藥方如右歸丸、左歸丸、龜鹿二仙膠均可在臨床上加減使用。

一味中藥・健康之鑰

腰痛常使用的中藥有**溫陽止痛**（鹿角霜、鹿茸、杜仲、狗脊、八角茴香、補骨脂、核桃、艾葉）、**活血化瘀**（澤蘭葉、紅花、蘇木、絲瓜絡）、**祛風濕藥**（桑寄生、威靈仙）、**理氣止痛**（香附、橘核）等。

除一味中藥的使用之外，亦有少數互相搭配使用者。

藥材／食材	作法／服用法
✚ 治腎臟虛冷腰痛 鹿角霜 9 克	G.M.P. 濃縮散。 每日早午晚各 1 次，每次 3 克，用溫水服用。
✚ 治腰腳痛 鹿茸 3 克	G.M.P. 濃縮散。 每日早上 1 次，用溫水服用。
✚ 治腰背酸痛 炒杜仲 3 克	G.M.P. 濃縮散。 每日早上 1 次，用溫水服用。
✚ 治寒濕腰痛 狗脊 20 克	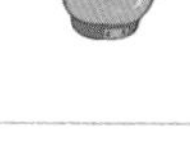 以水 500cc 煎至 200cc，去渣取汁。 每日早晚各 1 次，每次 100cc。
✚ 治腰扭傷 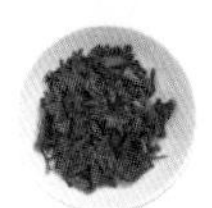 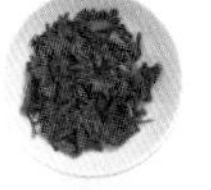 澤蘭葉 25 克	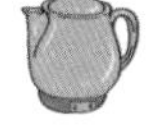 以水 600cc 煎至 200cc，去渣取汁。 每日早晚各 1 次，每次 100cc。
✚ 治腎虛腰痛 桑寄生 6 克	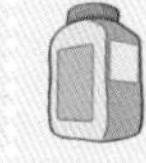 G.M.P. 濃縮散。 每日早晚各 1 次，每次 3 克。
✚ 治閃挫腰痛 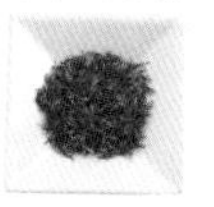 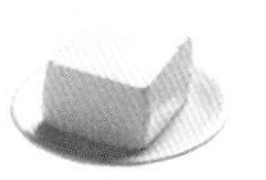 紅花 10 克 + 豆腐 1 塊 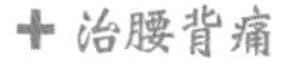	加水 200cc 煮 30 分鐘。 每日早上喝湯吃豆腐，連吃 3 天。
✚ 治腰背痛 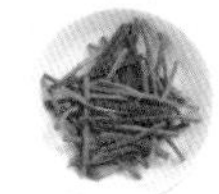 蘇木 15 克	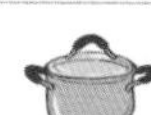 加水 300cc 煎煮至 200cc。 每日早晚各 1 次，每次 100cc。

藥材／食材	作法／服用法
✚ 治氣滯腰痛 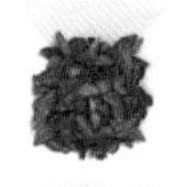 香附 9 克	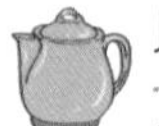 以水 200cc 煎至 90cc，去渣取汁。 每日早晚各 1 次，每次 45cc。
✚ 治腎虛氣滯腰痛 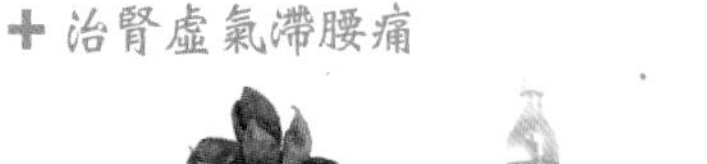 橘核 20 克 + 米酒少許	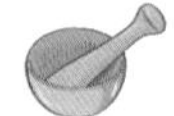 橘核微炒，去殼研末，以米酒拌勻調服。 每日晚上服 3 克。
✚ 治腰重刺脹 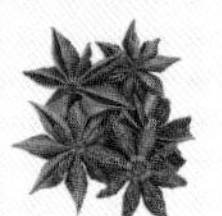 八角茴香 6 克	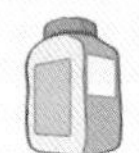 G.M.P. 濃縮散。 每日早晚各 1 次，每次 3 克。
✚ 治腎虛腰痛 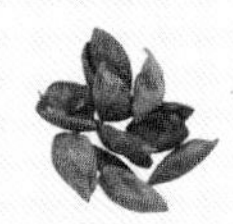 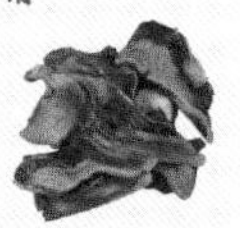 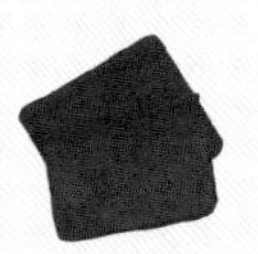 橘核 2 克 + 骨碎補 2 克 + 炒杜仲 2 克	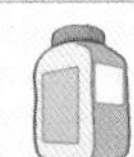 G.M.P. 濃縮散，混合均勻。 每日早晚各 1 次，每次 3 克。
✚ 治腎陽虛腰痛 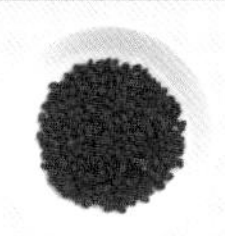 補骨脂 3 克	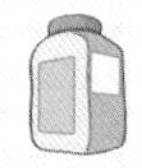 G.M.P. 濃縮散。 每日晚上 1 次，用溫水服用。
✚ 治腎陽虛腰痛 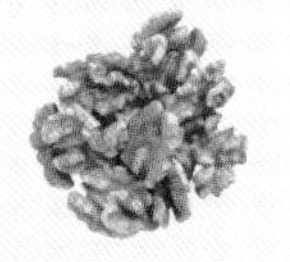 核桃 6 克	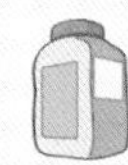 G.M.P. 濃縮散。 每日早晚各 1 次，每次 3 克，用溫水服用。
✚ 治風寒腰痛 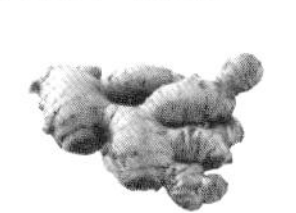 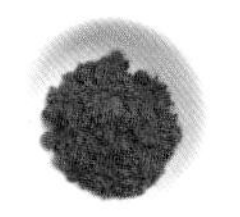 生薑 1000 克 + 紅糖 500 克	鮮生薑洗淨，榨汁，加紅糖調勻，用小火熬成膏。 每日早晚各 1 次，每次 30cc。
✚ 治腎虛腰痛 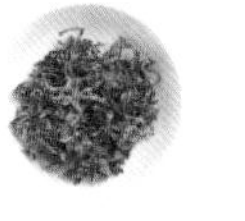  艾葉 50 克 + 白醋 15cc	艾葉用白醋微炒。 敷於患處，每日更換。

中醫解讀

《傷寒論》治療腰痛的觀念

《傷寒論》：「太陽病，頭痛發熱，身疼腰痛，骨節疼痛，惡風無汗而喘者，麻黃湯主之。」、「太陽病，項背強几几，無汗惡風，葛根湯主之。」可見邪在表衛的腰酸背痛，可治以麻黃湯或葛根湯。

《傷寒論》：「病發熱頭痛，脈反沉，若不瘥，身體疼痛，當溫其裡，宜四逆湯。」、「傷寒，醫下之，續得下利，清穀不止，身疼痛者，急當救裡；後身疼痛，清便自調者，急當救表。救裡宜四逆湯，救表宜桂枝湯。」可見表證所造成的腰酸背痛可治以桂枝湯，若屬裡虛者可治以四逆湯。裡虛亦可用附子湯，如《傷寒論》曰：「少陰病，身體痛，手足寒，骨節痛，脈沉者，附子湯主之。」若寒邪侵犯機體者則可治以桂枝附湯，如《金匱要略》云：「傷寒八九日，風濕相搏，身體疼煩，不能自轉側，不嘔不渴，脈浮虛而澀者，桂枝附子湯主之。」《傷寒論》曰：「霍亂，頭痛發熱，身疼痛，熱多欲飲水者，五苓散主之。」則說明了以健脾的方法治療痛症的情形。

總之，腰痛的治療還當以溫陽、健脾、宣肺、清熱、活血為主，除了中西醫用藥之外，平常維持正常的姿勢亦不可忽略。此外，找一位合格中醫或西醫師加以鑑別診斷是重要的。

個論 25

脅肋痛

「醫師，我最近時常感覺右邊脅肋區悶痛，很不舒服，不知到底是什麼原因？」以上是一位六十歲的婦女，來到門診求醫的主要訴求。

西醫診療法

一般在門診遇到這種病例以肋間神經痛居多，但其痛的表現多為刺痛，痛的區域較小，不似上述患者的範圍較大。其次要考慮是不是得了膽囊炎或肝炎發作，經超音波掃描及檢測肝功能指數之後，一切都正常，也沒有閃挫、帶狀皰疹後遺症的痛史。

經過以上考慮之後，建議患者排個胃鏡檢查，看是不是消化性潰瘍，結果也正常。排除了門診初步對脅肋痛的許多想法之後，心想是不是肌肉相關組織發炎的問題，開了幾顆胃藥和止痛藥，囑咐病人多休息，門診追蹤。

隔幾天病人來複診，症狀依然存在，面現憂容，作了一些理學檢查，發現病人壓痛很明顯，問診之後，發覺病人最近有些心事無法解開，於是將其視為中醫的「肝鬱」治療，用疏肝解鬱理氣的一些中藥，並且針其阿是穴，囑咐其藥服完後再來門診追蹤。隔幾天患者來複診，病況已改善許多，幾乎痊癒，欣喜之情顯現於臉上。

中醫診療法

脅肋痛是臨床上常見的一種自覺症狀，一般要考慮的原因有許多，但門診最常見的原因為肋間神經痛、胃痛、肝炎、膽囊炎、肌膜炎、肋膜炎、背痛之反射、或者是閃挫、帶狀皰疹後遺症。另外一種常見的原因即中醫所稱的**「肝鬱」**，由於氣滯不通，造成經絡血循環不暢，鬱積在肝區，形成疼痛的感覺。

腹腔中的肝是全身血液儲藏較多的地方，如果其內部的血管收縮，會造成肝區疼痛，人的情緒若激烈變動，例如「肝火」，可造成肝內血管的收縮而有脅痛症狀的產生。《辨證奇聞》：「惱怒，因而胸脇脹悶而脅作痛。」或因憂鬱也會有脅痛的情形發生，正如《臨證指南醫案》所言：「脅痛，有因忿怒氣鬱，有因肝膽火盛。」

另外，肝膽濕熱、肝陰不足也會造成脅肌疼痛。總之，對待脅肋疼痛的患者，是需要多層面考量的，不可偏廢一面。屬**邪犯少陽者**可治以小柴胡湯；屬**肝鬱氣血虛者**可治以逍遙散；**肝陰虛者**可治以一貫煎；**肝膽濕熱型者**可治以龍膽瀉肝湯。

一味中藥・健康之鑰

脅肋痛的一味中藥使用，常分為**活血祛瘀止痛**（蘇木）、**辛溫解表止痛**（防風）、**化痰行氣止痛**（旋覆花、瓜蔞皮）、**清熱解毒止痛**（黃水茄）等。

藥材／食材	作法／服用法
✚ 治血瘀脅肋痛 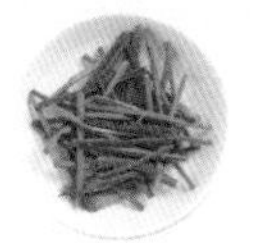 蘇木 10 克	以水 200cc 煎至 100cc，去渣取汁。 每日早晚各 1 次，每次 50cc。
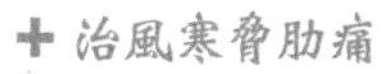 ✚ 治風寒脅肋痛 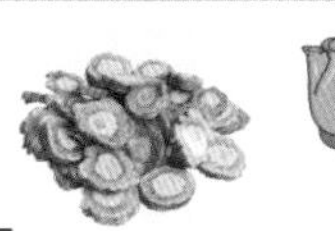 防風 10 克	以水 150cc 煎至 100cc，去渣取汁。 每日早晚各 1 次，每次 50cc。
✚ 治痰瘀脅肋痛 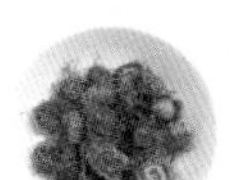 旋覆花 10 克	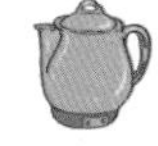 以水 150cc 煎至 100cc，去渣取汁。 每日早晚各 1 次，每次 50cc。

藥材／食材	作法／服用法
✚ 治肝炎引起的脅痛，適於各類型肝炎引起的脅痛 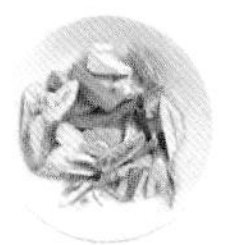 黃水茄 30 克	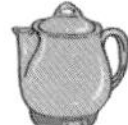 以水 600cc 煎至 300cc，去渣取汁。 每日早晚各 1 次，每次 150cc，連服 10 天。
✚ 治肋痛 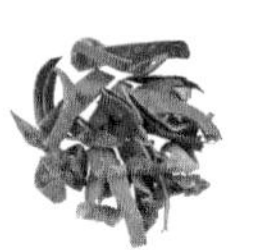 瓜蔞皮 50 克	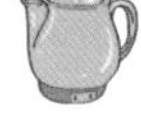 以水 500cc 煎至 200cc，去渣取汁。 每日早晚各 1 次，每次 100cc，連服 10 天。

中西醫解讀

中、西醫對肝的解釋有何差別？

中醫所稱的肝和西醫所稱的肝，是有一段距離的。根據中醫所稱肝的生理，包括了肝主疏瀉、肝藏血，以及病理的肝火、肝鬱、肝風，無不和情緒相關，以西醫解剖生理的了解而情緒的中樞位於腦中邊緣系統，即時下所稱的 EQ，因此中醫所稱的肝，和腦中邊緣系統是很相關的。

為何中醫所稱的肝會和腹腔中的肝有關，應和情緒所造成的肝區脅痛有關，左側的脾所藏的血液最多（難怪中醫稱肝在左邊），除了功能之外，和脾血較多不無關係。人的情緒劇烈變動，引起血管收縮，會造成左側的脾臟血管收縮或右邊的肝血管收縮，引起脅肋疼痛。

據上，無怪乎民眾大都喜歡把疲倦歸於肝不好。其實疲倦有可能是一種情緒的表現，一般的肝炎若不是很嚴重（肝功能指數高達數千），是不會有疲累現象的。

個論 26

痿證

痿證屬於中醫的名詞範疇，指的是肢體筋脈弛緩，軟弱無力，甚至不能握物，足不能任身，日久漸至肌肉萎縮，不能隨意運動的一種病證，有輕重緩急之別，輕者只有下肢無力之見症，用藥數日可癒；病重或失治者，則可能終生殘廢。

西醫診療法

大都由於脊髓病變所造成，可分為週邊型（影響 Lower motor neuron）及中樞型（影響 Upper motor neuron），前者伸張反射（Stretch reflex）消失，肌肉張力減少，甚至會產生肌肉萎縮，常見的病例為小兒麻痺症（Poliomyelitis），如果只是部分運動神經元受損，產生輕微的下肢麻痺無力則稱為下肢無力（Paraparesis），伸張反射仍存在，只是較微弱，不會產生肌肉萎縮。

若屬於中樞型者，則伸張反射會增加，可分為急性期和慢性期，急性期常伴有大小便困難的情形，其產生原因可能是脊椎血管缺血所造成，亦有可能是外傷或腫瘤所造成。假如是中樞型所造成的，會有神昏、嗜睡、抽筋。下肢無力有極少數是由 Guillain-Barre syndrome 所造成。

當急性期數星期或數月未痊癒者，則容易轉成慢性期，其造成原因有可能是多發性硬化症、脊椎壓迫、腫瘤或長期缺乏維他命 B_{12} 所致。此外，一些由遺傳所造成的疾病，如進行性肌肉萎縮症（Muscular Dystrophies）是一種肌肉細胞隨著時間及年齡，漸進性地損傷與萎縮無力的疾病。

西醫治療下肢無力，還當以找出原因為要，有些急性缺血性患者，症狀較輕微者，打打點滴很快就會恢復，但較嚴重者，則須根據病因治療。

以上諸疾，均可參考中醫「痿證」範疇診療治之。此外，進行性肌肉萎縮症亦屬之。

中醫診療法

《素問．痿論》曰：「肺熱葉焦，則皮毛虛弱極薄著，則生痿躄也。」肺主宣發衛氣，若**熱盛灼傷肺葉**，衛氣不行則不用，故而形成痿證。本證可用清燥救肺湯。

《素問．生氣通天論》云：「因於濕，首如裹，濕熱不攘，大筋緛短，小筋弛長，緛短為拘，弛長為痿。」濕邪會阻滯經絡氣血，造成筋失濡養，產生痿證，加上**濕邪化熱**，更傷氣血，會加重病情，故治以清熱利濕之加減方，如四妙散加萆薢、秦艽或豬苓湯。

《素問．六元正紀大論》云：「民病大熱少氣，肌肉萎足痿。」可治以調胃承氣湯清熱；熱象更重者，則可治以白虎湯。

脾腎陽虛造成氣血兩虛，筋失濡養，終而成肝腎虧損之痿證，可治以理中湯溫陽益氣養血，而可用虎潛丸加減或河間地黃飲子。預防痿證的復發，平常可治以參苓白朮散。

綜合以上，治痿之法有祛邪治熱，有補虛，其治療法則如《景岳全書．痿證》云：「細察經文，又曰：悲哀太甚則胞絡絕，傳為脈痿；思想無窮，所願不得，發為筋痿；有漸於濕，以水為事，發為肉痿之類，則又非盡為火證，此其有餘不盡之意，猶有可知。故因此而生火者有之，因此而敗傷元氣者亦有之，元氣敗傷，則精虛不能灌溉，血虛不能營養者，亦不少矣。若概從火論，則恐真陽虧敗，及土衰水涸者，有不能堪，故當酌寒熱之淺深，審虛實之緩急，以施治療，庶得治痿之全矣。」

總之，不論中醫治療痿證或西醫治療下肢無力，當以「辨證求因，審因論治。」的情況進行。

一味中藥．健康之鑰

用來調治痿證一味中藥的舉例，可分為**溫陽固腎藥**（杜仲、紫河車、桂枝）、**補氣藥**（黃耆）、**祛風濕藥**（五加皮）、**淡滲利濕藥**（薏苡仁）。

藥材／食材	作法／服用法
＋治痿症 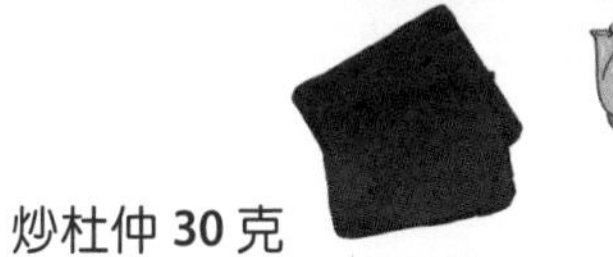 炒杜仲 30 克	以水 600cc 煎至 300cc，去渣取汁。 每日早晚各 1 次，每次 150cc。
＋治痿躄腳弱 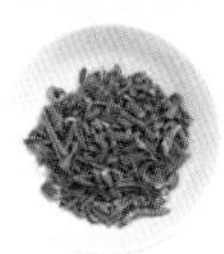 五加皮 15 克	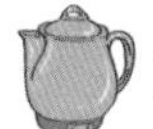 以水 300cc 煎至 100cc，去渣取汁。 每日 1 次，代茶隨時飲用。
＋治脾虛痿症 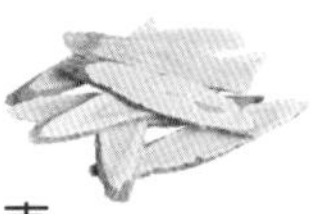 黃耆 30 克	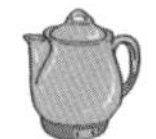 以水 500cc 煎至 300cc，去渣取汁。 每日 1 次，代茶隨時飲用。
＋治肝腎虛痿症 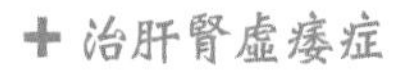 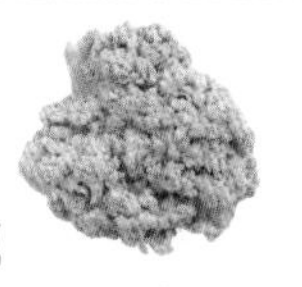 紫河車 4 克	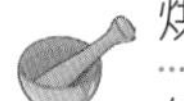 烘乾，研末。 每日早晚各 1 次，每次 2 克。
＋治肺熱痿痺拘攣 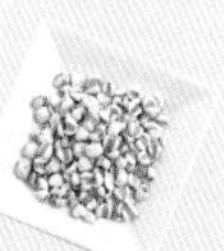 薏苡仁 9 克	G.M.P. 濃縮散。 每日早午晚各 1 次，每次 3 克。
＋治痿躄腳弱 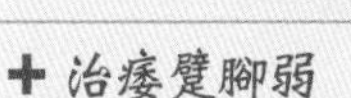 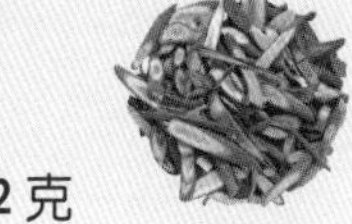 桂枝 2 克	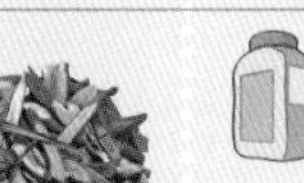 G.M.P. 濃縮散。 每日早晚各 1 次，每次 1 克。

個論 27

痺證

痺證屬於中醫名詞的範疇，指的是感受風寒濕氣，導致臟腑經絡氣血痺阻不通，產生肢體肌肉關節疼痛、酸脹、麻木、沉重等症的一種病證，甚者可造成臟腑障礙。

西醫診療法

本病與西醫所稱的類風濕性關節炎（亦包括結締性組織疾病，如全身性紅斑性狼瘡、硬皮症、多發性肌炎）、痛風性關節炎、退化性關節炎、坐骨神經痛等有一定的關聯性。

中醫診療法

《素問．痺論》：「風寒濕三氣雜至，合而為痺也。」說明了痺證的產生和風寒濕三氣相關。《素問．痺論》：「帝曰：榮衛之氣，亦令人痺乎？岐伯曰：榮者，水穀之精氣也，和調於五臟，灑陳於腑，乃能入於脈也，故循脈上下，貫五臟絡六腑也。衛者，水穀之悍氣也，真氣慓疾滑利，不能入於脈也，故循皮膚之中，分肉之間，熏於肓膜，散於胸腹。逆其氣則病，從其氣則愈，不與風寒濕氣合，故不為痺。」說明風寒濕會造成痺證，當和營衛不調相關。

《素問．痺論》曰：「其風氣勝者為行痺；寒氣勝者為痛痺；濕氣勝者為著痺也。」「其寒者，陽氣少，陰氣多，與病相益，故寒也。其熱者，陽氣多，陰氣少，病氣勝，陽遭陰，故為痺熱。」說明了寒熱痺證產生的機理。

痺證可成痛症，亦有不痛者，其原因則如《素問．痺論》曰：「痛者，寒氣多也，有寒故痛也。其不痛不仁者，病久入深，榮衛之行澀，經絡時疏，故不通，皮膚不營，故為不仁。」「痺在於骨則重，在於脈則血凝而不流，在於筋則屈不伸，在於肉則不仁，在於皮則寒，故具此五者，則不痛也。」

《素問．異法方宜論》：「南方者，天地所長養，陽之所盛處也，其地下，水土弱，霧露之所聚也，其民嗜酸而食腐，故其民皆緻理而赤色，其病攣痺。」《素問．痺論》：「此亦其食飲居處為其病本也。」「陰氣者，靜則神藏，躁則消亡。飲食自倍，腸胃乃傷。」均說明了痺證的產生和環境、飲食的相關性。《靈樞．五變篇》：「麤理而肉不堅者，善病痺。」則說明了體質較虛者，易得痺證。

《靈樞．賊風篇》：「卒然喜怒不節，飲食不適，寒溫不時，腠理閉而不通。其開而遇風寒，則血氣凝結，與故邪相襲，則為寒痺。」說明了五志七情、飲食不節造成體虛，若加上寒溫的不調，則易成痺證。此外，血凝不行而可成痺證，如《素問．五臟生成篇》云：「血凝於膚者為痺，凝於脈者為泣。」濕熱阻滯經絡亦可成痺，如葉天士曰：「痺證，由於暑暍外加之濕熱，水穀內蘊之濕熱，外來之邪著於經絡，內受之邪著於腑絡。」林珮琴於《類證治裁》亦云：「寒濕風鬱痺陰分，久則化熱攻痛。」

關於痺證，有醫家稱為**白虎**或**痛風**，張璐於《張氏醫通》曰：「痛風一證，《靈樞》謂賊風，《素問》謂之痺，《金匱》名曰歷節，後世更名曰白虎歷節。」對於痺證不同的名稱，作了一不錯之說明。

根據以上，痺證發展的病機如下：

正虛、氣虛➡風寒濕邪入侵➡痺症➡日久不癒➡氣血虧損

由上說明可知，中醫對痺證的治療，還當以辨證分型加以處方用藥治療為主。屬**風痺者**可用三痺湯；屬**寒痺者**，可用烏頭湯或桂枝芍藥知母湯；

屬**濕痺者**，可用羌活勝濕湯或腎著湯；屬**風寒濕痺夾雜者**，可用桂枝湯、朮附湯；屬**熱痺者**，可用四妙散或白虎桂枝湯；屬**血瘀痺阻者**，可用身痛逐瘀湯；屬**虛痺者**，可用十全大補湯或蠲痺湯。

一味中藥．健康之鑰

屬於痺證的一味中藥，使用有**辛溫解表**（紫蘇、蒼耳子、生薑、蔥），**辛涼解表**（桑葉），**祛風濕藥**（五加皮、獨活、木瓜、伸筋草、威靈仙、百部、杜牛膝、松葉、海桐皮），**利水滲濕**（薏苡仁），**活血化瘀**（川芎、虎杖、雞血藤、薑黃），**補腎藥**（淫羊藿），**清熱藥**（蒲公英）等類型。除一味中藥的使用之外，亦有少數互相搭配使用者。

藥材／食材	作法／服用法
＋治風寒濕痺 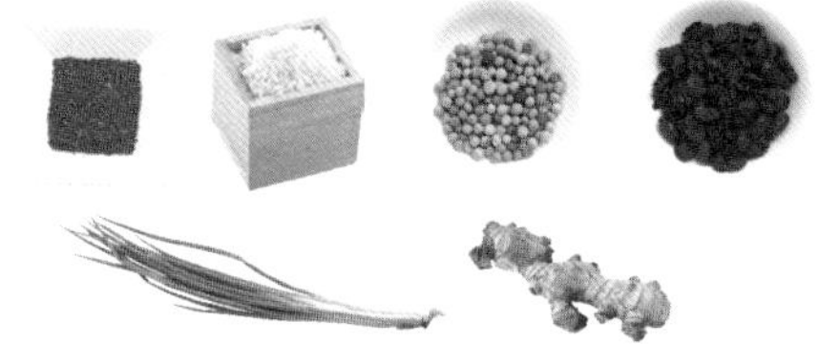 紫蘇子 50 克 + 白米 150 克 + 胡椒 2 克 + 黑豆豉 10 克 + 蔥 10 克 + 薑 20 克	紫蘇子以水 2000cc，煎至 1000cc，去渣取汁，和白米煮成粥，加入蔥、胡椒、薑、黑豆豉煮至熟。 每日晚上食用 1 次。
＋可治風痺四肢攣急 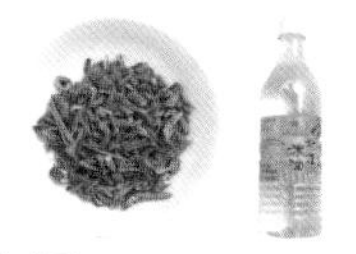 五加皮 300 克 + 米酒 3000cc	浸泡 7 日。 每日晚上一次，每次 50cc（五加皮與酒相當味美，常服有益）。
＋治一切風濕痺，四肢拘攣疼痛 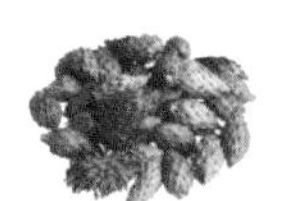 蒼耳子 60 克	以水 500cc 煎至 300cc，去渣取汁。 每日早午晚各 1 次，每次 100cc。
＋治筋骨痙攣，久風濕痺 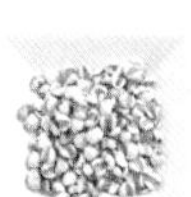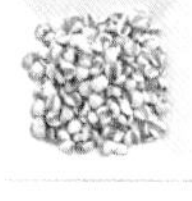 薏苡仁 200 克	加水 3000cc 煮粥。 每日晚上食用 1 次。

藥材／食材	作法／服用法
✚ 治風寒濕痺 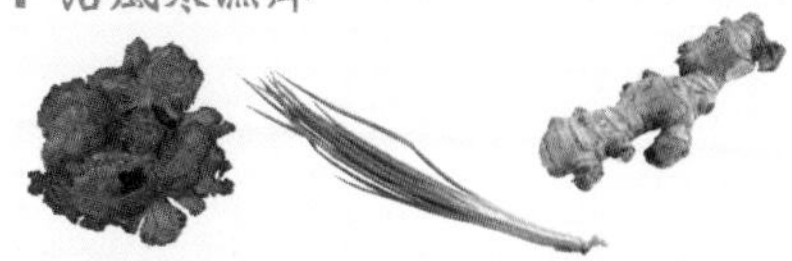 川芎 30 克 + 蔥 10 克 + 生薑 30 克	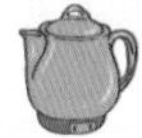 以水 700cc 煎至 300cc，去渣取汁。 每日 1 次，代茶隨時飲用。
✚ 治周身疼痛熱痺（孕婦忌之） 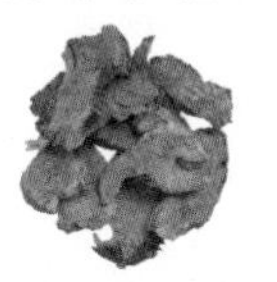 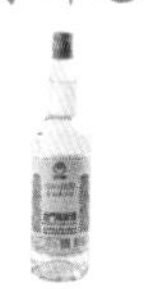 虎杖 30 克 + 高粱酒 300cc	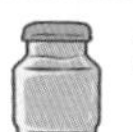 浸泡 7 天。 每日晚上飲用 1 次每次 30cc。
✚ 治風痺 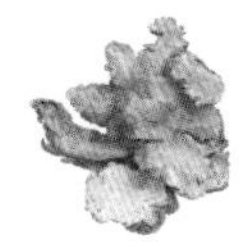 獨活 15 克	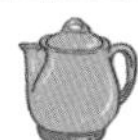 以水 300cc 煎至 150cc，去渣取汁。 每日 1 次，代茶隨時飲用。
✚ 治風濕虛痺痛 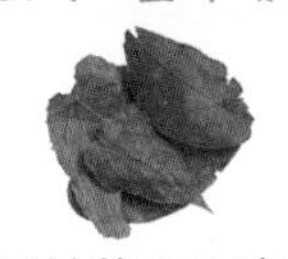 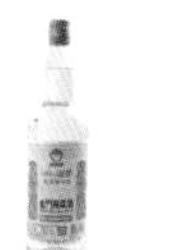 淫羊藿 200 克 + 高粱酒 350cc	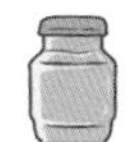 淫羊藿切細，加入高粱酒浸泡 7 天。 每日晚上飲用 1 次，每次 30cc。
✚ 治風痺 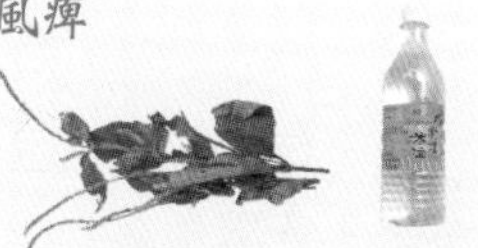 木瓜 150 克 + 米酒	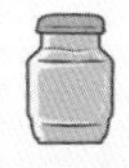 以米酒 1000cc 浸泡 5～7 日即可服用。 每日晚上飲用 1 次，每次 30cc。
✚ 治關節紅腫、疼痛熱痺 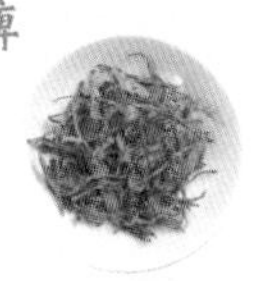 蒲公英 100 克	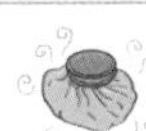 以水 1000cc 煎至 800cc，去渣取汁。 藥汁放入熱敷袋，熱敷於患處。
✚ 調理風濕性關節炎 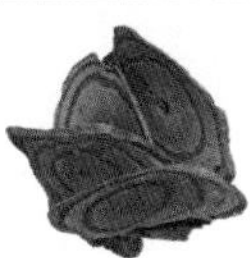 雞血藤 9 克	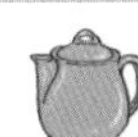 以水 250cc 煎至 120cc，去渣取汁。 每日早午晚各 1 次，每次 40cc。

藥材／食材	作法／服用法
✚ 治風濕麻木疼痛痺證 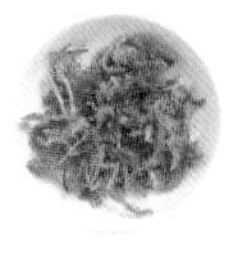 伸筋草 30 克	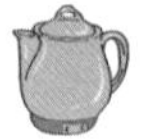 以水 600cc 煎至 300cc，去渣取汁。 每日早午晚各 1 次，每次 100cc。
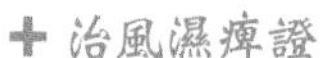 ✚ 治風濕痺證 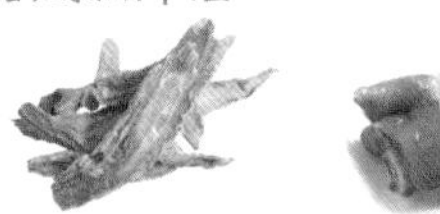 百部 10 克 + 豬蹄 1 個	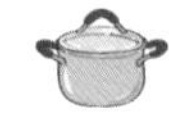 以水 300cc 共煮至豬蹄熟後，去除藥渣。 每日晚上食用 1 次。
✚ 治四肢神經痛之痺證 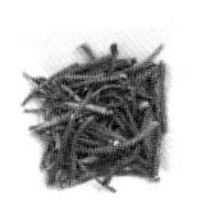 威靈仙 12 克	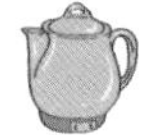 以水 300cc 煎至 150cc，去渣取汁。 每日早午晚各 1 次，每次 50cc。
✚ 治手足麻木不知痛癢之熱痺 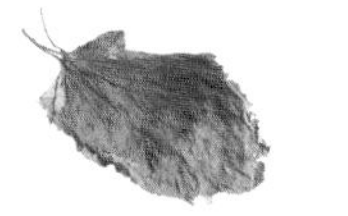 桑葉 15 克	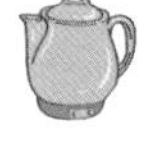 以水 300cc 煎至 150cc，去渣取汁。 每日 1 次，代茶隨時飲用。
✚ 治風濕性關節痛 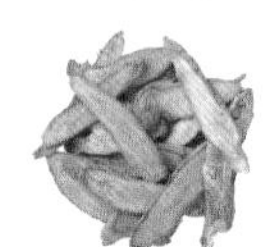 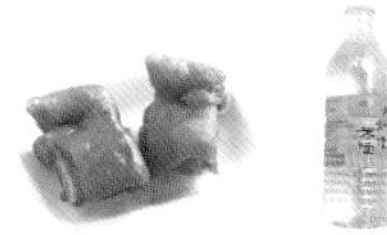 杜牛膝 20 克 + 豬腳 1 小段 + 米酒 30cc	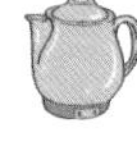 全部材料加入水 300cc 煎至 150cc。 每日晚上睡前服用。
✚ 治風濕性關節痛  松葉 300 克 + 米酒 1000cc	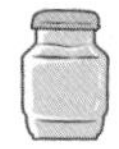 浸泡 7 日。 每日早午晚各 1 次，每次 30cc。
✚ 治風濕痺證 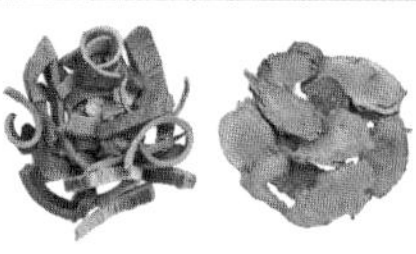 海桐皮 10 克 + 薑黃 10 克	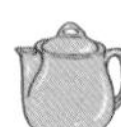 以水 300cc 煎至 120cc，去渣取汁。 每日早午晚各 1 次，每次 40cc。

個論 28

原發性血小板減少性紫癜

原發性血小板減少性紫癜可說是一種免疫性的疾病。西醫認為是抗體攻擊血小板，導致黏膜或皮膚出血；中醫認為紫癜主要與血熱妄行、氣血兩虛、氣滯出血有關。

西醫診療法

原發性血小板減少性紫癜（Idiopathic Thrombocytopenic pupura；簡稱 ITP），形成致病的機轉為 IgG 抗體，結合在血小板上，使血小板成為被攻擊對象，加速破壞的一種疾病，被破壞場所一般在脾臟。

本病若發生於小孩，常常和病毒感染有關，一般自己會康復。若發生於成人則易成慢性病，與病毒感染較無關。好發年紀為 20 ～ 50 歲，且女多於男，一般為 2：1。

本病亦有可能是一些藥物所造成，如治療心臟病的奎尼丁、利尿劑 thiazides、胃藥 cimetidine、gold 及 sulfonamides，及 heparin，其中又以 heparin 最易造成此病。此外紅斑性狼瘡、慢性淋巴性白血病亦可併發此病。本病若六個月之內沒有恢復，則進入慢性期。

其臨床表現一般為黏膜或皮膚出血，一般為鼻出血、齒齦出血、紫斑或皮下點狀出血，較少有其他臨床見症。實驗室檢查為血小板有可能低於 10000/μL，其他血液相當正常。若為自體免疫性溶血所造成之 Evans's 症候群，除血小板減少之外，並且會出現貧血、圓形紅血球以及網狀紅血球。

西醫治療此病以類固醇為主，80％會有效，若反應不佳者可進行脾臟切除手術，若有急症產生，則可藥用高劑量免疫球蛋白，但其花費頗昂貴。

一般而言，本病有不錯之預後。

中醫診療法

本病在中醫屬**發斑**、**血證**範疇，若屬**血熱妄行者**可用羚羊角地黃湯加石膏、仙鶴草、白茅根、紫草等涼血藥，較嚴重者則可用藕節、地榆；屬**陰虛內熱者**可用大補陰丸加減；**氣血兩虛者**用八珍湯；屬**脾腎兩虛者**可用歸脾湯合六味地黃湯；屬**氣滯血瘀者**可用血府逐瘀湯或桃紅四物湯。總之，還當以辨證論治為要。

一味中藥．健康之鑰

使用的中藥有**涼血止血**（白茅根、仙鶴草、藕節、紫草、蕎麥、連翹、花生衣）、**補氣攝血**（甘草、紅棗）等。

藥材／食材	作法／服用法
✚ 治氣虛血小板減少性紫癜 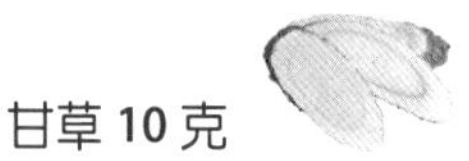 甘草 10 克	以水 150cc 煎至 50cc，去渣取汁。 每日早晚各 1 次，每次 25cc，連服 14 天。
✚ 治血虛血小板減少性紫癜 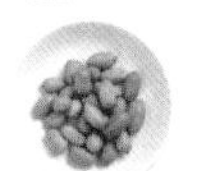 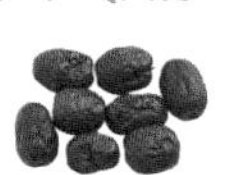 花生衣 200 克 + 紅棗 200 克	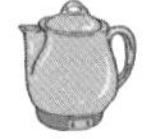 以水 1000cc 煎至 300cc，去渣取汁。 每日早晚各 1 次，每次 150cc，連服 14 天。
✚ 治陰虛內熱血小板減少性紫癜 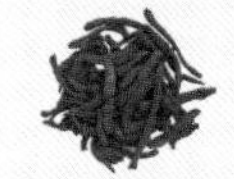 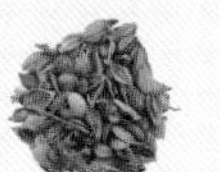 仙茅根 6 克 + 連翹 3 克	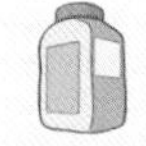 G.M.P. 濃縮散，調勻。 每日早午晚各 1 次，每次 3 克。
✚ 治氣虛血小板減少性紫癜 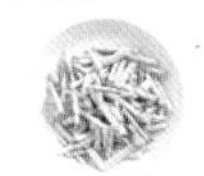 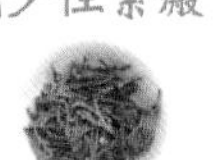 白茅根 50 克 + 側柏葉 20 克	以水 500cc 煎至 300cc，去渣取汁。 每日早午晚各 1 次，每次 100cc。

藥材／食材	作法／服用法
＋治脾腎兩虛血小板減少性紫癜 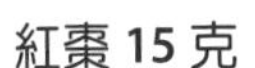 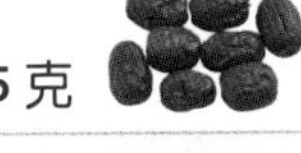 紅棗 15 克	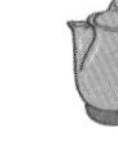 以水 300cc 煎至 120cc，去渣取汁。 每日早晚各 1 次，每次 60cc。
＋治氣血兩虛血小板減少性紫癜 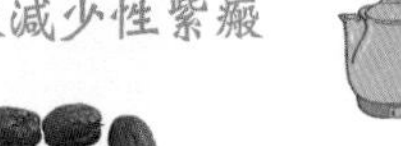 仙鶴草 30 克＋紅棗 80 克	以水 700cc 煎至 500cc，去渣取汁。 每日 1 次，代茶隨時飲用。
＋治氣滯血瘀血小板減少性紫癜 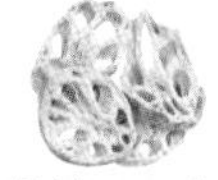 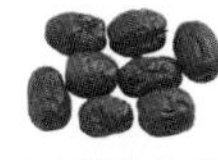 藕節 30 克＋紅棗 60 克	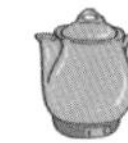 以水 600cc 煎至 400cc，去渣取汁。 每日 1 次，代茶隨時飲用。
＋治氣虛血小板減少性紫癜 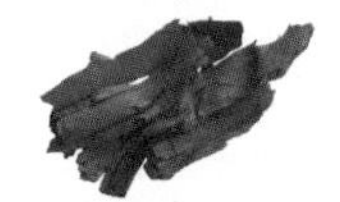 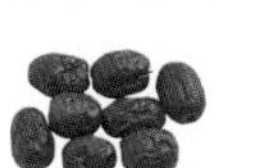 紫草 9 克＋紅棗 50 克 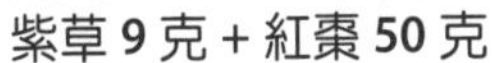	以水 300cc 煎至 150cc，去渣取汁。 每日早晚各 1 次，每次 75cc。
＋治陰虛內熱血小板減少性紫癜 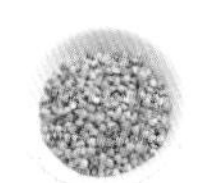 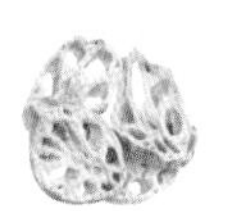 蕎麥 100 克＋藕節 20 克	以水 500cc 煎至 300cc，去渣取汁。 每日早午晚各 1 次，每次 100cc。
＋治陰虛內熱血小板減少性紫癜 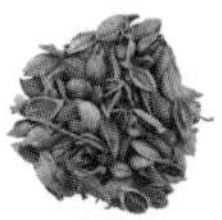 連翹 30 克	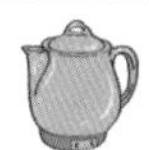 以水 500cc 煎至 300cc，去渣取汁。 每日早午晚各 1 次，每次 100cc。

個論 29

貧血

西醫的「血」指的是血管中的血液，中醫的「血」指的是維持機體營養精神活動的物質基礎。貧血時，西醫會根據不同原因加以治之，中醫則視每個人的體質與證型，補充元氣或生血必需物質為優先。

西醫診療法

一般而言，血中的血色素或血比容低到某一個程度，即稱之為貧血，是一種很常見的疾病。根據病理生理分類，造成貧血的原因，可分成紅血球減少產生及紅血球受到破壞。

◆ **紅血球減少產生：**包括了原料不足，如血紅素合成出現問題所造成缺鐵性貧血、地中海型貧血及慢性疾病所致者；DNA 合成出現問題所成者，如缺乏維生素 B_{12} 或葉酸的巨母紅血球貧血；骨髓內造血幹細胞缺乏所造成者，如再生不良性貧血；骨髓受到癌細胞的浸潤。

◆ **紅血球受到破壞：**包括血液流失、溶血性貧血。其他如慢性關節炎、肝腎疾病、甲狀腺機能低下，以及自體免疫性疾病等，均可造成貧血。

若以血球大小來分，貧血又可分小球性貧血（包括缺鐵性貧血、地中海型貧血、慢性疾病所產生的貧血）、中球性貧血（例如腎衰竭所造成者）、大球性貧血（包括缺乏維生素 B_{12} 及葉酸所造成者）。在台灣常發現的貧血為缺鐵性貧血及地中海型貧血。

中醫診療法

中醫所稱的「**血**」，和西醫所稱的血（blood），是有差異的。患者出現面色較白、唇白、皮膚白、頭暈眼花，大多會稱其得的是「**血虛**」，但實際抽血之後，血色素並不一定下降。會有如此的差異，實與中西醫名詞之差異有關。西醫的名詞「缺鐵性貧血」，其證型常與氣血虧損、心脾血虛、腎虛精不化血有關，可辨證論治而加以處方用藥。

西醫解讀

缺鐵性貧血

本病是所有貧血疾病中最常見者，其形成原因包括了攝入不足（素食、偏食、年齡大），增加需要（嬰幼兒、年輕婦女、懷孕），鐵吸收不良（胃腸手術後、萎縮性胃炎），鐵質損失過多（急性大出血、胃潰瘍、胃癌、月經量過多），其他原因如肺結核、肺癌、腎炎、腎腫瘤、痔瘡等均可造成缺鐵性貧血。缺鐵性貧血最常見的症狀是面色蒼白（嚴重者會造成萎黃）以及四肢皮膚色白。

由於貧血會造成心肺功能代償性的工作增加，所以會出現心跳加速及呼吸急促、短氣的現象，其他症狀可能出現頭暈、頭痛、倦怠、指甲脆裂等現象。

本病的治療還以補充鐵劑為主，3 ～ 4 天網狀紅血球增加，貧血情形兩個月後會恢復，正常後續服 3 ～ 6 個月。若服用三至四週後沒反應者，則考慮是否是診斷錯誤（將慢性貧血或地中海型貧血判斷為缺鐵性貧血），或者沒按醫囑服藥或劑量不夠，此外亦有可能是腸胃出血或腫瘤。

如果服用鐵劑反應不佳者，可考慮以輸血方法施行之。要注意的是，口服鐵劑的一個小時之內要禁茶與咖啡，不可與制酸劑或四環素同用，口服鐵劑會使大便出現黑色。含鐵較多的食物如豬肝、牛肝、海苔、昆布、蜆、蜂蜜、芝麻等，可酌量服之。

除缺鐵性貧血為小球性貧血之外，地中海型貧血及慢性病均屬之，前者屬基因問題，一般分成 α 型跟 β 型，如果屬重型者，在孩童時期即會發病，甚至會造成死胎；中度及輕微型可能在成年時才發現，輕微型則不一定會有貧血的表現。

地中海型貧血的臨床表現除了可能會出現前述缺鐵性貧血的症狀之外，也有可能會出現黃疸及脾臟腫大，屬重型的病人，骨髓會因代償性增生而膨脹，外觀會改變，尤其是頭臉部，其治療還以輸血加注射排鐵劑為主，亦可考慮作骨髓移植。輕型的患者，一般不會有明顯症狀，故不用作任何治療，千萬不要隨便補充鐵劑，因為本病患者體內的鐵反而是增加的。

慢性疾病造成貧血的原因包括微生物的感染、肝病、肺癌、乳癌、骨髓炎、心內膜炎、肺膿瘍、免疫疾病（如類風濕性關節炎）。

維生素 B_{12} 或葉酸缺乏所造成的貧血，其臨床表現除了貧血外，會有舌炎以及神經學相關的症狀，如手腳刺痛有麻感，走路不穩或有精神障礙等。至於葉酸缺乏的貧血，較常見於酗酒者。

總之，貧血的原因非常多，因此，治療貧血一定要找出病因，對症下藥方為良策。

一味中藥・健康之鑰

治療貧血的中藥大致分為**補氣**（黃耆、黨參）、**補氣血**（紫河車、龍眼肉、荔枝）、**滋陰補血**（白背黑木耳、阿膠、紅棗、何首烏、花生衣）、**涼血**（綠豆、仙鶴草）等等，可單獨使用，也可以相互配合。

藥材／食材	作法／服用法
＋治缺鐵性貧血 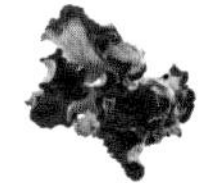 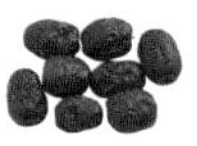  白背黑木耳 20 克 + 紅棗 10 克 + 冰糖適量	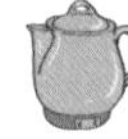 以水 500cc 煎至 300cc，去渣取汁。 每日早午晚各 1 次，每次 100cc。

藥材／食材	作法／服用法
✚ 治缺鐵性貧血 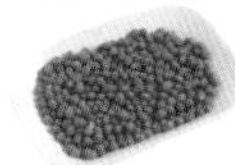 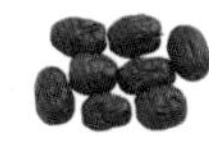 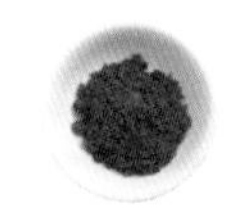 綠豆 50 克 + 紅棗 50 克 + 紅糖適量	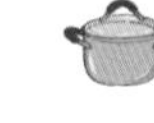 以水 500cc 煮熟，加紅糖拌勻。 每日中午食用 1 次（當點心）。
✚ 治腎虛貧血 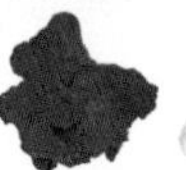 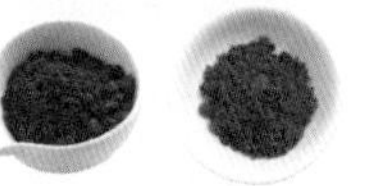 何首烏 + 芝麻 20 克 + 紅糖適量	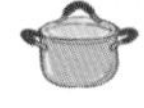 何首烏、芝麻以水 500cc 煮 20 分鐘，加紅糖拌勻。 每日 1 次，代茶隨時飲用。
✚ 治氣血虧損之貧血 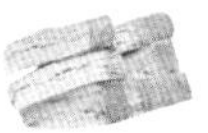 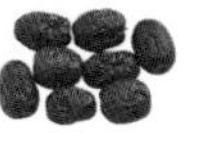 黨參 15 克 + 紅棗 10 克	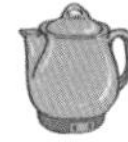 以水 500cc 煎至 150cc，去渣取汁。 每日早晚各 1 次，每次 75cc。
✚ 可治氣血虧損之貧血 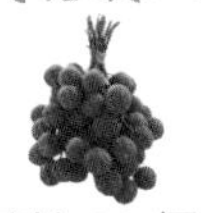 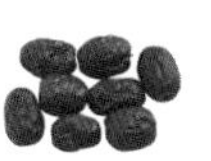 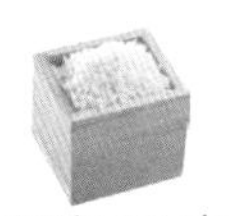 荔枝 20 個（去殼及核籽）+ 紅棗 10 克 + 白米 150 克	以水 1000cc 煮粥。 早晚當點心食用。
✚ 治氣血虧損之貧血 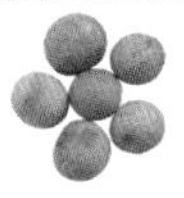 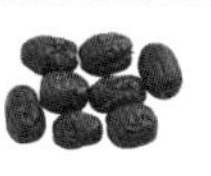 龍眼肉 30 克 + 紅棗 10 克	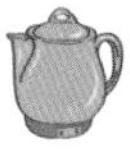 以水 600cc 煎至 300cc，去渣取汁。 每日 1 次，代茶隨時飲用。
✚ 治氣血虧損之貧血 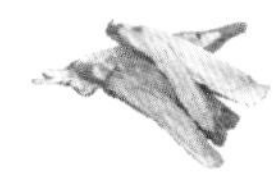 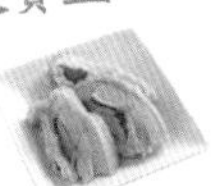 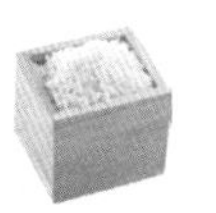 黃耆 15 克 + 雞肉 100 克 + 白米 200 克	以水 1200cc 煮粥。 早晚當點心食用。
✚ 治氣血虧損之貧血 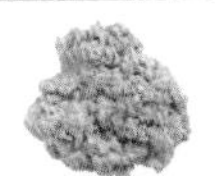 紫河車 4 克	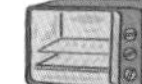 烘乾，研末。 每日早晚各 1 次，每次 2 克。
✚ 治血熱型貧血 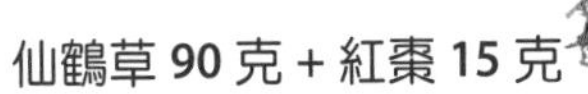 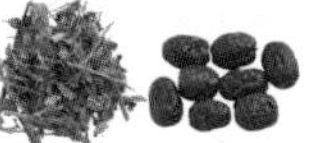 仙鶴草 90 克 + 紅棗 15 克	以水 600cc 煎至 300cc，去渣取汁。 每日早午晚各 1 次，每次 100cc。
✚ 適用於再生障礙不足性貧血 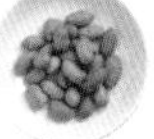 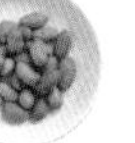 花生衣 10 克	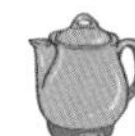 以水 200cc 煎至 100cc，去渣取汁。 每日早晚各 1 次，每次 50cc。

個論 30

咳血

咳血，即經咳嗽而出血，或痰中夾有血絲，或純血鮮紅，量大而多，兼夾泡沫。

西醫診療法

咳血最常見的原因為支氣管發炎、支氣管擴張症。一般西醫用藥為止咳化痰，如 Medicon、Bisolvon、Danzen、Lysozyme 等會有一定的效果，若二度感染則用抗生素。肺癌亦可能是咳血的原因。其他如肺結核、肺動脈栓塞，心血管疾病如左心室衰竭、二尖瓣閉阻、肺部創傷等疾病均會引起咳血。

咳血的處理原則，首先當確定是否是由肺疾所產生，因咳血有可能是腸胃道、口腔、鼻腔或咽喉等疾病所產生。發現有咳血現象，胸部X光檢查、痰液檢查、抽血檢查，甚至支氣管鏡檢查及電腦斷層掃描或核磁共振攝影的施行，對於診斷有一定之助益。至於咳血的治療，還當以找出原因為要，若屬大量咳血，支氣管血管攝影術可定位出咳血源，同時可處置以栓塞法來止血。

中醫診療法

在中醫方面，本病多因外邪犯肺，內傷七情化火等不同原因所致。咳血一詞首見於《內裡》，其稱：「秋脈不及令人喘，呼呼少氣而咳，上氣見血裡裡火淫所勝，民病咳唾血。」血從肺中出，非經咳嗽者，稱為「**咳血**」。

咳血屬**風寒外感者**，可用金沸草散或荊防敗毒散，**外感風熱**可用銀翹散或桑菊飲，**外感風燥**可治以桑杏湯或清燥救肺湯。證屬**肝火犯肺者**，可用龍膽瀉肝湯或瀉白散合黛蛤散；屬**陰虛火旺者**，可用百合固金湯或杞菊地黃丸；**胃火灼傷者**，可用清胃散；若**屬氣不攝血者**，可用保元湯。

總之，不可一見到咳血就心慌意亂，以為是肺結核或癌症，其實更多的原因是支氣管發炎或支氣管擴張症所造成，若能中西醫配合治療，對患者而言是一大福祉。

一味中藥．健康之鑰

中藥防治咳血的類型，分為**滋陰潤肺**（川貝母、知母、杏仁、阿膠）、**涼血止血**（仙鶴草、白茅根、大小薊、地榆）、**清熱涼肺**（桑白皮、青黛、生葛根）、**大補肺氣**（高麗參）等方法，大多使用一味藥調治，亦可搭配使用。

藥材／食材	作法／服用法
＋治虛勞熱性咳血 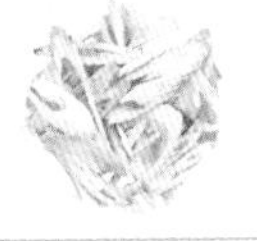 桑白皮 100 克	以洗米水浸泡 3 天，刮除表皮切片，加水 500cc 煎煮至 400cc。 每日 1 次，代茶隨時飲用。
＋治肺熱性咳血 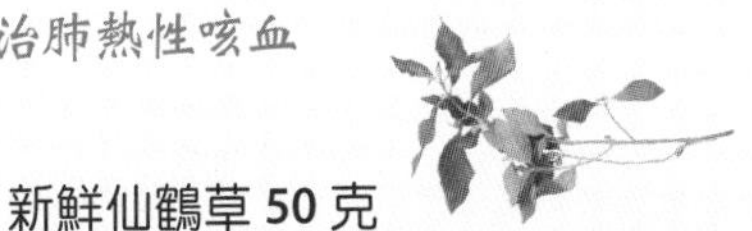 新鮮仙鶴草 50 克	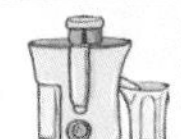 洗淨，榨汁。 每日中午 1 次，涼服。
＋治熱性咳血 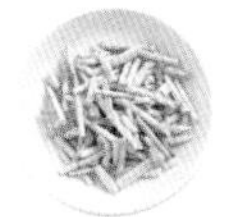 白茅根 20 克	以水 300cc 煎至 150cc，去渣取汁。 每日早晚各 1 次，每次 75cc。
＋治肺熱咳血 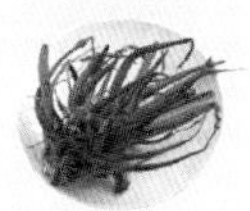 大薊鮮根 30 克	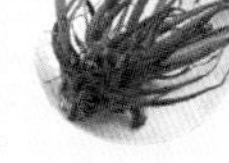 洗淨，榨汁（酌加蜂蜜 10cc）。 每日早上 1 次飲用。
＋治肝硬化咳血 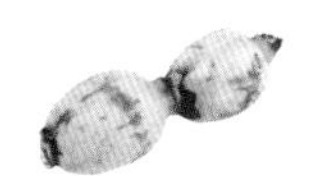 新鮮蓮藕 100 克	洗淨，榨汁。 每日早晚各 1 次，每次 50cc。

藥材／食材	作法／服用法
✚ 治肺氣虛咳血 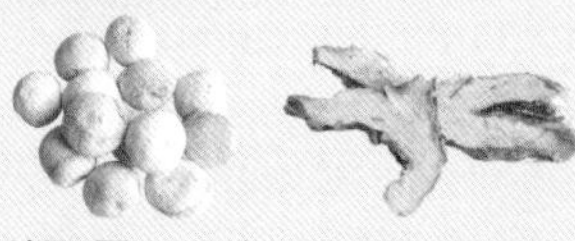 川貝母 4.5 克 + 知母 4.5 克	G.M.P. 濃縮散。 每日早午晚各 1 次，每次 3 克。
✚ 治肺熱咳血   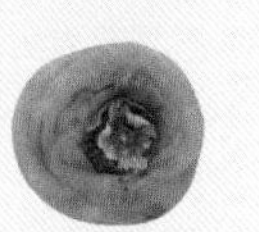 青黛 1 克 + 杏仁粉 1 克 + 柿餅 1 個	G.M.P. 濃縮散，撒在柿餅中，烤熟。 每日早上 1 次食用。
✚ 治肝腫瘤咳血 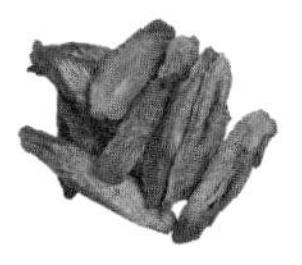 地榆 20 克	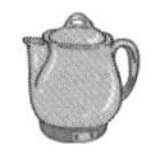 以水 500cc 煎至 300cc，去渣取汁。 每日早午晚各 1 次，每次 100cc。
✚ 治大量咳血 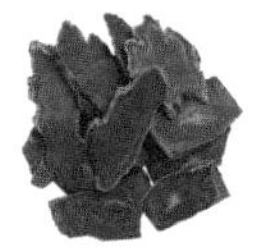 高麗參 20 克	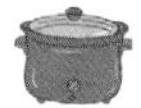 以水 200cc 燉 30 分鐘。 每日早晚各 1 次，每次 100cc。
✚ 治慢性咳血 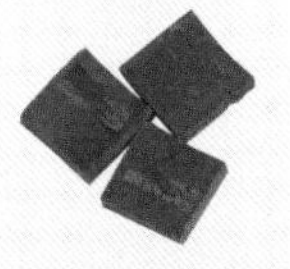 阿膠 4 克	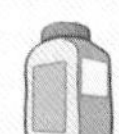 G.M.P. 濃縮散。 每日早晚各 1 次，每次 2 克。
✚ 調治心熱吐血 生葛根 100 克	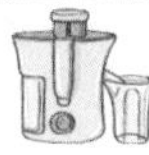 洗淨，榨汁，煮熟。 每日中午 1 次食用。

個論 31

便血

便血指的是大便時有出血的現象。無論是大便前或大便後出血或便中夾血，均稱為便血。中醫又稱血便、下血、圊血。

西醫診療法

若是下消化道產生的便血，其顏色較鮮紅，若有上消化道產生的便血，其顏色則黑如瀝青色（柏油便）。便血常見原因為痔瘡、肛裂，亦有可能是大腸憩室炎、潰瘍性大腸炎、感染性腸炎、缺血性大腸炎、大腸瘜肉、大腸直腸癌所造成。

一發現便血，首先要觀察的是出血的狀態，若要進一步檢查則要施行糞便檢查、肛門指檢、直腸鏡或大腸鏡檢查。便血的治療還當以找出病因為主，根據不同病種，不同病程嚴重度，或處方用藥，或施予手術。

血液混在大便中：
則其病源有可能位於橫結腸以上的消化道。

血液黏附在大便表面：
病源則多來自降結腸、乙狀結腸或直腸。

如果是在衛生紙上發現血液：
則出血位置可能位於肛門或較下段直腸的直腸處。

中醫診療法

中醫自古以來就有「便血」的記載，例如《內經》稱：「結陰者，便血一升。」醫聖張仲景更有**「遠血」**、**「近血」**之分的說明。此外中醫所稱的**「腸風」**、**「臟毒」**亦歸屬其中。一般中醫治療便血，若證屬**濕熱蘊**

結者，可處方以龍膽瀉肝湯；**血熱妄行者**，可處方以槐花散加減涼血之藥，或合乙字湯使用；屬**胃中積熱者**，可處方以清胃散或玉女煎；**鬱熱毒結者**，可方用黃連解毒湯或清瘟敗毒飲；**屬氣不攝血者**，可方用歸脾湯加減。

一味中藥・健康之鑰

便血的原因很多，輕者如痔瘡，重者如大腸癌，找出病因且尋求正統的醫療管道，才是正確的醫療觀念。以下之一味中藥可作為輔助性治療。屬**血瘀型者**，宜三七、益母草、王不留行；屬**熱性者**，宜苧麻根、旱蓮草、葛根、忍冬；屬**虛性者**，宜黑豆、何首烏。

藥材／食材	作法／服用法
✚ 治血瘀型便血 三七 9 克	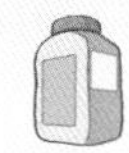 G.M.P. 濃縮散。 每日早午晚各 1 次，每次 3 克。
✚ 治氣滯血瘀型便血 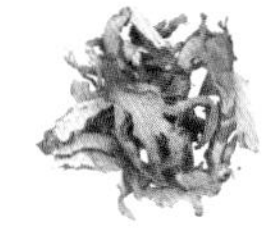 石菖蒲 20 克	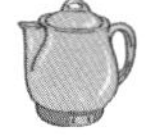 以水 500cc 煎至 200cc。 每日早晚各 1 次，每次 100cc。
✚ 治腎虛便血  生黑豆 30 克	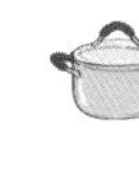 煮熟。 每日早晚各 1 次，連服 2 週。
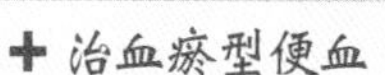 ✚ 治血瘀型便血  王不留行 6 克	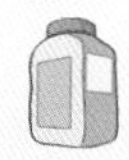 G.M.P. 濃縮散。 每日早晚各 1 次，每次 3 克。
✚ 治陰虛型便血 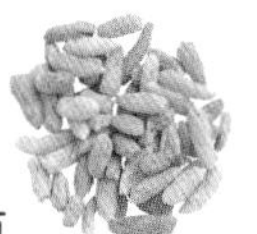 麥門冬去心 10 克	以水 300cc 煎至 200cc，去渣取汁。 每日早晚各 1 次，每次 100cc，至症狀改善為止。
✚ 治熱性便血 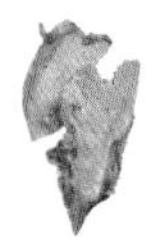 苧麻根 10 克	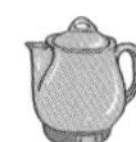 以水 300cc 煎至 90cc，去渣取汁。 每日早晚各 1 次，每次 45cc。

藥材／食材	作法／服用法
✚ 治血熱型便血 劉寄奴 3 克	G.M.P. 濃縮散。 每日早上 1 次，空腹時以綠茶水配服。
✚ 治熱性便血 旱蓮草 6 克	G.M.P. 濃縮散。 每日早午晚各 1 次，每次 2 克，用溫水服用。
✚ 治濕熱型便血 白背黑木耳 15 克 + 糖少許	加水 300cc 煮熟，加糖拌勻。 每日早晚食用。
✚ 治鬱熱毒結便血 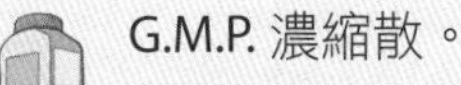白芷 6 克	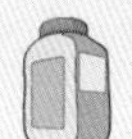G.M.P. 濃縮散。 每日早午晚各 1 次，每次 2 克，用溫水服用。
✚ 治風熱便血 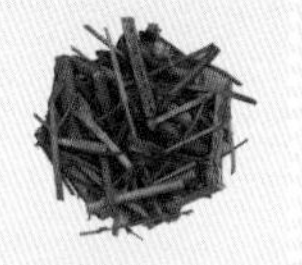炒荊芥 6 克	G.M.P. 濃縮散。 每日早午晚各 1 次，每次 2 克，用溫水服用。
✚ 治血瘀熱結便血 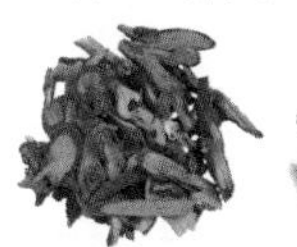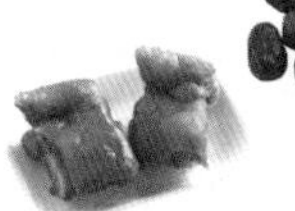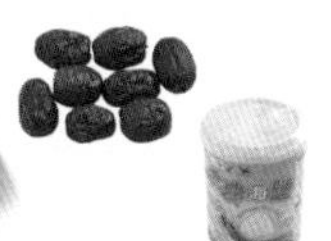茜草 30 克 + 豬蹄 1 個 + 紅棗 5 個 + 鹽適量	茜草以水 600cc 煎至 400cc，去渣取汁，再加入豬蹄、紅棗煮至熟，放入鹽調味。 每日早晚食用。
✚ 治血痢不止 荷花蒂 30 克	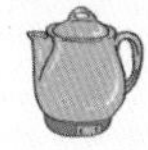以水 500cc 煮沸，去渣取汁。 每日 1 次，代茶隨時飲用。
✚ 治糞後下血 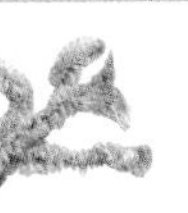雞冠花 15 克	以水 250cc 煎至 120cc，去渣取汁。 每日早晚各 1 次，每次 60cc。

藥材／食材	作法／服用法
✚ 治虛性便血 何首烏 6 克	G.M.P. 濃縮散。 每日早晚各 1 次，每次 3 克。
✚ 治熱性便血 生葛根 30 克	洗淨，榨汁，煮沸。 每日早上飲用 1 次。
✚ 治痔疾下血 生益母草 30 克	洗淨，榨汁，煮沸。 每日早上飲用 1 次。
✚ 治熱毒血痢 忍冬藤 30 克	以水 500cc 煎至 300cc，去渣取汁。 每日早晚各 1 次，每次 150cc。
✚ 治糞後下血 牡丹皮 9 克	G.M.P. 濃縮散。 每日早午晚各 1 次，每次 3 克。
✚ 治血痢便血 旱蓮草 20 克	以水 500cc 煎至 300cc，去渣取汁。 每日早晚各 1 次，每次 150cc。
✚ 治腸痔下血 生杜仲 60 克	以水 600cc 煎至 300cc，去渣取汁。 每日早晚各 1 次，每次 150cc，內服或取汁外洗肛門。
✚ 治便血 芫荽子 9 克	G.M.P. 濃縮散。 每日早午晚各 1 次，每次 3 克。

個論 32

痔瘡

痔瘡是由於位於直腸末端黏膜以下（包括肛門）其內的靜脈叢過度擴張所造成。其誘發原因包括飲食（過食辛辣重味）、排便習慣不正常、懷孕婦女腹內壓增加、姿勢異常（如久坐、久蹲）、遺傳等。

西醫診療法

一般而言，痔瘡可分為內痔、外痔與混合痔。內痔是指在肛門齒管線以上，其黏膜下靜脈叢擴張所致。若齒管線以下，因靜脈叢擴張或反覆發炎而造成，則稱為外痔。外痔為鱗狀表皮細胞所覆蓋，故不易出血。若內、外痔靜脈叢擴張，相互連結者，則稱為混合痔。

內痔的臨床表現以出血、黏液分泌或脫出為主（如有合併肛裂、發炎或栓塞時會引起疼痛）。

內痔以脫肛程度區分為四級：

第一級：若只是解便後出鮮血者。

第二級：解便時痔核脫出肛門口，解便後自行縮回者。

第三級：痔核脫出後，用手推回方能復位者。

第四級：又稱嵌頓性內痔，痔核脫出後，無法以手推回復位者。

外痔在臨床上通常會產生疼痛症狀，在二、三天後疼痛會漸漸緩解，若常發炎或有細菌感染則易造成膿瘍（須與肛門周圍膿瘍作鑑別診斷）。外痔可分為靜脈曲張外痔、結締組織外痔、炎性外痔及血栓性外痔。

痔瘡一般初步治療可以溫水坐浴，或使用痔瘡軟膏及栓劑。若有便祕者，適量的緩瀉劑，可使病況得到暫時紓解。若內痔為第三或第四級者，可施行外科相關手術；外痔嚴重者，可施予切除手術。

關於預防痔瘡的復發，平常生活須規律，飲食要正常、清淡，要有適度的運動，適量的補充水分有其重要性。

中醫診療法

中醫文獻對於痔瘡的論述不少，對於第一、二級內痔的治療，如有出血**屬實證者**，可治以槐花散；**屬虛證者**，可用歸脾湯或十全大補湯加減。若肛門脫出，**屬氣虛者**，可用補中益氣湯加減；**屬血虛者**，可用四物湯加味。

一味中藥・健康之鑰

一般人認為痔瘡是火氣大所造成的，其實不然，也有虛性的痔瘡，故在選用一味中藥診療之前，應先辨明其體質的寒熱虛實。**虛性者**，宜用川椒目、阿膠、黃耆、黨參、枸杞子；**火氣大者**，宜用槐花、魚腥草、金銀花、白頭翁、夏枯草。

藥材／食材	作法／服用法
+ 治虛性痔瘡 川椒目 9 克（花椒）	G.M.P. 濃縮散。 每日早午晚各 1 次，每次 3 克。
+ 治虛性痔瘡 枸杞子 15 克	以水 400cc 煎至 200cc，去渣取汁。 每日 1 次，代茶隨時飲用（不間斷喝 2 個月）。
+ 治實熱痔瘡 夏枯草 20 克	以水 300cc 煎至 150cc，去渣取汁。 外洗患處。
+ 治實熱痔瘡 槐花 3 克	G.M.P. 濃縮散。 每日早飯前，用溫的米湯配服。

藥材／食材	作法／服用法
✚ 治血熱瘀型痔瘡 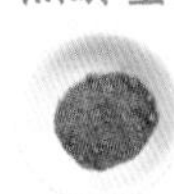 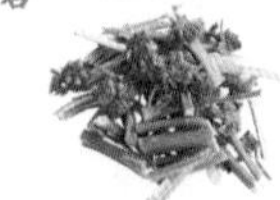 蒲黃 10 克 + 益母草 10 克	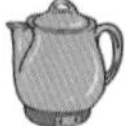 以水 300cc 煎至 120cc，去渣取汁。 每日早晚各 1 次，每次 60cc。
✚ 治痔漏 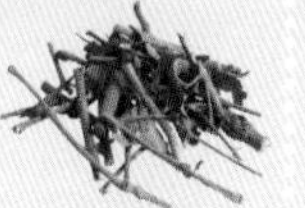 桑寄生 3 克	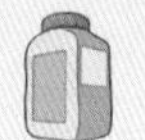 G.M.P. 濃縮散。 每日早飯前，用溫的米湯配服。
✚ 治內外痔漏 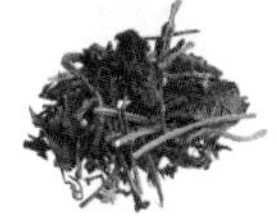 魚腥草 10 克	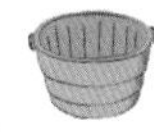 以水 300cc 煎至 200cc，去渣取汁。 外洗患處。
✚ 治濕熱型痔瘡 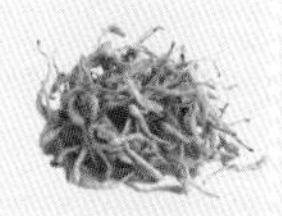 金銀花 12 克	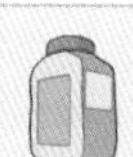 G.M.P. 濃縮散。 每日早午晚睡前各 1 次，每次 3 克。
✚ 治痔核出血 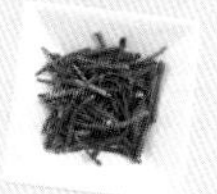 威靈仙 6 克	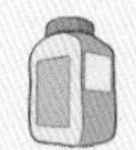 G.M.P. 濃縮散。 每日早午晚各 1 次，每次 2 克。
✚ 治痔腫 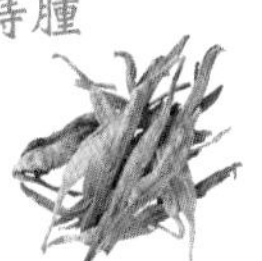 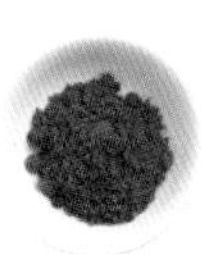 金針菜 30 克 + 紅糖 20 克	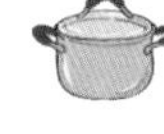 以水 500cc 煎至 300cc，去渣取汁。 每日早晚各 1 次，每次 150cc。
✚ 治外痔 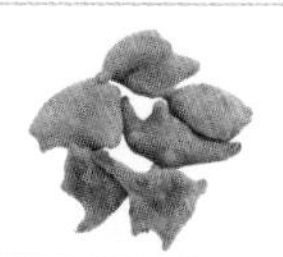 五倍子 100 克	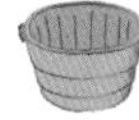 以水 600cc 煎至 350cc，去渣取汁。 外浸患處。
✚ 治痔瘡脫肛 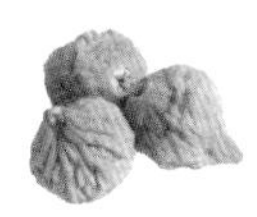 無花果 30 克	生食（或燉豬腳） 每日早晚各食用 1 次。
✚ 治外痔腫痛 生白頭翁 20 克	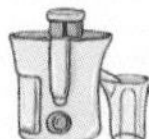 洗淨，榨汁。 塗患處。

藥材／食材	作法／服用法
✚ 治瘀滯型痔瘡 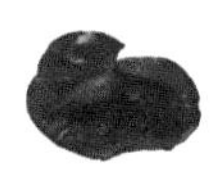 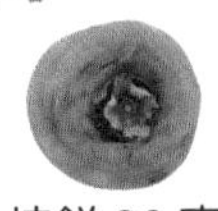 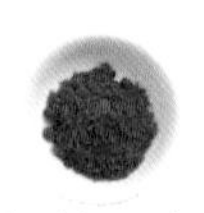 黑木耳 6 克＋柿餅 30 克＋紅糖 5 克	加水 300cc 煎煮 30 分鐘，放入紅糖調味。 每日早晚各食用 1 次。
✚ 血虛型痔瘡 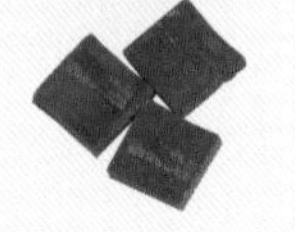 阿膠 6 克	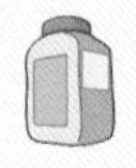 G.M.P. 濃縮散。 每日早晚各 1 次，每次 3 克。
✚ 適用於脫肛初期 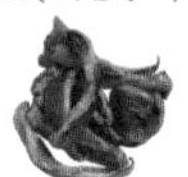 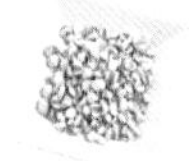 鱔魚 1 尾＋薏苡仁 30 克	加入滿水共煮。 每日早晚各食用 1 次。
✚ 適用於第三期內痔 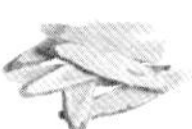 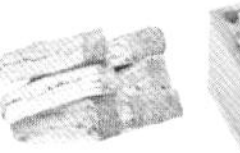 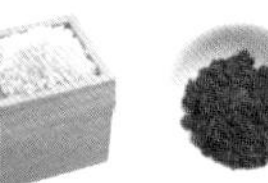 黃耆 50 克＋黨參 20 克＋白米 100 克＋紅糖 15 克	黃耆、黨參以水 1500cc 煎至 1000cc，去渣取汁，加入白米煮成粥，放紅糖拌勻。 每日早晚各食用 1 次。
✚ 適於脫肛中期 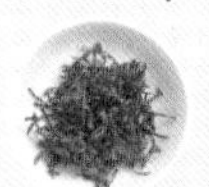 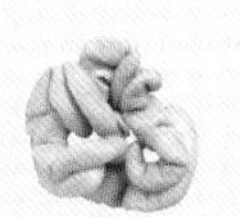 馬齒莧 10 克＋豬大腸 10 公分	G.M.P. 濃縮散，裝入豬大腸中，加水 300cc 煮爛。 每日晚上食用 1 次。
✚ 治痔漏痔瘡 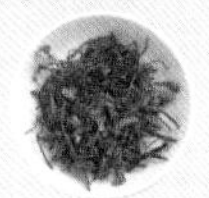  旱蓮草 40 克＋麻油 100cc	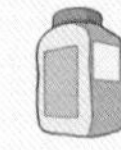 G.M.P. 濃縮散，調麻油敷患處。 每日晚上敷患處。
✚ 治痔瘡出血 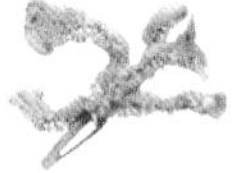 雞冠花 30 克	以水 500cc 煎至 300cc，去渣取汁。 每日早晚各 1 次，每次 150cc。
✚ 治實證痔瘡 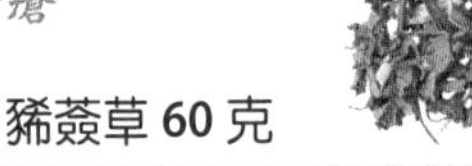 豨薟草 60 克	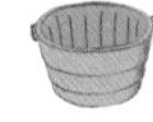 以水 600cc 煎至 350cc，去渣取汁。 外洗患處。

個論 33

血尿

血尿，顧名思義就是尿中有血，若顯微鏡底下一個視野可見到 3～5 個以上的紅血球，即定義為血尿。一般可分為肉眼可見以及顯微鏡底下見到之血尿。其一般原因可分為受傷、感染、結石、癌症、發炎。

西醫診療法

血尿，若伴有蛋白尿則要考慮腎絲球腎炎以及其他腎臟疾病，以 IgA 腎病變為常見之因；血尿若伴有白血球則考慮泌尿道感染。泌尿道感染所造成的血尿，小便時一般會有澀痛的感覺；結石的血尿一般會痛，甚至會有背部肋骨底下敲擊痛或痛至下腹部的情形；腎癌甚至會以無痛性全程血尿（Painless Grossly Hematuria）為表現；男人最常見的顯微鏡下血尿的原因為攝護腺肥大。

除了以上造成血尿的原因之外，簡單的原因如運動大量出汗、脫水、婦女經期、攝水不足、輕微感染與受傷都要考慮在內。另外，其他原因如高鈣血症、高尿酸血症均有可能包括在內。

發現血尿最主要的治法還是要瞭解其原因，再針對其所造成的病因加以治療，例如感染造成的血尿，一般藥用抗生素會有不錯的效果；若有結石則根據其大小、部位或找泌尿科醫師治之，或找內科、家醫科、中醫科醫師治之；腎炎所造成的血尿則要找腎臟科醫師評估治療。總之要確定病因，找不同科別的醫師加以診斷治療。需要強調說明的一點即是，若產生全程性無痛性血尿還是要經過醫師檢查，作最後的確診，才可放心。若懷疑癌症的話，一般要評估三個月到半年，甚至一年。

中醫診療法

血尿在中醫的觀點除了以上特性之外，亦有所謂火氣比較大之族群所產生的血尿；或者身體虛弱，「氣虛」所造生的血尿，可能火氣大或氣虛，讓已存在血尿的病因蠢蠢欲動，如感染、結石或腎炎因而被引發。

中醫在治療血尿方面，除找出原因之外，可根據**「尿血」**範疇參考之。首先也是要確定其病因，再根據病人體質辨證論治。一般中醫會根據小便是否疼痛而加以區別治療，《丹溪心法》曰：「痛者為血淋，不痛者為尿血。」**下焦熱盛者**方用大小薊飲子；**腎陰虛火旺者**方用知柏地黃湯；**脾不統血證**可用歸脾湯；**腎氣不固型**可用無比山藥丸。屬**熱性尿血者**，藥物方面則常用白茅根、仙鶴草、生地、牡丹皮、益母草、蒲公英、土茯苓等清熱涼血解毒之藥。

總之，治療血尿，要經過望聞問切，確定診斷後，根據病因，或用中藥、或用西藥都會有不錯的效果，或中醫配合西醫、或西醫配合中醫，中西醫結合共治，則效果更是恢宏。

一味中藥．健康之鑰

根據以上所述，血尿之治療，除了找出原因之外，中醫可根據虛實寒熱辨之加以治療，若屬**熱性血尿者**可以白茅根、大小薊、旱蓮草、槐花等單味藥調治之；證屬**瘀血者**可調治以蒲黃、益母草、鬱金、三七；屬**虛證者**可治以黃耆或黨參。

藥材／食材	作法／服用法
✚ 治下焦熱盛之尿血 炒蒲黃 9 克	G.M.P. 濃縮散。 每日早午晚各 1 次，每次服 3 克。

藥材／食材	作法／服用法
＋治下焦熱盛之尿血 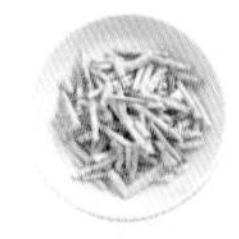 白茅根 10 克	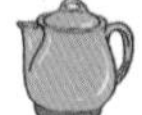 以水 300cc 煎至 150cc，去渣取汁。 每日早晚各食用 1 次，每次 75cc。
＋治下焦熱盛之尿血 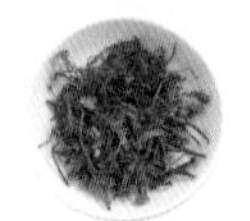 旱蓮草 15 克	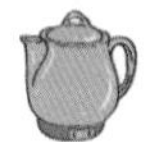 以水 300cc 煎至 150cc，去渣取汁 每日早晚各 1 次，每次 75cc。
＋治下焦血瘀之尿血 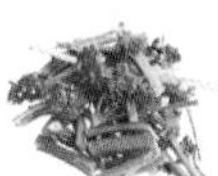 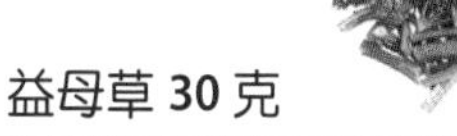 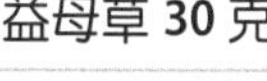 益母草 30 克	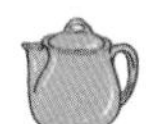 以水 500cc 煎至 250cc，去渣取汁。 每日早晚各 1 次，每次 125cc。
＋治下焦血瘀之尿血 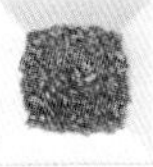 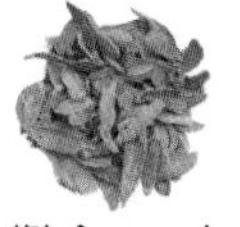 槐花 12 克＋鬱金 12 克	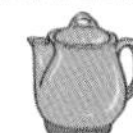 以水 500cc 煎至 300cc，去渣取汁。 每日早午晚各 1 次，每次 100cc。
＋治下焦血瘀之尿血 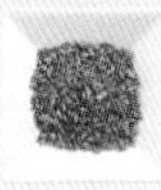 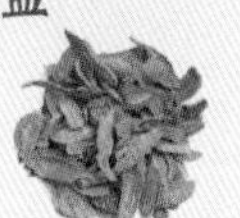 槐花 4.5 克＋鬱金 4.5 克	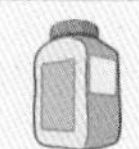 G.M.P. 濃縮散，調勻。 每日早午晚各 1 次，每次 3 克。
＋治下焦熱盛之尿血 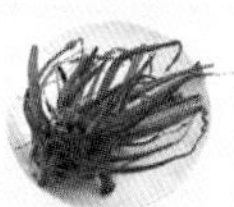 鮮大薊根 20 克	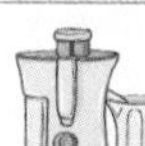 洗淨，榨汁。 每日早晚各 1 次。
＋治老人、小孩尿血 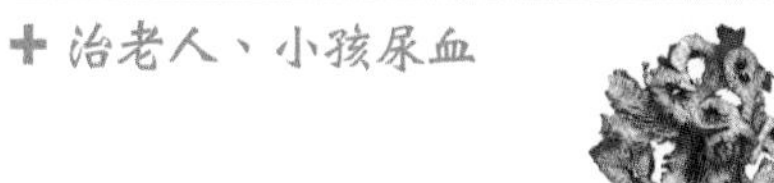 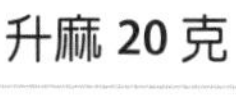 升麻 20 克	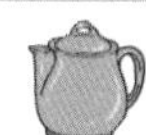 以水 500cc 煎至 180cc，去渣取汁。 每日早午晚各 1 次，每次 60cc。
＋治虛性尿血 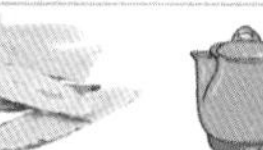 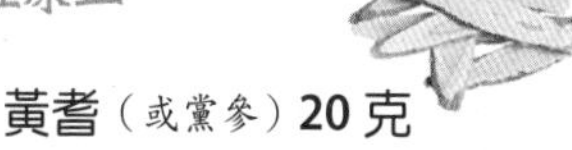 黃耆（或黨參）20 克	以水 500cc 煎至 300cc，去渣取汁。 每日早晚各 1 次，每次 150cc。
＋治下焦血瘀之尿血 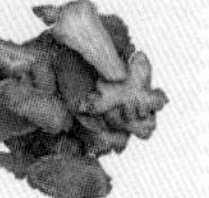 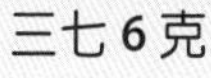 三七 6 克	G.M.P. 濃縮散。 每日早晚各 1 次，每次 3 克。

個論 34

流鼻血

鼻腔黏膜中分布許多微細血管，敏感且脆弱，容易破裂而致出血，尤其學齡前的幼兒由於習慣性用手指去挖鼻孔，再加上常罹患鼻病，並且好動，不小心撞傷都會造成流鼻血。

西醫診療法

流鼻血的原因很多，有因局部外傷造成者，有因鼻腔或鼻竇感染造成者，有因鼻黏膜乾燥造成者，亦有因腫瘤或血液病（如血小板缺少紫癜症、血友病）所造成者，此外高血壓、血管硬化、高燒、肝硬化、尿毒症、敗血症、長期服用抗凝血劑、酗酒，均可能是造成流鼻血的原因。儘管有以上原因造成鼻血，但約有一半人找不出原因。

流鼻血的治療還當以找出原因施治為主。一般而言，流鼻血停止後，儘量避免劇烈運動，忌吃燒烤炸辣暴飲烈酒，飲食要清淡，避免喝茶及讓鼻子再度受到傷害，保持心情愉快，生活要規律，並且要適度運動。

中醫診療法

中醫將流鼻血規範於「**鼻衄**」的範疇，有虛實之分，證屬**熱迫血妄行者**，可治以清肺熱的桑菊飲，清胃熱的清胃散，瀉肝火的龍膽瀉肝湯，清

小叮嚀　流鼻血的處理法

首先要將患者頭部壓低，並用手壓住鼻翼上方的止血點，亦可冰敷鼻部，大約數分鐘之後血流可止。不可將頭後仰，使血液回流，因而造成氣管堵塞。

瀉心火的黃連解毒湯，滋陰降火的玉女煎。虛證多因氣不攝血，血溢脈外所致，證屬**氣血虧損者**，可用歸脾湯、八珍湯或當歸補血湯。若汗不易出，邪無出路者，可用桂枝湯。

一味中藥・健康之鑰

防治流鼻血的常用藥物有**辛涼解表**（菊花、山茶花、薄荷汁、野牡丹）、**涼血止血**（白茅根、仙鶴草、貫眾、茜草、槐花、曇花、生白蘿蔔汁、藕汁、薺菜）、**滋陰潤肺**（川貝、枇杷葉、小麥芽草、糯米）、**活血化瘀**（王不留行、艾葉）等，除一味藥之使用外，亦可互相搭配使用。

藥材／食材	作法／服用法
＋治風熱流鼻血 白菊花 30 克 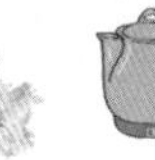	以水 500cc 煎至 300cc，去渣取汁。 每日 1 次，代茶隨時飲用。
＋治風熱流鼻血 山茶花 6 克	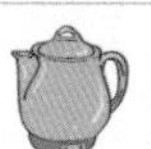 以水 300cc 煎煮 20 分鐘，去渣取汁。 每日 1 次，代茶隨時飲用。
＋治血熱鼻衄 白茅根 15 克 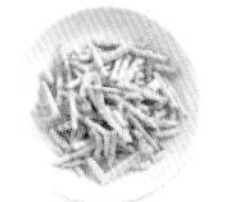	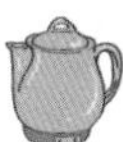 以水 300cc 煎至 150cc，去渣取汁。 每日早晚各 1 次，每次 75cc。
＋治血瘀流鼻血 王不留行（切碎）50 克 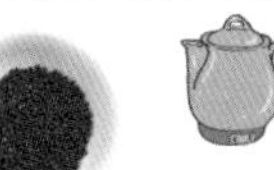	以水 500cc 煎至 300cc，去渣取汁。 每日 1 次，代茶隨時飲用。
＋治血熱鼻衄 仙鶴草 15 克	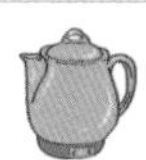 以水 300cc 煎至 200cc，去渣取汁。 每日早晚各 1 次，每次 100cc。
＋治血熱流鼻血 貫眾（炒）9 克 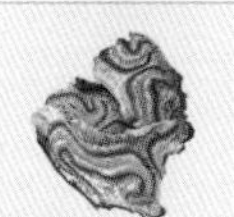	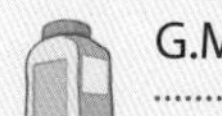 G.M.P. 濃縮散。 每日早午晚各 1 次，每次 3 克。
＋治肺熱流鼻血 川貝母 6 克 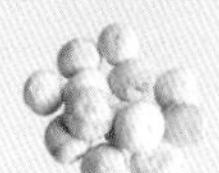 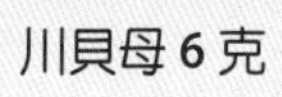	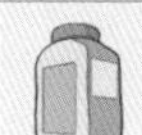 G.M.P. 濃縮散。 每日早晚各 1 次，每次 3 克。

藥材／食材	作法／服用法
✚ 治血熱鼻衄 茜車 15 克	以水 300cc 煎至 200cc。 每日早晚各 1 次，每次 100cc。
✚ 治風熱流鼻血 新鮮薄荷 10 克	洗淨，榨汁。 每日 1 次取汁滴患處（或取棉花沾汁塞鼻孔內）。
✚ 治血瘀流鼻血 新鮮艾葉 5 克	洗淨，榨汁。 每日 2 次取適量滴患處至改善。
✚ 治血瘀流鼻血 艾葉 30 克	以水 500cc 煎至 240cc，去渣取汁。 每日早午晚各 1 次，每次 80cc。
✚ 治肺熱流鼻血 枇杷葉 9 克	G.M.P. 濃縮散。 每日早午晚各 1 次，每次 3 克，搭配茶水服用。
✚ 治鼻血不止 槐花粉 10 克	G.M.P. 濃縮散。 敷於患處。
✚ 治鼻血 曇花 100 克	燉排骨吃（或炒瘦肉吃）。 每日晚上食用 1 次。
✚ 治鼻衄 糯米 100 克	微炒黃，研末。 每日早午晚各 1 次，每次 6 克，用溫水服用。
✚ 治鼻衄 野牡丹連莖及葉 15 克	以水 300cc 煎至 200cc，去渣取汁。 每日早晚各 1 次，每次 100cc。
✚ 治鼻衄 白蘿蔔 1 個	洗淨，去皮，榨汁。 每日早晚各 1 次，每次 50cc。

藥材／食材	作法／服用法
＋治鼻衄 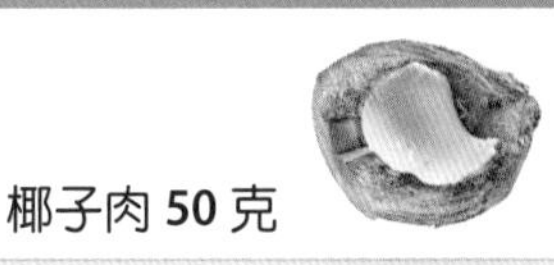 椰子肉 50 克	以水 300cc 煮汁。 每日 1 次，代茶隨時飲用。
＋治鼻中衄血 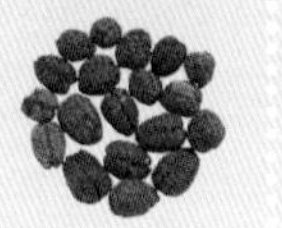 山梔子 2 克	G.M.P. 濃縮散。 每日取少許藥粉吹患處。
＋治熱迫血妄行鼻衄 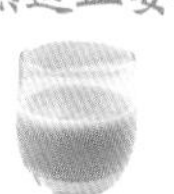 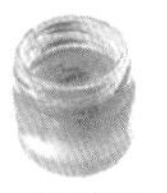 新鮮蓮藕汁 150cc+ 蜂蜜 30cc	調勻。 每日 1 次，代茶隨時飲用。
＋治肺熱流鼻血 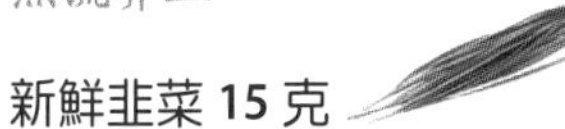 新鮮韭菜 15 克	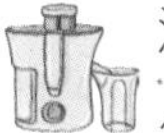 洗淨，榨汁。 每日早晚各 1 次，每次 10cc。
＋治肺熱流鼻血 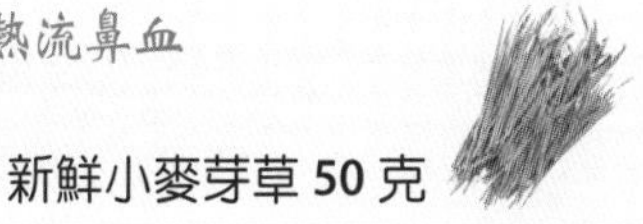 新鮮小麥芽草 50 克	洗淨，榨汁。 每日早晚各 1 次。
＋治肺熱流鼻血 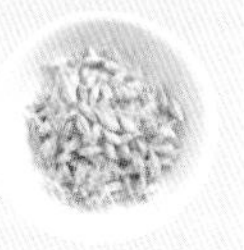 麥芽 6 克	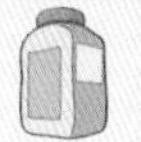 G.M.P. 濃縮散。 每日早晚各 1 次，每次 3 克，用溫水服用。
＋治熱性鼻衄 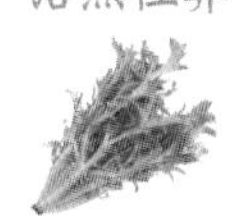 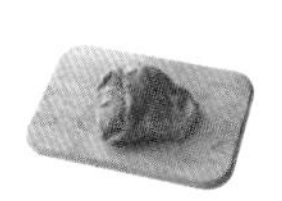 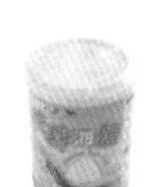 薺菜 150 克 + 瘦肉 80 克 + 鹽適量	以水 500cc 煮食，加鹽調味。 每日早晚食用 1 次。

個論 35

吐血

吐血是上消化道病情嚴重的情形，多屬胃部疾病發展的後期或嚴重階段。西醫會先作一系列的檢驗來找出吐血的部位與原因，中醫則參考西醫檢驗資料，配合中醫獨特的辨證論治模式來診療吐血。

西醫診療法

血液從消化道經口嘔吐而出，一般稱為**吐血**或**嘔血**，血色有可能是暗紅色、咖啡色或鮮紅色，多夾有食物殘渣，臨床可能會有胃痛的症狀出現，亦可能沒有症狀出現。吐血常見的原因有上消化道出血（UGI bleeding），其造成原因有可能是消化性潰瘍、糜爛性胃炎或胃癌、糜爛性食道炎或食道癌、肝硬化併發症所造成的食道靜脈曲張、食道黏膜裂傷（即食道下端或賁門黏膜裂傷出血，多與酗酒有關）。

診斷上消化道出血的原因，可使用內視鏡，以確定病灶。症狀屬輕微者可使用一些止血方法或藥物，並住院觀察；若出血太多，甚至休克者，應送至加護病房作進一步處理，待病情穩定後可用內視鏡止血術等方法以使病情不再復發，甚至有些要施予外科手術。

中醫診療法

關於中醫對吐血的觀念，早在《內經》即有記載，其以嘔血稱之，到漢朝醫家張仲景則有吐血之名，其稱：「夫酒客咳者，必致吐血，此因急飲過度所致也。」中醫治療吐血，除了確定病因之外，還當辨證施治為主，證屬**胃火盛者**，可處方以三黃瀉心湯；**熱傷營血者**，可處方以清營湯或犀角地黃湯；證屬**肝火犯胃者**，可治以加味逍遙散或玉女煎；屬**瘀血內阻者**，可治以桃紅四物湯或血府逐瘀湯；屬**中氣虛弱者**，可處方以黃耆建中湯或升陷湯；屬**血虧弱者**，可處方以歸脾湯或八珍湯；屬**陽虛不能攝血者**，可處方以柏葉湯。以上用藥處方對於吐血的預後或防治會有一定的效用。

一味中藥・健康之鑰

吐血的防治藥物多屬**涼血止血**，如大小薊、茜草、仙鶴草、藕節、百合、白茅根、槐花、荷葉、敗醬草、麥門冬、白雞冠花，亦有用**收澀止血藥者**，如枸杞根（地骨皮）、海螵蛸、側柏葉、白苧麻根、玉蜀黍鬚、蓮心或**活血化瘀藥**，如蒲黃、三七、虎杖、紅蔥頭。

藥材／食材	作法／服用法
＋治血熱吐血 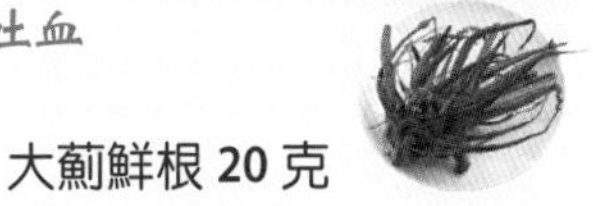 大薊鮮根 20 克	洗淨，榨汁。 每日早晚各 1 次。
＋治血熱吐血 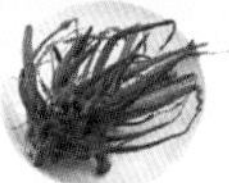  大薊鮮根 10 克＋白糖 5 克	洗淨，榨汁，加白糖調味。 每日早晚各 1 次。
＋治血熱吐血 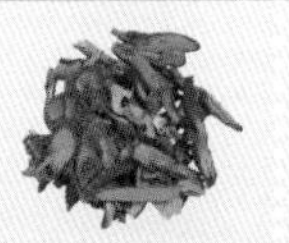 茜草 6 克	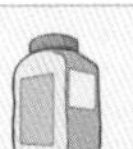 G.M.P. 濃縮散。 每日早晚各 1 次，每次 3 克。
＋治血瘀吐血 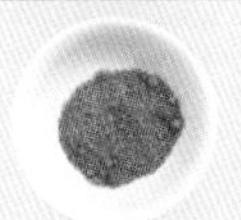 蒲黃 6 克	G.M.P. 濃縮散。 每日早晚各 1 次，每次 3 克。
＋治血瘀吐血 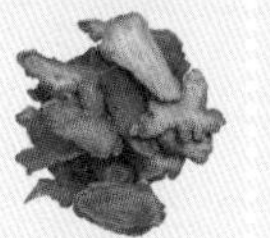 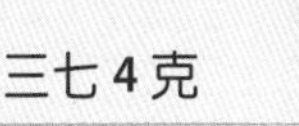 三七 4 克	G.M.P. 濃縮散。 每日早晚各 1 次，每次 2 克用溫的米湯配服。
＋治肺陰虛吐血 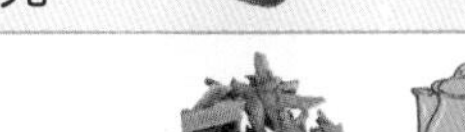 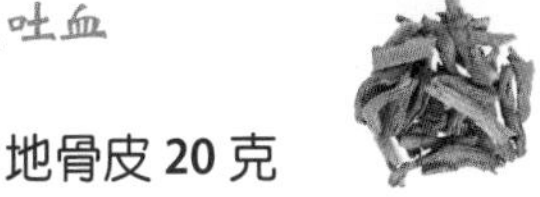 地骨皮 20 克	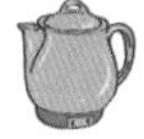 以水 300cc 煎至 200cc，去渣取汁。 每日早晚各 1 次，每次 100cc。

藥材／食材	作法／服用法
✚治血瘀吐血 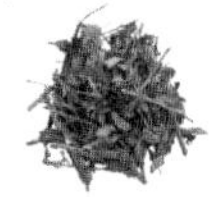 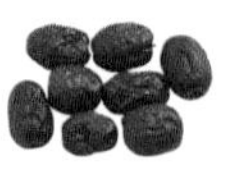 仙鶴草 6 克 + 紅棗 5 克	以水 250cc 煎至 100cc，去渣取汁。 每日早晚各 1 次，每次 50cc，吃紅棗及喝湯。
✚預防吐血 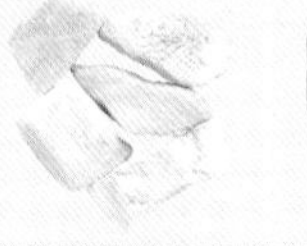 海螵蛸 12 克	G.M.P. 濃縮散。 每日早午晚睡前各 1 次，每次 3 克，搭配溫的米湯服用。
✚治血瘀吐血 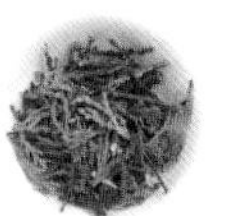 側柏葉 10 克	以水 300cc 煎至 200cc，去渣取汁。 每日 1 次，代茶隨時飲用。
✚治血瘀吐血 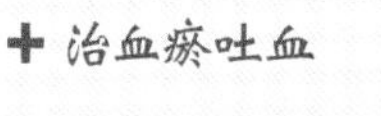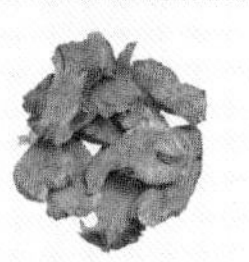 虎杖 9 克	G.M.P. 濃縮散。 每日早午晚各 1 次，每次 3 克。
✚治熱性吐血 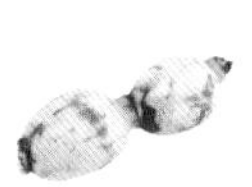 新鮮蓮藕 20 克	洗淨，榨汁。 每日 1 次，代茶隨時飲用。
✚治肺陰虛吐血  百合 30 克	以水 500Cc 煎至 200cc，去渣取汁。 每日早晚各 1 次，每次 100cc。
✚治肺熱吐血 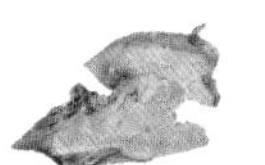 苧麻根 30 克	以水 500Cc 煎至 200cc，去渣取汁。 每日早晚各 1 次，每次 100cc。
✚治肝硬化吐血 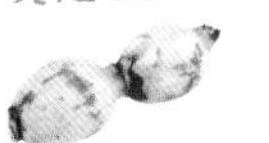  蓮藕 100 克 + 蜂蜜 10cc	洗淨，切片，蒸熟。 每日早晚各 1 次蘸蜂蜜熟食。
✚治內熱吐血 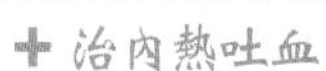 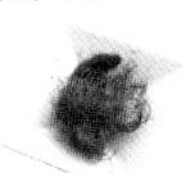  玉米鬚 50 克 + 冰糖 10 克	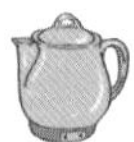 以水 600cc 煎至 300cc，去渣取汁，加入冰糖拌勻。 每日 1 次，代茶隨時飲用。

藥材／食材	作法／服用法
✚治血瘀吐血 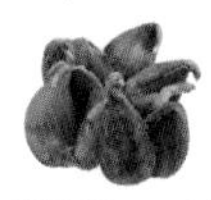 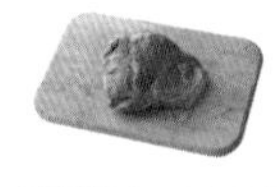 紅蔥頭 50 克 + 瘦豬肉 100 克	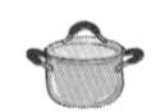 以滿水煮熟。 每日早晚各 1 次，未癒再吃。
✚治肺胃吐血 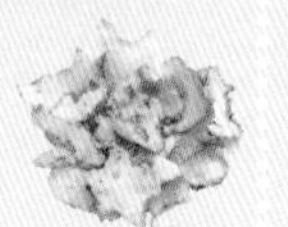 白芨 6 克	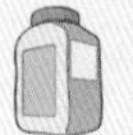 G.M.P. 濃縮散。 每日早晚各 1 次，每次 3 克。
✚治肝火犯胃吐血 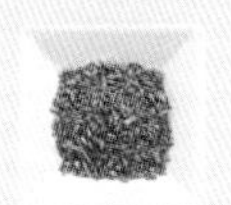 槐花 9 克	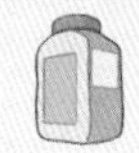 G.M.P. 濃縮散。 每日早午晚各 1 次，每次 3 克。
✚治熱性吐血 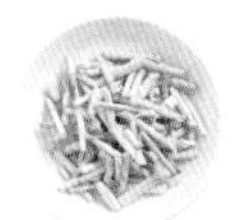 白茅根 20 克	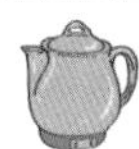 以水 300cc 煎至 180cc，去渣取汁。 每日早午晚各 1 次，每次 60cc。
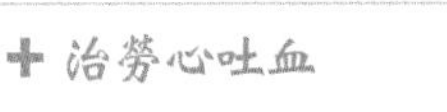 ✚治勞心吐血 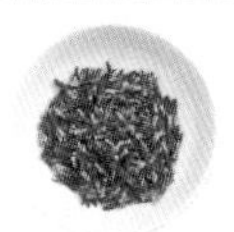 蓮子心 10 克	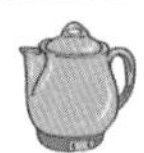 以水 200cc 煎至 100cc，去渣取汁。 每日 1 次，代茶隨時飲用。
✚治風熱吐血 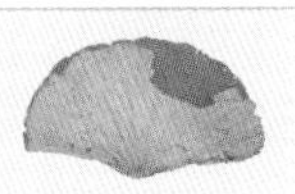 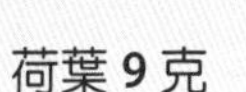 荷葉 9 克	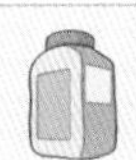 G.M.P. 濃縮散。 每日早午晚各 1 次，每次 3 克。
✚治胃性吐血 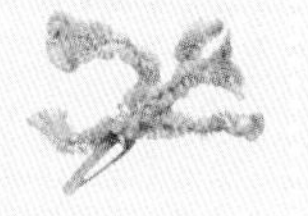 雞冠花 9 克	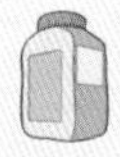 G.M.P. 濃縮散。 每日早午晚各 1 次，每次 3 克。
✚治肺虛吐血 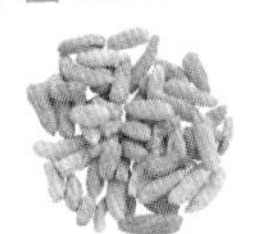 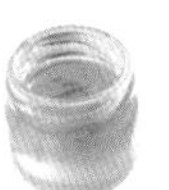 麥門冬 20 克 + 蜂蜜 20cc	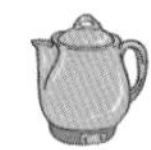 以水 500cc 煎至 300cc，去渣取汁，加入蜂蜜拌勻。 每日早晚各 1 次，每次 150cc。
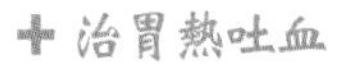 ✚治胃熱吐血 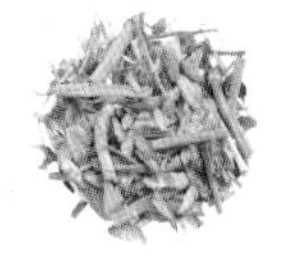 敗醬草 10 克	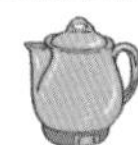 以水 300cc 煎至 180cc，去渣取汁。 每日早晚各 1 次，每次 90cc。

個論 36

高脂血症

根據統計，平均每十名成人中，就有一人患有高脂血症，不可謂不高。其造成的原因可能和現代人飲食過於精緻及運動量不足有關。尤其是與腦、心血管疾病的發病有重要的關連性，因此很值得我們的重視。

西醫診療法

高脂血症又稱**高脂蛋白血症**，指的是血液中的膽固醇、三酸甘油脂增血。高脂血症，不論是高膽固醇血症或高三酸甘油脂血症或二者合併，均是動脈粥狀硬化的主要原因，會增加罹患冠狀動脈心臟疾病，以及中風、高血壓、糖尿病、脂肪肝、腎臟病的機會。因此，如何預防發生心臟病及腦血管等疾病，降低體內血中膽固醇或三酸甘油脂，益發突顯其重要性。

血脂包括膽固醇、三酸甘油脂及磷脂質。這些血脂皆為脂溶性，必須與血漿蛋白結合成脂蛋白，才可藉由血液運輸至各器官及組織。脂蛋白至少包括極低密度脂蛋白、低密度脂蛋白及高密度脂蛋白。以下即加以分述介紹之：

◆ **極低密度脂蛋白**（Very Low Density Lipoprotein；VLDL）：主要成分為三酸甘油脂，於肝臟或小腸內合成。若食入大量脂肪或醣類，會增加極低密度脂蛋白的合成。

◆ **低密度脂蛋白**（Low Density Lipoprotein；LDL）：血中 60 ～ 70% 的膽固醇是由低密度脂蛋白攜帶，主要是將膽固醇由肝臟帶到週邊組織。低密度脂蛋白－膽固醇過高所引起的高膽固醇血症是冠狀動脈硬化和心臟疾病的危險因子，所以低密度脂蛋白－膽固醇被稱為壞的膽固醇。

◆ **高密度脂蛋白**（High Density Lipoprotein；HDL）：血中 20 ～ 30% 的膽固醇由高密度脂蛋白運送。主要是將週邊組織的膽固醇帶回肝臟代謝。高密度脂蛋白－膽固醇愈高，罹患冠狀動脈心臟疾病的機率愈低，所以高密度脂蛋白－膽固醇被稱為好的膽固醇。當血液中的總膽固醇濃度或低密度脂蛋白－膽固醇濃度高於正常值時，即為高膽固醇血症。

西醫解讀

高膽固醇血症和高三酸甘油脂飲食須知

◎ 高膽固醇血症飲食原則

- 維持理想體重。
- 控制油脂攝取量，少吃油炸、油煎或油酥的食物，及豬皮、雞皮、鴨皮、魚皮等。
- 炒菜宜選用單元不飽和脂肪酸高的油質（如：花生油、菜籽油、橄欖油等）；少用飽和脂肪酸含量高的油質（如：豬油、牛油、肥肉、奶油等）。烹調宜多採用清蒸、水煮、涼拌、烤、燒、燉、滷等方式。
- 少吃膽固醇含量高的食物，如內臟（腦、肝、腰子等）、蟹黃、蝦卵、魚卵、肥肉、奶油、豬油、椰子油、雞皮等。若血膽固醇過高，則每週以不超過攝取二至三個蛋黃為原則。
- 常選用富含纖維質的食物，如：未加工的豆類、蔬菜、水果及全穀類。
- 儘量少喝大量的酒。
- 適當調整生活型態，如：戒菸、運動，以及壓力調適。

至於三酸甘油脂理想值應低於 150mg/dL，150 ～ 300mg/dL 為邊緣性過高，大於 300mg/dL 則為高三酸甘油脂血症。三酸甘油脂大於 300～500mg/dL，一般需給予治療（此檢驗數據標準傾向往下調整）。

血中三酸甘油脂的濃度會隨飲食中的油脂種類和含量而改變。當禁食 12 小時後，血中三酸甘油酯的濃度仍高於正常值時，便稱為高三酸甘油脂血症。本症多伴隨冠狀動脈心臟疾病等高危險因子（如：肥胖、飲酒過量等）存在。

◎ 高三酸甘油脂飲食原則

- 控制體重可明顯降低血液中三酸甘油脂濃度。
- 多採用多醣類食物，如：五穀根莖類，並避免攝取精製的甜食、含有蔗糖或果糖的飲料、各式糖果或糕餅、水果罐頭等加糖製品以及肥肉。
- 可多攝取富含 ω-3 脂肪酸的魚類，例如：秋刀魚、鮭魚、日本花鯖魚、鰻魚（黑鰻、白鰻）、白鯧魚、牡蠣等。
- 不宜大量飲酒。

中醫診療法

傳統中醫並沒有所謂「高脂血症」的病名。根據臨床上的表現，大致可歸屬在中醫的**「痰濕」**、**「痰濁」**、**「血瘀」**、**「肥胖」**等範疇。古代中醫醫家多認為「肥人多痰」、「肥人多痰濕」《醫學心悟》對其發病機轉有所論述：「凡人嗜食肥甘，或醇酒乳酪，則濕從內受，……濕生痰。」現代醫家根據此論述，醫治高血脂症患者時，多從痰治療。血脂肪為血液中之病理產物，和中醫所稱的「痰」關係是密切的。

《素問 · 生氣通天論》曰：「膏梁之變，足生大丁。」《三因方》曰：「飲食飢飽，生冷甜膩聚結不散，或作痞塊，膨脹滿悶。」宋朝醫家朱肱則提到：「心包絡之痛，有痰涎停伏，窒礙不通而痛。」的說法。明朝醫家張景岳亦稱：「痰有所滯，皆能壅閉經絡，格塞心竅。」均說明了血脂過高，所引起的危害。

一味中藥‧健康之鑰

中草藥應用於降血脂方面，有一定之效果，**消導藥**如山楂；**活血化瘀藥**如蒲黃、銀杏葉、丹參、紅花、茺蔚子；**潤腸通便、通腑泄濁藥**如何首烏、決明子（草決明）、番瀉葉、大黃；**清熱利濕藥**如月見草、野菊花、虎杖、蘆薈；日常生活中隨手可得之食品，如蒟蒻、白背黑木耳可增加腸胃內排便以降低血脂；綠茶、生薑、薏苡仁、大豆、大蒜、洋蔥、蘋果、蕃茄、白蘿蔔、藍莓等亦屬常見降低血脂肪之品。

藥材／食材	作法／服用法
+ 治肥胖型高脂血症 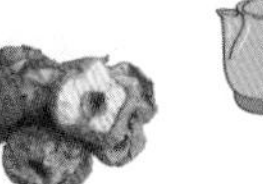 山楂 20 克	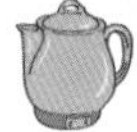 以水 500cc 煎煮 20 分鐘，去渣取汁。 每日 1 次，代茶隨時飲用。
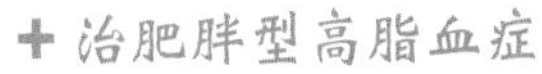 + 治肥胖型高脂血症 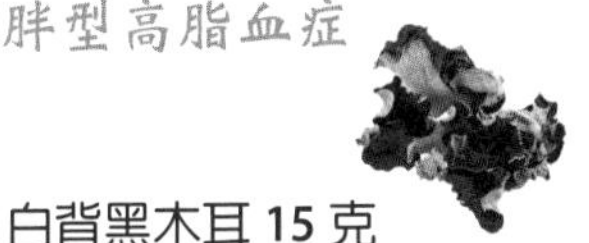 白背黑木耳 15 克	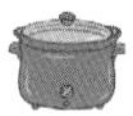 洗淨，以水 300cc 燉湯服用。 每日 1 次，隨時飲用。
+ 治血瘀型高脂血症  蒲黃 5 克	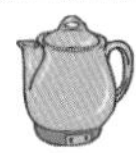 以水 100cc 煎至 50cc，去渣取汁。 每早 1 次，溫服，連服 2 週。
+ 治濕熱型高脂血症 月見草 5 克	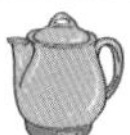 以水 100cc 煎至 50cc，去渣取汁。 每早 1 次，溫服，連服 2 週。
+ 治濕熱型高脂血症 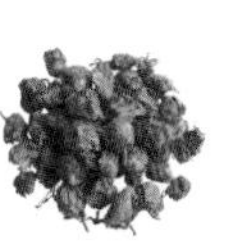 野菊花 20 克	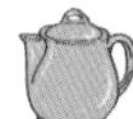 以水 500cc 煎至 300cc，去渣取汁。 每日 1 次，代茶隨時飲用，連服 2 週。

藥材／食材	作法／服用法
✚治肥胖型高脂血症  何首烏 15 克	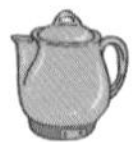 以水 300cc 煎至 150cc，去渣取汁。 每早 1 次，溫服，連服 2 週。
✚治濕熱型高脂血症 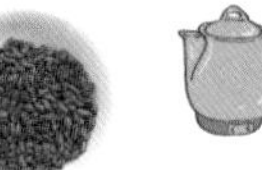 決明子（草決明）20 克	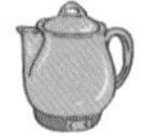 以水 500cc 煎至 150cc，去渣取汁。 每晚 1 次，溫服，連服 2 週。
✚治血瘀型高脂血症 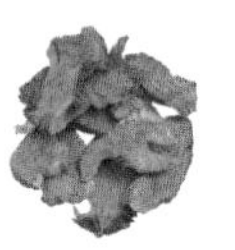 虎杖 20 克	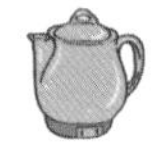 以水 500cc 煎至 300cc，去渣取汁。 每日 1 次，代茶隨時飲用，連服 2 週。
✚治血瘀型高脂血症 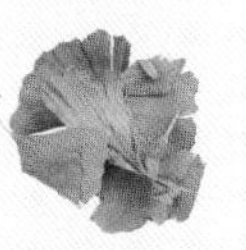 銀杏葉錠 1 瓶	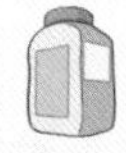 G.M.P. 濃縮錠。 每日早午晚各 1 次，每次餐後各服 6 錠。
✚治血瘀型高脂血症 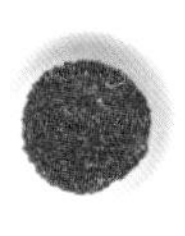 茺蔚子 20 克	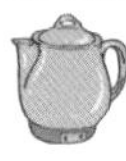 以水 500cc 煎至 300cc，去渣取汁。 每日早午晚各 1 次，每次 100cc，連服 4 週。
✚治肥胖型高脂血症 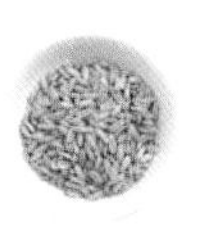 燕麥 20 克	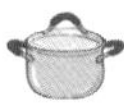 加涼開水煮熟。 每天早餐吃 1 碗。
✚治濕熱型高脂血症 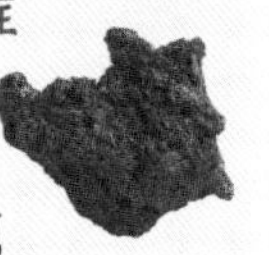 煅蘆薈 1.5 克	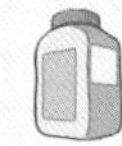 G.M.P. 濃縮散。 每日早午晚各 1 次，每次 0.5 克（體虛者慎用）。
✚治肥胖型高脂血症 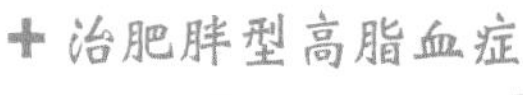  葛根粉 30 克＋糙米 100 克	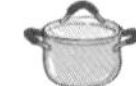 加水 800cc 煮粥。 每日早晚各 1 次，連服 2 週。

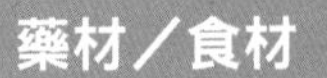

藥材／食材	作法／服用法
＋治濕熱型高脂血症  何首烏 3 克	G.M.P. 濃縮散。 每日晚上 1 次，連服 2 週。
＋治濕熱型高脂血症 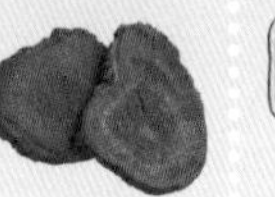 大黃 1.5 克	G.M.P. 濃縮散。 每日早午晚各 1 次，每次 0.5 克。
＋治濕熱型高脂血症 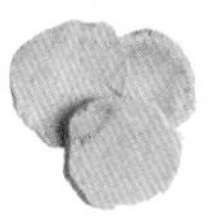 澤瀉 20 克	以水 500cc 煎至 300cc，去渣取汁。 每日早午晚各 1 次，每次 100cc。
＋治血瘀型高脂血症 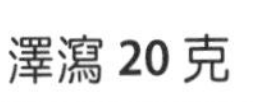 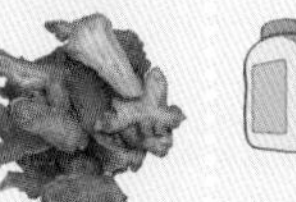 三七 4.5 克	G.M.P. 濃縮散。 每日早午晚各 1 次，飯前服用 1.5 克。
＋治肥胖型高脂血症  蒟蒻粉 10 克	加水拌勻。 每日 1 次，隨時飲用，連服 2 週。
＋治濕熱型高脂血症 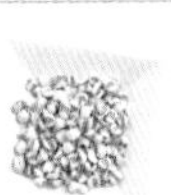 薏苡仁 50 克	以水 500cc 煮粥。 每日 1 次，隨時食用，連服 2 週。
＋治肥胖型高脂血症 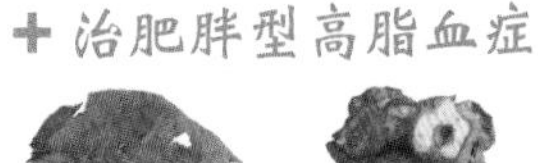 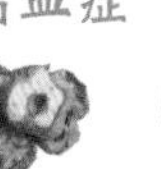 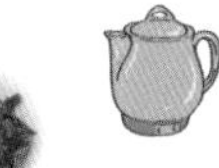 柿葉 10 克＋山楂 12 克＋綠茶 3 克	以水 350cc 煎熬 20 分鐘。 每日 1 次，代茶隨時飲用，連服 4 週。
＋治肥胖型高脂血症 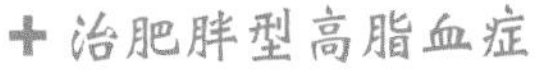 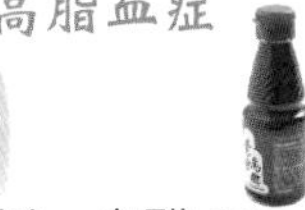 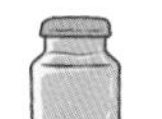 大蒜 20 瓣＋烏醋 50cc	浸泡 7 天。 每日早上吃 2 瓣，連服 10 天。
＋治肥胖氣虛型高脂血症 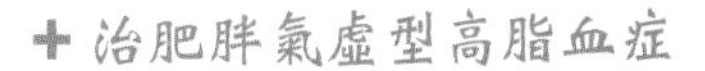 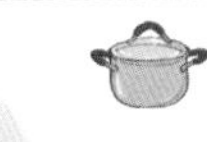 黃豆 50 克	加水 1 碗，煮熟。 每日 1 次，隨時食用（但痛風及腎衰竭患者忌之）。 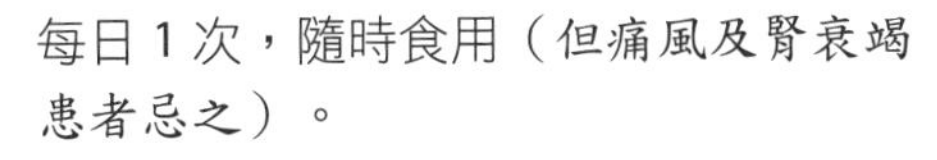

藥材／食材	作法／服用法
✚ 治肥胖型高脂血症  洋蔥片 20 克＋亞麻仁油 10cc	拌勻。 每日 1 次，隨時食用。
✚ 治血瘀型高脂血症 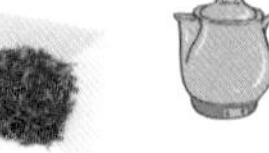 紅花 10 克	以水 200cc 煎煮，取汁 100cc。 每日早晚各 1 次，每次 50cc。
✚ 治血瘀型高脂血症 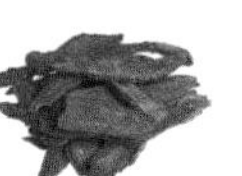 丹參 30 克	以水 500cc 煎至 300cc，去渣取汁。 每日早午晚各 1 次，每次 100cc。
✚ 治肥胖型高脂血症  薑片 30 克	以水 400cc 煎至 200cc，去渣取汁。 每星期喝 1、2 次。
✚ 治肥胖型高脂血症 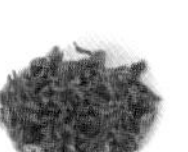 綠茶 10 克	以熱開水沖泡。 每日 1 次，隨時飲用，連服 4 週。
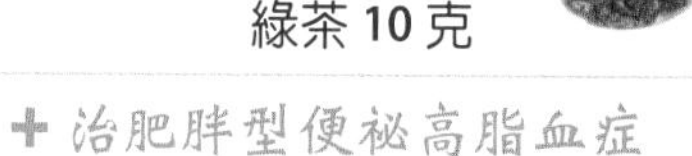 ✚ 治肥胖型便祕高脂血症  新鮮苜蓿芽 250 克	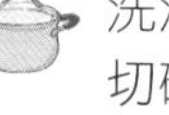 洗淨，略汆燙，用冷開水沖洗，瀝乾水分，切碎，加調味料拌勻。 每日 1 次，隨時食用，連服 4 週。
✚ 治血瘀型高脂血症 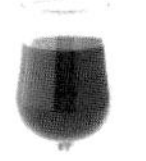 紅酒 30cc	以美國、法國、西班牙、加拿大出產較佳。 每日晚上喝 30cc。

個論 37

糖尿病

近年來，糖尿病一直高居國人十大死亡原因第四位（100 年度死亡率調查）。根據統計，國人罹患糖尿病的患者約有八十萬人，尤其四十五歲以上的人口，平均每十人當中，即有一人患病，可見糖尿病影響國人甚鉅。糖尿病本身並不可怕，可怕的是其併發症。

西醫診療法

糖尿病最主要分第一型（胰島素依賴型）及第二型（非胰島素依賴型），後者又分為肥胖型及非肥胖型，約占了糖尿病的人口數 90% 以上。根據健保局統計，糖尿病患的醫療給付高達新台幣三百五十億元，約占了總支出的 11%，是單項疾病花費最高者，其中治療併發症的支出即占了大半以上，預見預防糖尿病併發症發生的重要性。所謂糖尿病併發症，包括腎病變、神經病變、視網膜病變、心臟病、中風與腳壞疽潰瘍等。

糖尿病的診斷

許多人並不知道自己罹患糖尿病。最新診斷標準為，只要合乎以下任一情形，即被診斷為糖尿病：

有糖尿病典型三多症狀，即多喝、多尿、多吃，加上體重減輕，平時血糖大於 200mg/dl。

空腹 10 小時以上血糖大於 100mg/dl（糖化血色素大於 6）。

口服葡萄糖耐受試驗，二小時後血糖大於 200mg/dl。

以上檢測需要二次以上不正常方可確診，可見糖尿病之診斷有一套嚴格的標準，不可只測一次血糖指數增高，就被宣判得了糖尿病，因為壓力、感冒、骨折、熬夜等也會促進血糖增加，醫檢人員誤判、機器之誤差等因素亦要考慮在內，只檢測一次血糖值上升，就被診斷為糖尿病，而吃一輩子的藥，是很冤枉的一件事情。另外值得一提的是，若飯後血糖為 120mg/dl 至 200mg/dl，只能稱為血糖偏高，不能診斷為糖尿病，血糖偏高有可能會自己恢復。

關於防治糖尿病方面，有些觀念是需要釐清的，有些患者不想吃西藥，到處尋求偏方，結果吃壞身體不說，甚至加速病情的惡化；有些患者服用偏方之後，號稱血糖真的正常了，其原因也許如上所言只是血糖偏高，也許醫檢人員的疏忽或是機器之誤差，並不是真正的糖尿病。這一群患者在不知真實情況，即「呷好逗相報」以訛傳訛，把同樣的偏方告訴他人，這是多麼危險的事（尤其是罹患糖尿病數年以上的族群）。

嚴格說來，假若患者被確診為糖尿病，想要不吃西藥，或用偏方改善的機會是需要進一步探討的。有些中草藥物的確會讓血糖下降，但多屬清熱苦寒之藥（如豬母奶草、紅色地瓜葉、土芭樂皮），長期服用的話，對腸胃和整個身體的氣機變化均會造成不良的影響，即使是補益藥品，又能服用多久？這是現代醫學研究中醫藥降血糖的觀念，亟待思考的方向。

優降糖（Euglucon）一天藥量吃至四顆無效後，則需要注射胰島素，其吃藥到注射之間可能為數月、數年甚至數十年，端看發現時間早晚、如何飲食、運動保養身體。若能配合中醫藥的使用，雖不能使糖尿病完全痊癒，但應可延緩注射胰島素時間的到來，並且可預防以上所稱併發症的產生，此外

小叮嚀 **糖尿病治療的觀念**

糖尿病是慢性病，必須長期有耐心的調理，以預防併發症的產生。西醫常用降血糖的藥物為優降糖（Euglucon）輔以二甲雙胍（Glucophage），若治療一段時間之後，效果變差，則代之以注射胰島素。

對三多症狀（多喝、多尿、多吃）的改善亦有幫助。

中醫診療法

糖尿病古稱**「消渴」**，服用中藥需要辨證論治。一般中醫治療糖尿病多從**「三消」**所表現之症狀著手。「三消」即「上消」之多喝；「中消」之多吃；「下消」之多尿。中醫治法為潤「上消」之肺燥、清「中消」之胃熱、滋「下消」之腎陰，而有從**益氣養陰**（如益氣之黨參、山藥，養陰之黃精、女貞子、枸杞子、生地、麥門冬、葛根、玉竹、天花粉、玄參）；**清虛熱**（地骨皮、桑白皮）；**活血化瘀**（丹參、山楂）；**健脾利濕**（如蒼朮、白朮、茯苓）等方向著手者。除滋腎陰之外，亦有從溫腎陽方向著手者。

總之，治療糖尿病須先建立正確之觀念，再治以西醫為主，中醫用為輔之療法，配合適度的飲食及運動，應可使國人不再聞「糖」色變。

以下提供糖尿病平常調理食療藥膳，還當尋找合格中醫師為要。

糖尿病的預防與改善的藥膳湯方

★白茅根甘蔗頭方

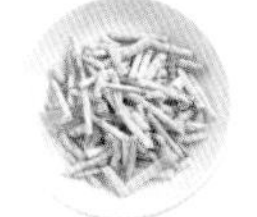

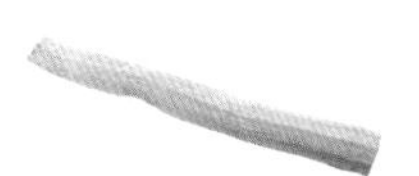

白茅根 30 克＋甘蔗頭一個（打碎）

改善熱型體質的糖尿病患者，能預防血糖上升

將全部材料放入湯鍋中，倒入適量水（約 1500cc）煮沸，轉小火再續煮約 20 分鐘即可。

★銀耳蓮子湯

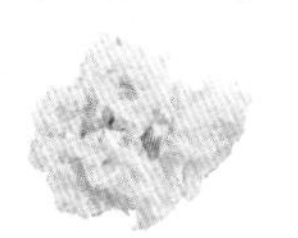

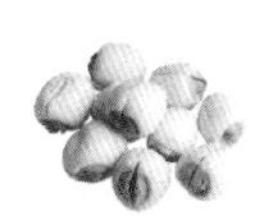

銀耳適量＋蓮子適量

改善心腎不交的糖尿病患者，能預防血糖上升

銀耳加水浸泡至軟，與蓮子一起放入湯鍋中，倒入適量的水煮沸，轉小火續煮約 25 ～ 30 分鐘，取汁飲用。

一味中藥．健康之鑰

一般而言，糖尿病頗類似中醫所稱的**消渴**，其基本病理是以虛為本，燥熱為標，在治療上可以清熱、益氣生津、滋補精血等法以調整陰陽，輔助治療以控制病情，切勿自行停止西藥的服用。**清熱**的藥物如仙鶴草、馬齒莧、石膏、黃芩等；**益氣生津**的藥物如山藥、茯苓、豬苓、黨參、白朮、甘草等；**滋補精血**的藥物如山茱萸、生地、枸杞子、阿膠等藥，對於血糖的下降有一定的協同助益。若配合鮮苦瓜、南瓜、鮮蕃石榴、鮮蘿蔔、鮮洋蔥、乾鮑魚等食療亦可協助血糖的控制。

藥材／食材	作法／服用法
＋治肺燥型糖尿病 仙鶴草 30 克	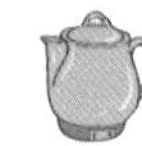 以水 500cc 煎至 300cc，去渣取汁。 每日早午晚各 1 次，每次 100cc，連服 3 週。
＋治陰虛燥熱型的糖尿病 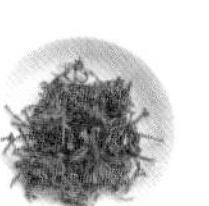 馬齒莧 50 克	先以水 500cc 煎至 200cc 取汁，為第 1 煎，再加水 500cc 煎至 200cc 取汁，為第 2 煎。 第 1 煎早上服用，第 2 煎晚上服用，連續服用 14 天。
＋治胃熱型糖尿病  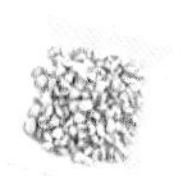 新鮮山藥 30 克＋薏苡仁 15 克	加水 800cc，煮粥。 每日早晚各食用 1 次，連續服用 14 天。
＋治胃熱型糖尿病 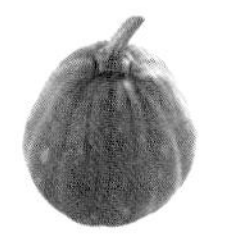 南瓜 100 克	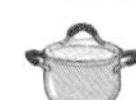 加水 800cc，煮湯。 每日早晚餐前各吃 1 次，連服數日，病情穩定後，可間歇食用。
＋適用於糖尿病多食易飢 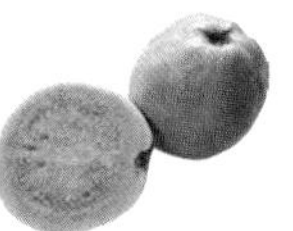 紅心蕃石榴 3 個	去籽。 每早晚各食用 1 個，常服。
＋適用於糖尿病煩渴  洋蔥 30 克＋瘦豬肉 50 克	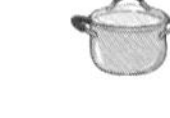 將瘦豬肉加水 500cc 煮熟，再放入洋蔥再煮至熟。 每日早晚各食用 1 次。

個論 38

咽喉腫痛

咽喉腫痛，顧名思義，即所謂咽喉部發炎所造成的腫痛，有可能是急性喉炎、聲門水腫、急慢性咽炎、急慢性扁桃腺炎所引起。中醫所指的咽喉腫痛多指的是急慢性咽炎，急慢性扁桃腺炎所引起者則多歸屬於「乳蛾」「喉痹」等範疇。

西醫診療法

咽炎（Pharyngitis）的產生，多由 A 組乙型血溶性鏈球菌（group A beta-hemolytic streptococci）所引起，需給予抗生素治療，以預防急性腎絲球腎炎、風濕性心肌炎與局部膿瘍等後遺症的產生。除抗生素的給予之外，止痛藥可視狀況處方之。

本病好發於秋冬及冬春季之交替時節。按病程分，本病有急、慢性之分，急性咽炎常為上呼吸道感染所造成，由急性鼻炎向下蔓延所致，也可開始即發生於咽部。除溶血性鏈球菌感染之外，葡萄球菌、肺炎鏈球菌、流感桿菌及流感病毒等亦可造成。造成咽炎的原因多為受涼、慢性病、營養不良、菸酒過度、鼻竇炎、扁桃腺體炎、粉塵或有害氣體刺激時發生。

中醫診療法

中醫治療本病，除配合西醫藥的使用之外，若屬風熱外感者，可方用銀翹散加減，較嚴重者可治以普濟消毒飲；屬外感風寒者，可治以荊防敗毒散或桂枝湯；屬陰虛者，可治以六味地黃湯加減。

一味中藥・健康之鑰

咽喉腫痛有急性和慢性之分，症有寒、熱、虛、實之辨，治當詳察。病因多為風、熱（火）、寒、疫等多項原因為患，但總屬熱毒為多。可用牛蒡根、半枝蓮、射干、大青葉、荸薺、鮮鳳尾草、馬齒莧、木賊、柿霜、金銀花等清熱解毒中藥。若失治遷延易成慢性。熱盛傷陰，暗耗陰津，造成「陰虛生內熱」，故慢性又以陰虛火旺為多，可用桔梗、甘草、玄參、麥門冬等藥治療。預防疾病發作或緩解期可選用蘿蔔、橄欖、羅漢果等藥材。

藥材／食材	作法／服用法
✚ 治熱毒咽喉腫痛 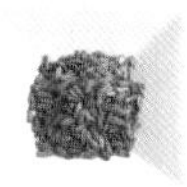 牛蒡子 20 克	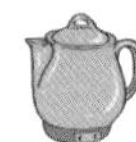 以水 500cc 煎成 180cc，去渣取汁。 每日早午晚各 1 次，每次 60cc。
✚ 治感冒兼有咽喉疼痛者 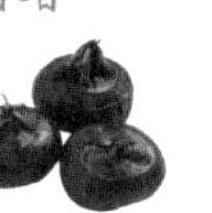 荸薺 20 克	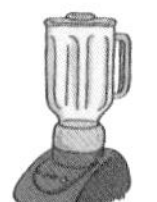 洗淨，去皮，用果汁機打汁。 每日早午晚各 1 次，以汁漱喉，慢慢咽下。
✚ 治熱毒咽喉腫痛 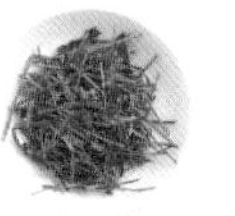 半枝蓮 20 克	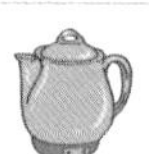 以水 500cc 煎成 300cc，去渣取汁。 每日早午晚各 1 次，每次 100cc。
✚ 治熱毒咽喉腫痛 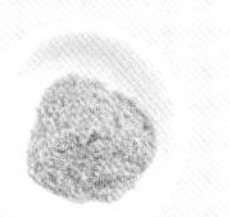 柿霜 9 克	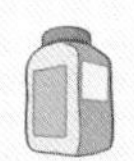 G.M.P. 濃縮散。 每日早午晚各 1 次，每次 3 克。
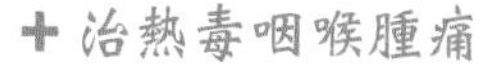 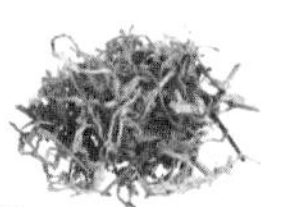 金銀花 25 克	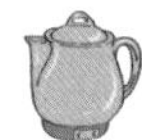 以水 500cc 煎成 300cc，去渣取汁。 每日早晚各 1 次，每次 150cc。
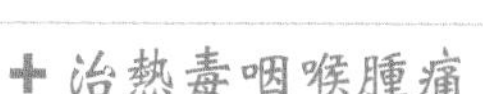 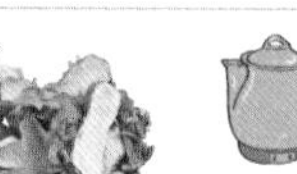 射干 9 克	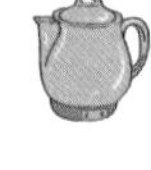 以水 300cc 煎成 200cc，去渣取汁。 每日早晚各 1 次，每次 100cc

藥材／食材	作法／服用法
＋治熱毒咽喉腫痛 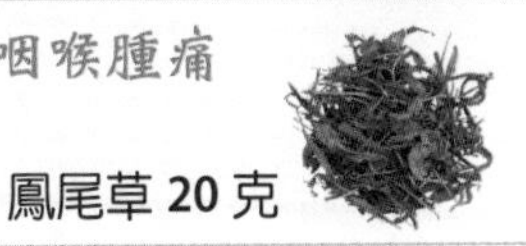 鳳尾草 20 克	以水 500cc 煎成 300cc，去渣取汁。 每日早晚各 1 次，每次 150cc。
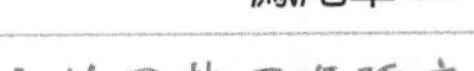 ＋治風熱咽喉腫痛 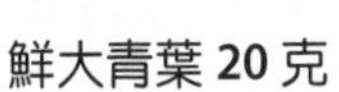 鮮大青葉 20 克	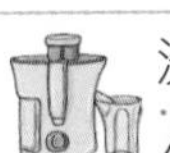 洗淨，榨汁。 每日早晚各 1 次，連服 3 天。
＋治熱毒咽喉腫痛 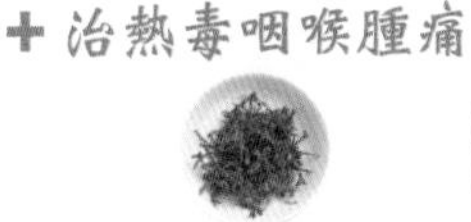 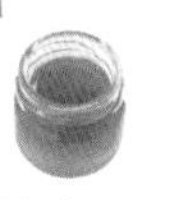 馬齒莧 40 克＋蜂蜜 20cc	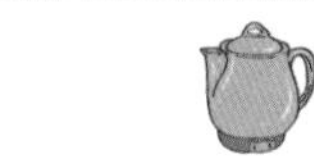 以水 800cc 煎成 400cc（或搗爛絞汁），加蜂蜜拌勻。 每日早晚各 1 次，每次 210cc。
＋治風熱咽喉腫痛 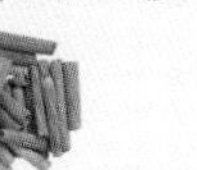 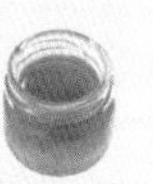 生木賊 20 克＋蜂蜜 10 克	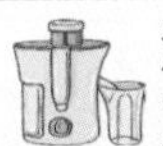 洗淨，榨汁，加蜂蜜拌勻。 每日早晚各 1 次。
＋治熱毒咽喉腫痛 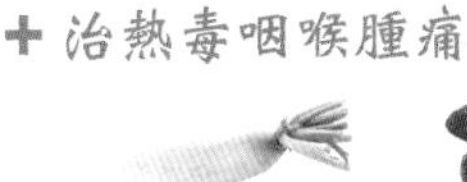 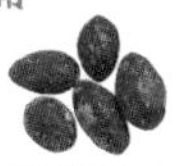 白蘿蔔 90 克＋橄欖 30 克	以水 800cc 煎成 400cc，去渣取汁。 每日 1 次，代茶隨時飲用，連服 7 天。
＋治陰虛咽痛 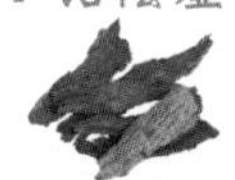 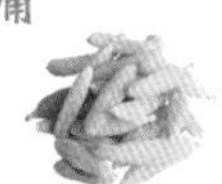 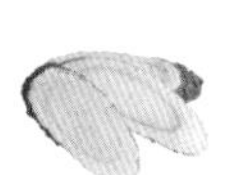 玄參 15 克＋麥門冬 10 克＋甘草 3 克	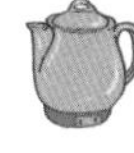 以水 500cc 煎成 300cc。 每日 1 次，代茶隨時飲用。
＋治熱毒咽喉腫痛 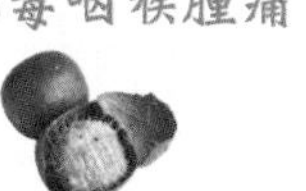 羅漢果 9 克＋柿霜 3 克	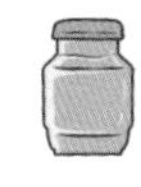 羅漢果去殼，加柿霜，以開水 300cc 浸泡。 每日 1 次，代茶隨時飲用，連服 5 日。
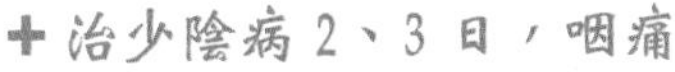 ＋治少陰病 2、3 日，咽痛 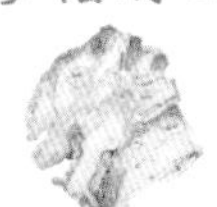 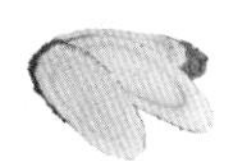 桔梗 30 克＋甘草 50 克	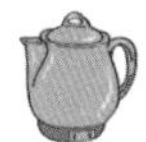 以水 1000cc 煎成 500cc，去渣取汁。 每日早晚各 1 次，每次 250cc。

個論 39

聲音沙啞

聲音沙啞是一種症狀。一般而言，西醫主要見於各種原因引起的急、慢性喉炎、喉頭結核、聲帶創傷、結節（繭）、瘜肉等。中醫則認為主要由感受外邪、肺氣壅遏、聲道失於宣暢，或精氣耗損、肺腎陰虛，聲道失於滋潤所致。

西醫診療法

喉部的作用除了是空氣進出的通道之外，並且在吞嚥時有保護氣道不被食物侵入的功能。此外，聲音的產生亦從此而出，當喉部中的聲帶被胸腔的氣流振動時，可轉成空氣的疏密波，如此而發出聲音。

由上可知，聲音的發出和喉部的結構與胸腔的功能有著密切的關係，因而此二部位發生問題時，會牽扯著聲音品質的改變，尤其是病變影響喉部的聲帶黏膜或黏膜下層的正常組織，以及喉部肌肉活動出現問題，例如喉炎所造成的聲音沙啞，可經由細菌病毒的感染或說話多及抽菸所造成，亦可由鼻涕倒流所致，職業上常需要發音者，可影響聲帶造成音啞。此外，聲帶結節與聲帶瘜肉及喉部乳頭狀瘤（Papilloamas）或喉返神經受損與咽炎及胃食道逆流均可以是促成喉嚨沙啞的原因之一。尤有甚者，聲音沙啞常是喉癌的前兆症狀，不可不慎。

除以上原因外，聲帶的麻痺無力（Vocal cord paralysis，最主要造成原因為喉返神經受損，可由外科手術併發症所造成）或肺活量的改變，均會造成本症。

關於音啞的治療，還當找出其病因為主。如果是細菌感染，則當治以抗生素，若為平常原因所造成的聲音沙啞，能夠減少說話、充分休息，少吃燒烤辣炸的刺激性食物，則可使本症有良好預後。不幸為喉癌者，若能早期診斷，加以治療，其預後亦佳。

中醫診療法

聲音沙啞是喉部疾病的先期表現，可從「**瘖**」或「**無音**」等中醫範疇中參考之，如：

《素問．宣明五氣論》曰：「邪入於陽則狂，邪入於陰則痹，搏陽則為巔疾，搏陰則為瘖。」

《素問．腹中論》曰：「陽氣重上，有餘於上，灸之則陽氣入陰，入則瘖。」

《素問．奇病論》曰：「少陰之脈，貫腎繫舌本，故不能言。」

腎氣之脈挾舌本，若腎氣衰而不通則可能產生聲音沙啞之瘖症，如：

《素問．脈解篇》曰：「所謂入中為瘖者，陽盛已衰，故為瘖也。內奪而厥，則為瘖俳，此腎虛也。」

《靈樞．九針論》曰：「邪入於陰，轉則為瘖。」

《靈樞．憂恚無言篇》曰：「人卒然無音者，寒氣客於厭，則厭不能發，發下能下，至其開闔不致，故無音。」

《景岳全書》曰：「聲音出於臟氣，凡臟實則聲宏，臟虛則聲怯。」

總結以上可知，中醫治療本症還當以本虛標實為要，本症多屬**外感實**證屬「**寒包火**」，可治以麻杏甘石湯合銀翹散加減或治以荊防敗毒散合銀翹散，亦可以桂枝湯加黃芩治之，若屬**痰熱交阻者**，可治以清咽利膈湯；屬肺腎陰虛者，可治以百合固金湯或響聲破笛丸；屬**腎氣虛者**，可治以腎氣丸；屬**陽虛者**，可治以茯苓四逆湯。

一味中藥・健康之鑰

聲音沙啞若屬**外感風寒者**，一味藥可用麻黃、桂枝、生薑等；屬**風熱者**，可使用絲瓜絡、蟬蛻；屬**肺氣鬱滯者**，可使用冰片、半夏、胖大海、訶子；若屬**肺腎陰虛者**，可用五味子、百合；若屬**陰虛火旺者**可用知母、黃柏等藥；若屬**肺燥津傷者**可用生雞蛋、蜂蜜、麥門冬、天門冬、生地、海蜇皮等藥，另外還可使用白蘿蔔、金針菜等食物潤喉開音。

藥材／食材	作法／服用法
＋治燥熱聲音沙啞 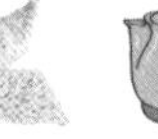 絲瓜絡 20 克	以水 500cc 煎成 300cc，去渣取汁。 每日 1 次，代茶隨時飲用，連服 3 天。
＋治肺熱聲音沙啞 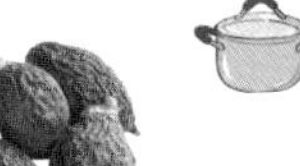 胖大海 10 克	以熱開水 250cc 泡透後，煎煮 20 分鐘，去渣取汁（可加少許冰糖）。 每日 1 次，代茶隨時飲用，連服 5 天。
＋治久咳或慢性喉炎所致聲音沙啞 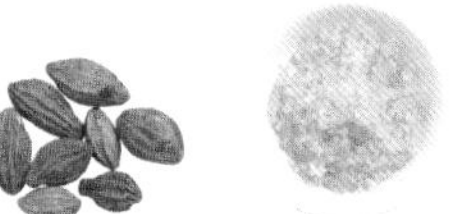 訶子 10 克 + 冰糖 4 克	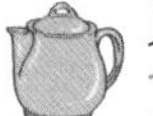 以水 500cc 煎成 300cc，去渣取汁。 每日早晚各 1 次，每次 150cc，連服 3 天。
＋治肺燥聲音沙啞 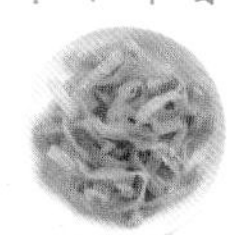 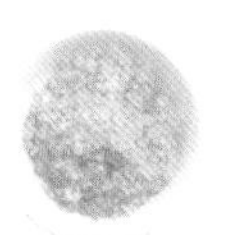 海蜇皮 30 克 + 冰糖 6 克	海蜇皮洗除鹽分，加冰糖蒸煮。 每日 1 次，當藥膳食用，連服 5 天。
＋治肺腎陰虛聲音沙啞 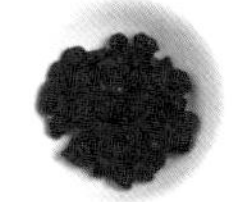 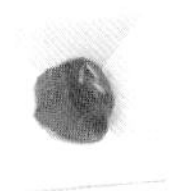 五味子 20 克 + 麥芽糖 30cc	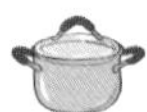 五味子放入瓷器，加水 300cc 煮沸半小時，待藥汁涼透，放入麥芽糖拌勻。 每日 1 次，代茶隨時飲用，連服 7 天。

藥材／食材	作法／服用法
+ 治風熱聲音沙啞 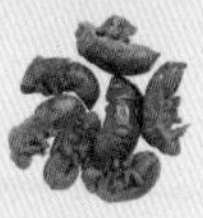 蟬蛻濃縮粉 6 克	G.M.P. 濃縮散。 每日早晚各 1 次，每次 3 克。
+ 治肺熱聲音沙啞 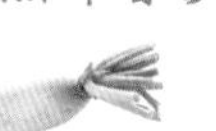 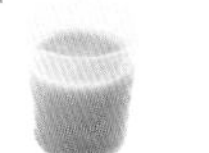 白蘿蔔 20 克 + 薑汁 30 克	白蘿蔔洗淨、榨汁，與薑汁混合。 每日早晚各 1 次，連服 5 天。
+ 治肺熱聲音沙啞 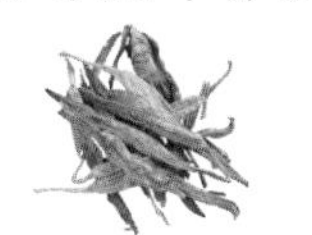 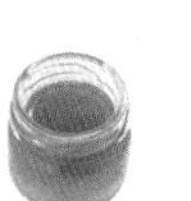 金針菜 20 克 + 蜂蜜 10cc	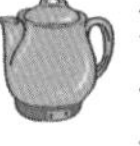 金針菜以水 400cc 煎成 200cc，加蜂蜜拌勻。 每日早晚各 1 次，每次 100cc。
+ 治肺氣鬱滯聲音沙啞 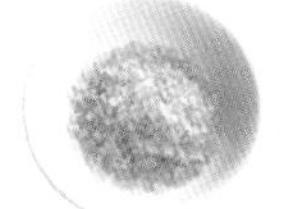 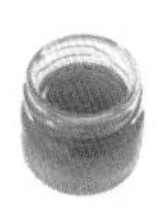 冰片 0.5 克 + 蜂蜜 20 克	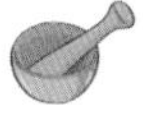 冰片研末，加蜂蜜拌勻。 每日早晚各 1 次，每次用 100cc 溫水服用。
+ 治肺燥聲音沙啞  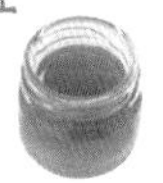 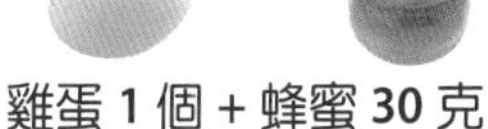 雞蛋 1 個 + 蜂蜜 30 克	混合調勻，以熱開水 300cc 沖泡。 每日 1 次，代茶隨時飲用，連服 3 天。

個論 40

眩暈

眩暈是一種身體對空間定位，產生錯誤及不舒服的感覺。

西醫診療法

眩暈可分為：直線性（上下起伏）、角狀性（左右搖晃）、克利爾氏加速度（旋轉木馬）、水平軸。視覺系統、體感覺系統、前庭神經系統（包括內耳及中樞兩部分，大腦、小腦及腦幹屬中樞部分）共同維持著人體平衡，三者之中，任一系統有問題，或三者合併，就會造成眩暈的症狀。造成眩暈的原因很多，根據發作時間、聽覺症狀的出現與否條列如下：

	聽覺症狀出現	沒聽覺症狀出現
秒	舉重、打噴嚏所造成之內耳窗破裂	良性姿勢性眩暈，椎基底動脈循環不良
小時	梅尼爾氏症（反覆，白天）	偏頭痛
天	耳內迷路發炎	前庭神經炎
月	聽神經瘤、耳毒性	小腦萎縮

良性姿勢性眩暈是起床時姿勢改變所造成的，為年紀較長者所常見，其造成原因與內耳中的微小顆粒（耳石）脫落，隨著頭部姿勢改變而在內耳「遊走」，刺激內耳神經，造成陣發性短暫暈眩有關。

前庭基底核病變是中風的一種，常發生在夜間，會有枕痛頸酸的情形，要特別留心。若眩暈數小時，有聽覺症狀出現（耳鳴及聽力障礙），要考慮是否是梅尼爾氏症，其造成原因為內耳淋巴水液的不正常堆積，刺激前庭感覺系統，因而產生一陣陣的暈眩，常合併惡心、嘔吐、盜汗等，每次發作會持續數小時。眩暈數天之久就要考慮是不是感冒了，造成耳內迷路發炎及前庭神經炎。另外，許多內科的疾病亦會產生眩暈，例如糖尿病、高血壓、心臟病、中風（常會出現口齒不清、複視、步態不穩等情形）、高血脂症等。老年人血液循環較差，內耳供血不足，亦是常見眩暈的原因之一。

眩暈發生的機轉通常由腦幹內前庭神經核調節，傳導之路徑大致如下：

1. 往上經過內縱束，再經過視丘，到達大腦皮層顳葉產生眩暈的感覺。

2. 經由動眼神經會產生眼振。

3. 經過小腦會產生步行不穩。

4. 往下經過脊髓透過自主神經系統產生嘔吐、臉色蒼白，透過體運動神經發生跌倒。

根據以上發病機轉，西醫常用的藥物為腦血管循環劑、抗組織胺、鎮靜劑等藥物，銀杏葉、紅景天亦有不錯的效果。

中醫診療法

眩暈在中醫說來，是一種**「動」**的病症。《素問．陰陽應象大論》曰：「風勝則動」、「風善行而數變。」《素問．至真要大論》曰：「諸風掉眩，皆屬於肝。」《素問．風論篇》：「風氣通於肝。」

因此眩暈大都從肝風論治，藥用天麻鈎藤飲、鎮肝熄風湯等平肝熄風、重鎮潛陽之藥。自主神徑過度亢奮，類似火證、陰虛證或血虛證，火氣大的眩暈屬**肝火旺者**可用龍膽瀉肝湯，屬**心火者**可用黃連解毒湯；**陰虛證者**可用杞菊地黃湯；屬**血虛者**可用四物湯、補肝湯或歸脾湯。

眩暈亦可能為腦中神經傳遞物質之病理產物所造成，中醫從痰飲論治，可用二陳湯、半夏天麻白朮湯、五苓散、苓桂朮甘湯等方。血管較硬化，老年人血液循環較差，造成的眩暈，屬**氣滯血瘀者**可用血府逐瘀湯、通竅活血湯等活血化瘀的方劑。若腦幹之調節功能低下則和中氣不足及命門火衰所造成之眩暈有關，前者可用四君子湯、補中益氣湯，後者可用右歸丸。

腎精不足之虛所造成的眩暈，即下視丘之調節功能受損，可用填補腎精之藥。總之，不管是中醫或西醫，在治療眩暈之前，對於病因的鑑別診斷是重要的，瞭解病因之後，配合中藥、西藥的使用會有很好的效果。

一味中藥．健康之鑰

眩暈的發生屬於虛證者居多，若屬**氣血虧虛者**，一味中藥可用蜂蜜、白背黑木耳、芝麻、地龍粉、乾薑、黨參、紅棗、當歸等藥；若屬**陽氣上亢者**，一味中藥可用天麻、綠豆、薄荷、蒼耳子葉、嫩桑葉、野菊花、鮮夏枯草、大黃等藥；若屬**腎精不足者**，可用龍骨、龜板、菟絲子、鹿角膠等藥；若屬**痰濁中阻者**，一味中藥可用冬瓜仁、薑半夏、白朮等藥。

藥材／食材	作法／服用法
✚ 治風寒性眩暈 蒼耳子 9 克 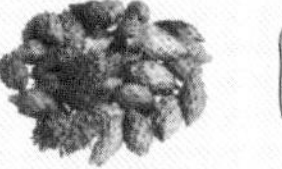	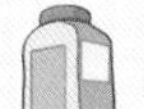 G.M.P. 濃縮散。 每日早午晚各 1 次，每次 3 克。
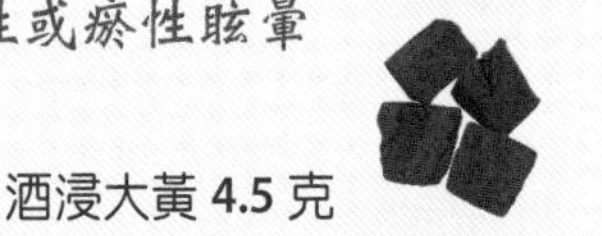 ✚ 治熱性或瘀性眩暈 酒浸大黃 4.5 克	G.M.P. 濃縮散。 每日早午晚各 1 次，每次 1.5 克，以茶水配服。
✚ 治陽氣上亢性眩暈 天麻 15 克 	加水 400cc 煮 20 分鐘。 每日 1 次，代茶隨時飲用。
✚ 治血虛眩暈 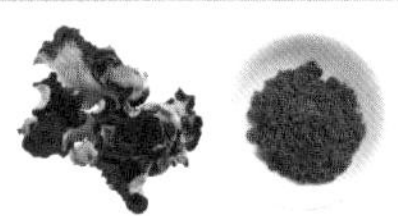 白背黑木耳 30 克 + 紅糖 15 克	加水 500cc 煎成 300cc，加入紅糖拌勻。 溫服，每日早午晚各 1 次，每次 100cc，連服 7 日。
✚ 治腎虛性眩暈 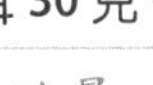 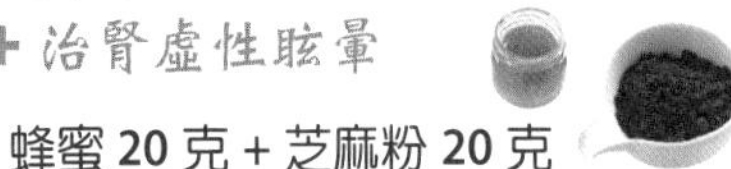 蜂蜜 20 克 + 芝麻粉 20 克	混合均勻。 每日早晚各 1 次，連服 7 日。

藥材／食材	作法／服用法
＋治痰熱型眩暈 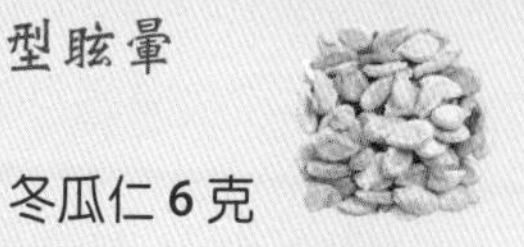 冬瓜仁 6 克	G.M.P. 濃縮散。 每日早晚各 1 次，每次 3 克。
＋治肝熱眩暈 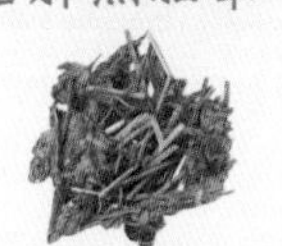 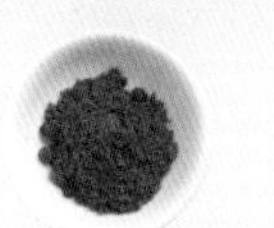 夏枯草 30 克＋紅糖 15 克	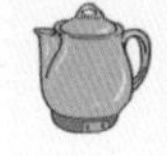 加水 500cc 煎成 300cc，加入紅糖拌勻。 每日早午晚飯後 10 分鐘各 1 次，每次 100cc，連服 7 日服用。
＋治肝熱眩暈 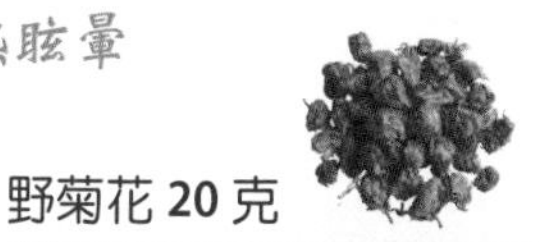 野菊花 20 克	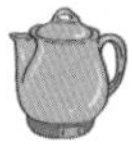 以水 500cc 煎成 300cc，去渣取汁。 每週飲用 2 次。
＋治肝熱眩暈 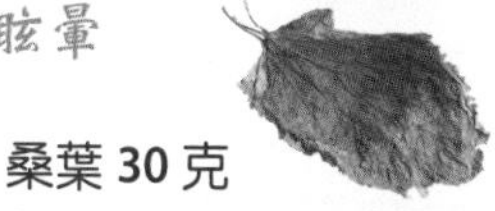 桑葉 30 克	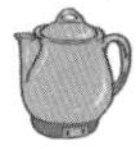 以水 500cc 煎成 300cc，去渣取汁。 每日 1 次，代茶隨時飲用。
＋治陽氣上亢性眩暈 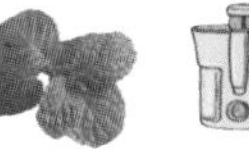 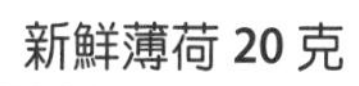 新鮮薄荷 20 克	洗淨，榨汁，加開水 300cc 拌勻。 每日早晚各 1 次，每次 150cc。
＋治陽氣上亢性眩暈 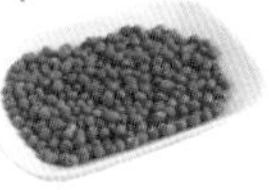 綠豆 30 克	準備一鍋 500cc 煮沸，放入綠豆煮約 2 分鐘，瀝取綠豆水。 每日 1 次，僅喝綠豆水，代茶隨時飲用。
＋治陽虛性眩暈 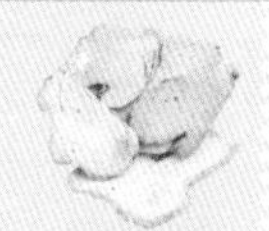 乾薑 3 克	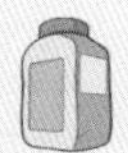 G.M.P. 濃縮散。 每日晚上 1 次，以溫米酒配服。
＋治瘀血型眩暈 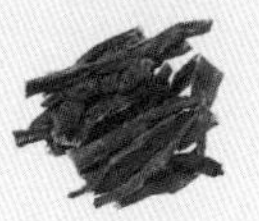 地龍 4 克	G.M.P. 濃縮散。 每日早晚各 1 次，每次 2 克。

個論 41

梅核氣

梅核氣是一中醫名詞，指的是喉中有異物感，吐不出亦嚥不下，咽喉部有梗塞感，形如梅核，故名之。

西醫診療法

此症屬於西醫耳鼻喉科之中的喉中有異物感的疾病，但實際無法在其呼吸道之中觀察出實質之痰，只能說是病人自述的一種感覺，患者老是覺得喉嚨緊緊的，以現代醫學觀之，其多與精神壓力所致有關。

關於此病的西醫療法多施予肌肉鬆弛劑，並配合平日保養，如多喝水，少吃燒烤辣炸及咖啡、菸、酒等刺激性食物，以及調適壓力。

中醫診療法

《金匱要略》描述為「咽中如有炙臠……」，《諸病源候論》則說：「痰氣交阻」，直至孫一奎始正「梅核氣」一辭。中醫療法則多根據辨證分型治之，如證屬**肝氣上逆者**，可治以加味四七湯；證屬**氣痰鬱滯者**，可用半夏厚朴湯或鐵笛丸加減治之。

一味中藥．健康之鑰

梅核氣若屬**肝氣上逆者**，一味中藥可用薑半夏、紫蘇葉、枇杷葉、柴胡、川楝子等；若屬**痰氣鬱滯者**，一味中藥可用茯苓、陳皮、青皮、厚朴、威靈仙等藥。

藥材／食材	作法／服用法
✚治痰氣鬱滯梅核氣 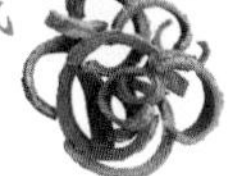 厚朴 12 克	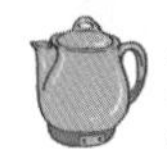 以水 250cc 煎成 150cc，去渣取汁。 每日 1 次，代茶隨時飲用。
✚治肝氣上逆梅核氣 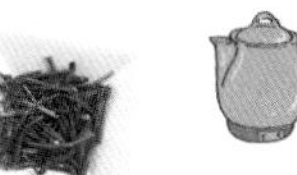 威靈仙 20 克	以水 500cc 煎成 300cc，去渣取汁。 每日早晚各 1 次，每次 150cc，連服 2 天。
✚治肝氣上逆梅核氣 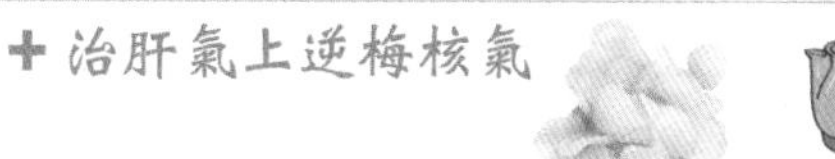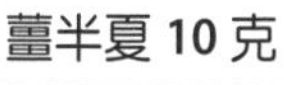 薑半夏 10 克	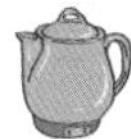 以水 200cc 煎成 100cc，去渣取汁。 每日 1 次，隨時代茶慢慢飲用。
✚治肝氣上逆梅核氣 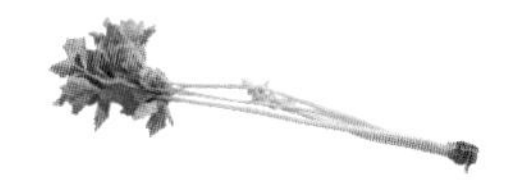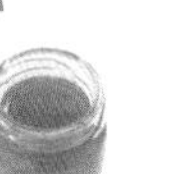 芹菜 600 克 + 蜂蜜 100cc	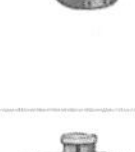 洗淨，榨汁，加蜂蜜，以文火熬成膏。 每天取 1 茶匙，用溫開水沖服，連服 1 個月。
✚治肺氣上逆梅核氣 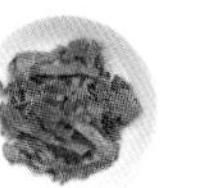 枇杷葉 30 克	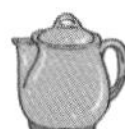 以水 500cc 煎成 300cc，去渣取汁。 每日早晚各 1 次，每次 150cc。
✚治痰氣鬱滯梅核氣 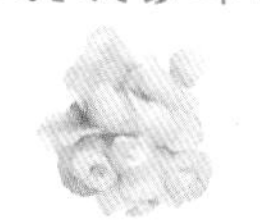 薑半夏 7 克 + 白糖 10 克	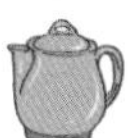 以水 300cc 煎成 200cc，加白糖拌勻。 每日早晚各 1 次，每次 100cc。

個論 42

蕁麻疹

當全身皮膚出現大片、形狀不規則，非常癢的塊狀浮腫，即稱蕁麻疹。其發病特性為每個區域的病灶有可能只出現幾個小時就消失，但其他區域又會有新的腫塊出現，病癒時不留痕跡。

西醫診療法

以病程而論，又可分為急性與慢性，前者通常一至二星期會消失，如果發病超過八星期以上者，則稱為慢性蕁麻疹。根據不同特性，蕁麻疹又有不同的分類，如搔抓性蕁麻疹；曬到太陽所致的 Solar Urticaria；遇到冷空氣或喝到冰水所成的 Cold Urticaria；運動後或遇熱及情緒所造成者，則稱之為 Cholinergic Urticaria（膽鹼素蕁麻疹）。

蕁麻疹形成的機理可以是由於免疫因素所造成，和 IgE 的過當反應有關，亦有因補體反應所造成者，慢性蕁麻疹則與自體免疫有關。造成急性蕁麻疹的原因常與食物（如魚肉、海鮮、牛奶）、病毒感染、藥物過敏有關；慢性蕁麻疹的造成原因則較難找出。

蕁麻疹的治療還當以找出原因為要，遠離造成本病的原因，有可能因此不藥而癒，若要使用藥物的話，一般可用抗組織胺或類固醇，更嚴重者可用免疫抑制劑。

中醫診療法

本病屬於中醫「**風癮疹**」、「**風疹塊**」的範疇，若證屬風寒型者，可治以桂枝湯加減或桂麻系列；屬**風熱型**可用銀翹散或消風加減；屬**血熱型**，可用犀角地黃湯和消風散加減；屬**血瘀型**可處方以桃紅四物湯或血府逐瘀湯；屬**氣血兩虛型者**，可用八珍湯加減；屬**脾胃陽虛者**可用理中湯加桂枝湯；屬**衝任虛損者**，可處方以四物湯合二仙湯。

一味中藥．健康之鑰

蕁麻疹的病因與免疫因素有關，而免疫除了與疾病、環境有關外，心理因素也會造成影響，所以保持情緒的平穩是很重要的。以下所提供的藥物亦可作為輔助治療，若屬**虛性者**，宜荔枝、芝麻；屬**熱性者**，宜蒲公英、茵陳、地膚子、地骨皮；屬**血瘀者**，宜牛膝；屬**風寒型**，宜麻黃、防風、荊芥。

藥材／食材	作法／服用法
＋治血瘀性風疹癮疹 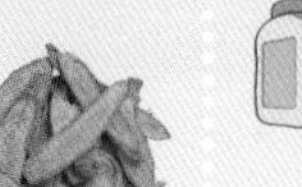 牛膝 9 克	G.M.P. 濃縮散。 每日早午晚各 1 次，每次 3 克。
＋治熱性蕁麻疹 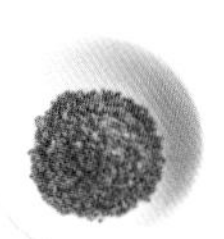 地膚子 10 克	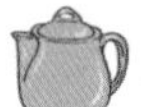 以水 300cc 煎成 200cc。 每日早晚飯前各 1 次，每次服 100cc。
＋治熱性蕁麻疹 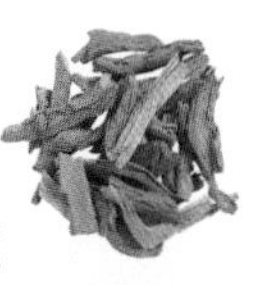 地骨皮 20 克	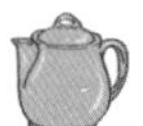 以水 300cc 煎成 200cc。 每日早晚各 1 次，飯前各服 100cc。
＋治熱性蕁麻疹 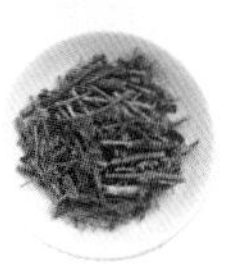 茵陳 15 克	以水 300cc 煎成 200cc，去渣取汁。 每日早晚各 1 次，每次 100cc。
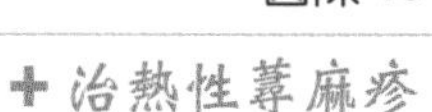 ＋治熱性蕁麻疹  蒲公英 10 克	以水 300cc 煎成 200cc，去渣取汁。 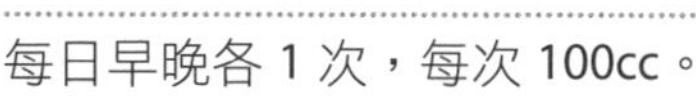 每日早晚各 1 次，每次 100cc。

藥材／食材	作法／服用法
+ 治濕熱性蕁麻疹 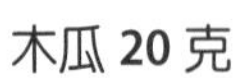 木瓜 20 克	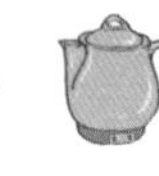 以水 500cc 煎成 300cc，去渣取汁。 每日早晚各 1 次，每次 150cc。
+ 治濕熱性蕁麻疹 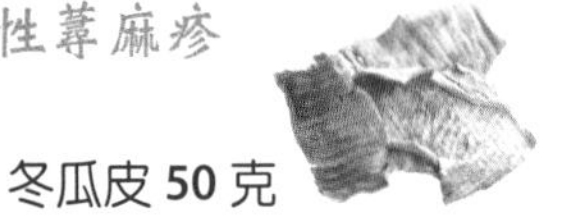 冬瓜皮 50 克	以水 500cc 煎成 300cc，去渣取汁。 每日 1 次，代茶隨時飲用。
+ 治氣血虛性蕁麻疹 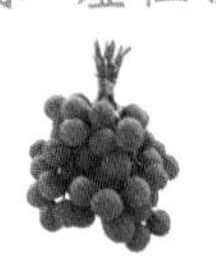  荔枝（去皮核）30 克 + 紅糖 5 克	水 600cc 煎至 300cc，去渣取汁，加入紅糖拌勻。 每日早午晚飯後各 1 次，每次 100cc。
+ 治風寒性蕁麻疹 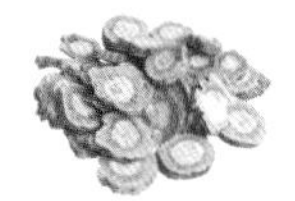 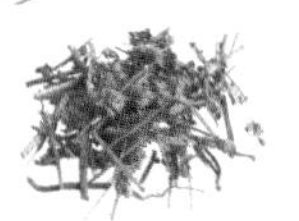 防風 8 克 + 荊芥 8 克	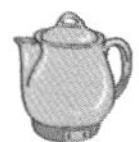 以水 600cc 煎成 300cc，去渣取汁。 每日早午晚飯後各 1 次，每次 100cc。
+ 治虛性蕁麻疹 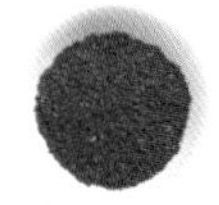 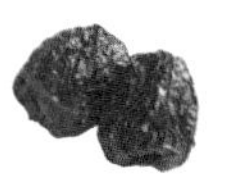 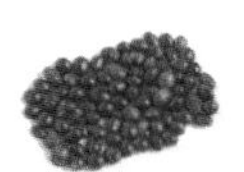 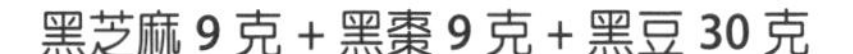 黑芝麻 9 克 + 黑棗 9 克 + 黑豆 30 克	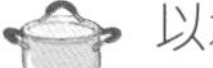 以水 500cc 煮熟。 每日早晚當點心服用。
+ 治風寒性蕁麻疹 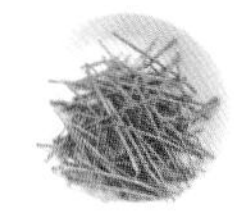 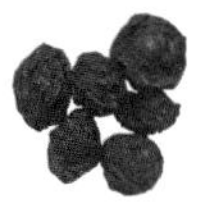 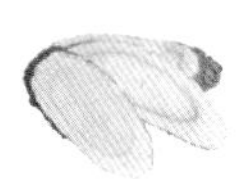 麻黃 1 克 + 烏梅肉 6 克 + 甘草 6 克	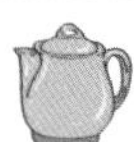 加水 500cc 煎成 300cc，去渣取汁。 每日早午晚飯後各 1 次，每次 100cc。

個論 43

雞眼

雞眼是由於皮膚角質增生，病灶深入皮內所產生的一種病症，其形成原因常為長時間的重力壓迫或摩擦，造成血液循環不暢所致。臨床上會表現出壓迫，厲害時會產生疼痛更劇的情形。其外觀如黃豆大圓錐狀，狀如雞眼，好發部位為足趾脛側處，有時手指也會發生。

西醫診療法

對於雞眼的治療，西醫常使用水楊酸外液、雞眼貼布，及雞眼護墊。本病好發於腳掌疣，頗類似雞眼，皮膚外觀會呈現出一顆或數顆粟米狀的乳突狀丘疹，其形狀較類似蓮蕊狀乳頭，病灶初期並沒有症狀，病程發展到一個地步，刺痛感會加劇，病灶表面會有黑色小點出現。

本病由病毒感染所致，有傳染性，其性質為接觸性，往往患者腳底長雞眼，用手摳久了，有可能長到手上。關於疣的治療還當以塗抹治疣液或液態氮冷凍治療法施行之，若較頑固者則可以二氧化碳雷射式電燒去除。

中醫診療法

關於雞眼的中醫論述，早在隋朝即有記載，如《諸病源候論》稱其發病原因為：「**由著靴緊小，趾相揩而生也。**」本病因於鞋靴緊小，足部受到壓迫，長久站立、行走而造成；或是異物入肉，局部搔壓等，使氣血凝滯，結聚不散，肌膚失養。初起患處其膚肥厚，如黃豆、綠豆大小，其色淡黃，略呈圓形，或微隆出其面，頂起硬凸，觸之堅實，狀如胼胝，中央凹陷，形如雞眼，每於行走或縱向搔壓時，則疼痛劇烈。

一味中藥．健康之鑰

本病不需內服藥，均以外治法為主，這些一味中藥有抑制病毒，讓雞眼軟化，並促進雞眼脫落之功效。

藥材／食材	作法／服用法
✚ 治雞眼 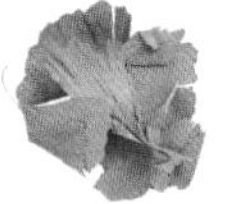 銀杏葉 10 克	搗爛。 貼於患處 2 日後，患處呈白腐狀，用小刀將硬處割掉。
✚ 治雞眼 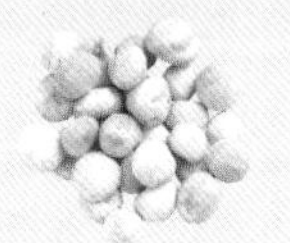 薑半夏 10 克	G.M.P. 濃縮散，加礦泉水 10cc 調勻。 敷於患部（用藥前先洗淨患處，並消毒後，割掉雞眼的角化組織，然後放入半夏末，外貼膠布）。
✚ 治雞眼 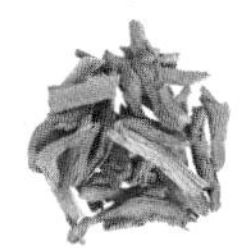 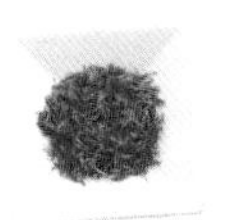 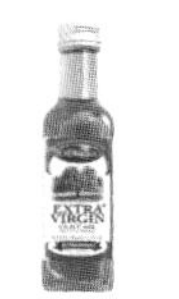 地骨皮 5 克 + 紅花 5 克 + 橄欖油適量	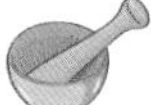 研末，以橄欖油調勻。 敷於患處。
✚ 治雞眼 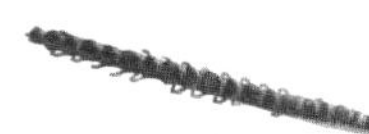 蜈蚣粉 5 克	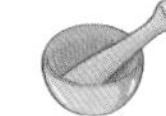 研末。 敷於患處，貼上膠布，隔日更換。
✚ 治雞眼 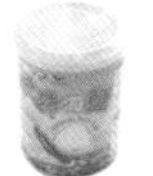 鮮絲瓜花（每次 5 朵）+ 食鹽少許	混勻，搗爛。 外擦，以發熱為限度，宜多擦效果好（水分乾後棄去）。
✚ 治雞眼 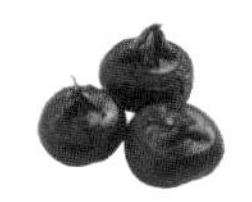 荸薺 5 個	切片，取果肉摩擦疣體。 每日 3 次，每次摩擦至疣體角質層軟化，連用 10 日。

註 除藥物療法之外，鞋子材質的種類，以及尺寸的選取是否合宜亦屬重要。

個論 44

疔瘡・癤・癰

夏天裡，許多由蚊媒滋生的皮膚病盛行，除此之外，暑天裡，天氣熱，身體的代謝旺盛，心情煩躁火氣大，加上過食冰涼瓜果或膏粱厚味，使得火氣加大，發而成毒，於是表現在皮膚上。因此常常有人會發現體表時常會長出一些無名腫毒樣的皮膚病，我們一般稱為疔瘡、癤、癰。

〈疔瘡〉

許多年輕人，頭上起紅疹疔瘡，癢熱不堪，一問病情之下，每個人大都吃香喝辣，喜食冰涼瓜果，並且不時熬夜晚起，加上面對考試心情壓力大，天氣炎熱，再加上偶爾碰上下雨濕氣重，於是成為本病的候選人。

雖說本病是一種葡萄球菌感染所造成的毛囊炎（Folliculitis），好發於頭髮處，若有前述的生活方式，則為本病製造了細菌滋生的環境。疔瘡除了好發於頭髮毛囊處之外，亦可見於臀部，中醫稱為「坐板瘡」。西醫治療方法通常為外用洗劑藥膏，嚴重者需服抗生素，中醫則是用些清熱解毒、涼血祛風的藥，再施以衛教，很快就復原，當然生活型態依然不改的話，照樣復發。

〈暑癤〉

即是俗稱的「痱子」，好發於夏秋之際，易發於小孩，其發生原因和天氣炎熱有關，預防之道為避免炎熱環境，飲食不要太溫太寒，治療方法除了灑些痱子粉之外，同樣的用些清熱解毒的中藥如金銀花、連翹；祛暑化濕如藿香、佩蘭，也會有不錯的效果。此外，可使用六一散合車前草以清熱利濕。

〈癤〉

本病是一種發生於皮膚表層之單個毛囊或汗腺，由金黃色葡萄球菌所造成的急性化膿性疾患，炎症常可擴展到周圍的皮下組織。最常發生部位為頸部、臀部、頭面、胸背、腋下等易受摩擦部位或潮濕多汗處。初起為一個疼痛性紅色丘疹，繼而可形成半球形結節，數日後軟化成黃白色膿包，最後潰爛流出膿液才癒。抵抗力差者，如糖尿病、慢性腎炎、貧血、吸毒者、愛滋病患者易得本病。此外，油性體質者亦好發。

〈癰〉

包括了數個鄰近毛囊之癤，聯合發展黏合所成，是一種發於皮膚體表較厚處，位於毛囊處的急性化膿性疾病，屬膿腫（Abscess）的一種，大都亦由金黃葡萄球菌所引起，好發於頸項部、臀部、大腿部、臂部、腋下，據其發病之部位又可稱頸癰、臂癰、大腿癰、臀癰、腋癰。其臨床表現為紅腫明顯、疼痛劇烈，嚴重者可伴有頭痛、發燒、畏寒的症狀。多見於年輕人或老年體胖者，亦可見於糖尿病患者。以上所述，和西醫的「淺表膿腫」疾病表現類似，此外西醫所稱的急性化膿性淋巴炎及化膿性蜂窩組織炎亦歸屬在癰的範疇之內，一般藥用抗生素，或待其「成熟」之後，即有波動感時，可用手術方法將其劃開。

中醫診療法

中醫認為其所造成的原因為常食膏粱肥厚味、外感六淫邪毒，或外來傷害感染邪毒，造成營衛不和、氣血凝滯，阻滯經絡氣機，癰腫之形成有關。初起**邪實正盛**，表現紅腫明顯、疼痛劇烈，可用仙方活命飲或五味消毒飲加減治之；成膿之後，**邪盛正虛**可用托裡消毒飲將其排出；膿潰之後，**邪虛正亦虛**，可用補法收功，本病若沒好好處理的話，甚至會有致命的危險，不可不慎，本病除了夏天之外，亦可見於一年四季，和飲食、菸酒而有莫大之關連。

還有一種皮膚病稱「疽」，其發生原因和促發因子均和「癰」類似，「癰」和「疽」的差別最主要是前者大而淺，後者深而厚，如《諸病源候論》所言：「癰者，由六腑不和所生也。……腑氣浮行屬表，故癰浮淺，皮薄以澤。」「疽者，由五臟不調所生也。……臟氣沉行主裡，故疽腫深厚。」

由上可知，**「疽」**的表現，頗類似現代醫學所稱的**「癰膿」**（Abscess），屬較嚴重者，又稱有**「頭疽」**（癰膿侵犯骨者，則稱無頭疽或附骨疽）。疽好發於背部，位於脊椎處者稱**「發背」**，兩側所生者則稱**「搭手」**；生於頭頂的稱**「百會疽」**，生在頸後的稱**「對口疽」**，生於胸部的稱**「膻中疽」**，生於腹部的稱**「少腹疽」**，其療法（分虛實）及預後和癰類似。

總之，以上皮膚病若生活調養得當，儘量清淡飲食，少吃些肥厚之味及燒烤菸酒。所謂的無名腫毒，其發生的機率自然會減少很多。

一味中藥・健康之鑰

癰、腫、疔、瘡、癤等皮膚疾病可配合西醫的抗菌療法，佐以使用**清熱瀉火**的一味中藥如鮮車前草、黃柏、赤小豆、鮮木耳等藥，**清熱解毒**的一味中藥如大青葉、金銀花、鮮大薊根、小薊葉、半枝蓮、仙人掌、八角蓮、馬齒莧、蒲公英、野菊花、千日紅、小金英、升麻、綠豆等藥；**清虛熱**的一味藥如甘草、黃耆、生杏仁、五倍子等藥；**清熱燥濕**的一味藥如土茯苓、九節菖蒲、鮮青蒿等藥；**清熱涼血**的一味藥如大黃、秦艽、海螵蛸等藥；亦可二味以上搭配使用。

藥材／食材	作法／服用法
＋治濕熱型癰腫疔瘡癤 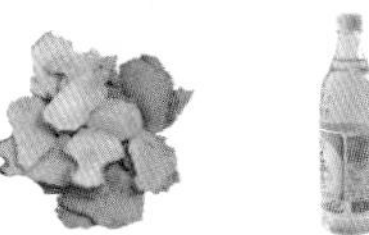 土茯苓粉 10 克＋白醋 5cc	調勻。 敷於患處。

藥材／食材	作法／服用法
+ 治腫毒初期 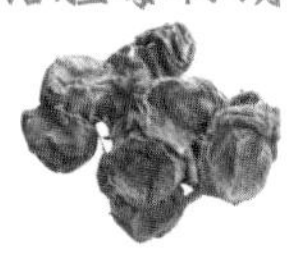 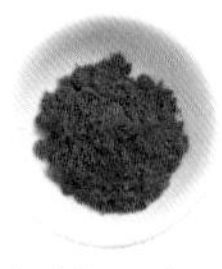 八角蓮 10 克 + 紅糖 3 克	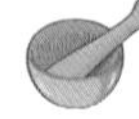 搗爛，加紅糖拌勻。 敷於患處。
+ 治濕熱爛癰瘡 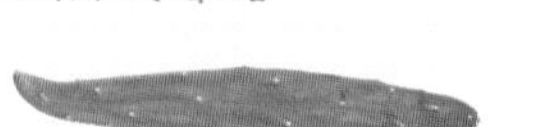 新鮮半枝蓮（或仙人掌）10 克	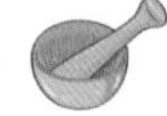 搗爛，絞汁。 敷於患處。
+ 治熱毒型疔癤痱子 鮮大青葉 30 克	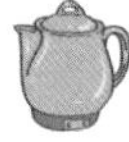 以水 500cc 煎至 300cc，去渣取汁。 每日早午晚各 1 次，每次 100cc。
+ 治熱毒型疔癤痱子 鮮車前草 30 克	 以水 500cc 煎至 200cc，去渣取汁。 每日早晚各 1 次，每次 100cc。
+ 治濕熱型癰疽疔瘡癤痱子 鮮青蒿 20 克	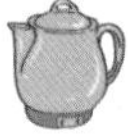 以水 400cc 煎至 200cc，去渣取汁。 每日早晚各 1 次，每次 100cc。
+ 治濕熱型癰疽疔瘡癤 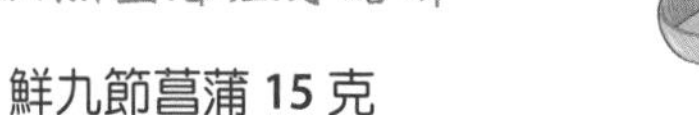 鮮九節菖蒲 15 克	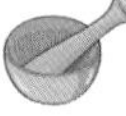 搗爛。 敷於患處。
+ 治濕熱型癰疽疔瘡癤 千日紅全草 50 克	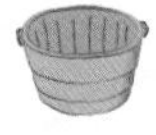 以水 1000cc 煎煮 10 分鐘，去渣取汁。 清洗患處。
+ 治濕熱型癰疽疔瘡癤 鮮小金英全草 20 克	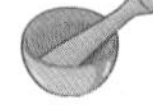 搗爛。 敷於患處。
+ 治熱毒型癰疽疔瘡癤疽 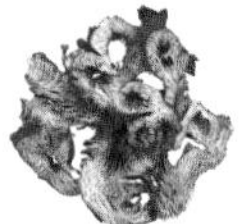 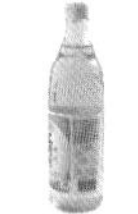 升麻粉 5 克 + 醋適量	調成糊狀。 頻塗患處。

藥材／食材	作法／服用法
＋治諸瘡 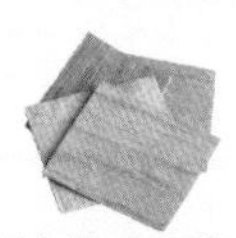 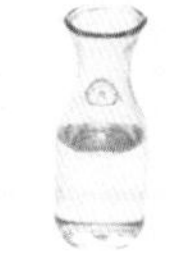 黃柏粉 10 克＋水適量	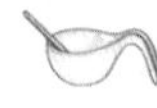 調成糊狀。 敷於患處。
＋治熱毒型癰疔疽瘡癤 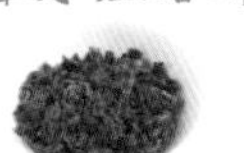 鮮茶葉 15 克	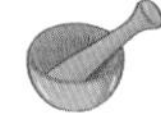 搗爛。 敷於患處。
＋治熱毒型癰疽疔瘡癤 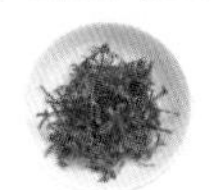 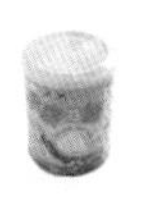 馬齒莧 20 克＋食鹽少許	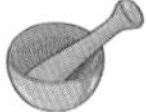 搗爛，加食鹽拌勻。 敷於患處，每日 1、2 次。
＋治熱毒型癰疽疔瘡癤 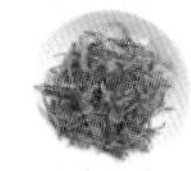 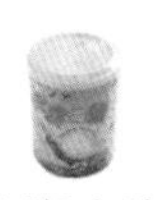 蒲公英 30 克＋食鹽少許	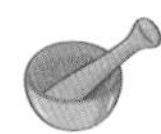 搗爛，加食鹽拌勻。 敷於患處，每日 1 次。
＋治熱毒型癰疔疽瘡癤 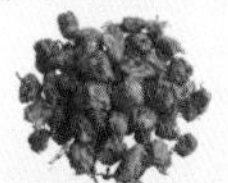  野菊花 20 克＋食鹽少許	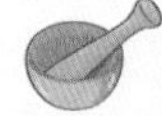 搗爛，加食鹽拌勻。 敷於患處，每日 2 次。
＋治熱毒型癰疽疔瘡癤 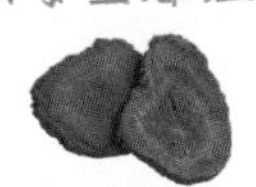 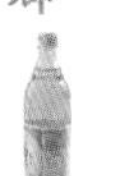 大黃粉 10 克＋醋適量	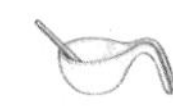 加入適量的白醋，調成糊狀。 敷於患處，乾即更換。
＋治瘡毒 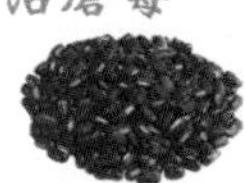 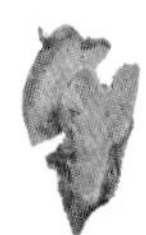 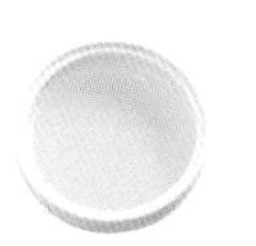 赤小豆 49 顆＋苧麻根 3 克＋雞蛋清 1 顆	赤小豆先搗爛，加苧麻根研末與雞蛋清調勻。 敷於患處，1 天更換 1 次。

藥材／食材	作法／服用法
+ 治疔癰瘡瘍 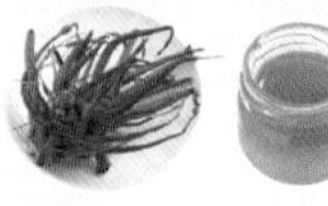 大薊鮮根 15 克 + 冬蜜 10 克	搗爛，調勻。 敷於患處，1 日更換兩次。
+ 適用於癰疽初期 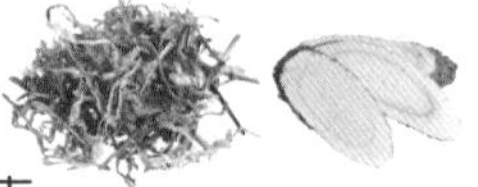 金銀花 50 克 + 甘草 15 克	以水 600cc 煎至 200cc，去渣取汁。 每日 1 次，連服 5 天。
+ 適用於癰疽潰膿期 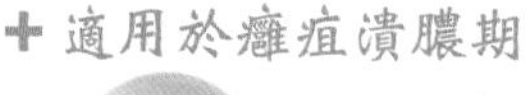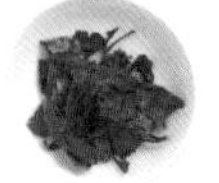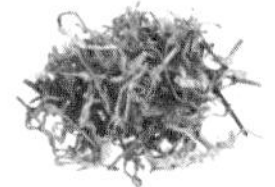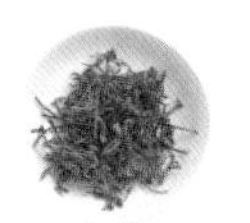 大青葉 50 克 + 金銀花 50 克 + 馬齒莧 100 克	以水 1000cc 煎至 300cc，去渣取汁。 每日 1 次，代茶隨時飲用，連服 5 日。

以上諸藥之使用，患者若屬虛證者忌之。

藥材／食材	作法／服用法
+ 治瘡口不合 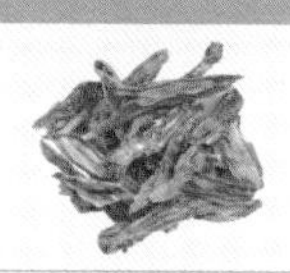 蓁艽 10 克	G.M.P. 濃縮散。 敷於患處。
+ 可治疔毒腫痛 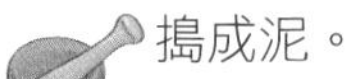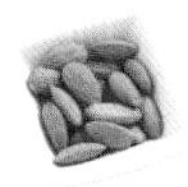 生杏仁帶皮 10 克	搗成泥。 敷於患處。
+ 治下肢潰瘍  海螵蛸粉 10 克	以水調勻。 敷於患處。
+ 治下肢潰瘍  鮮木耳 20 克	搗爛。 敷於患處，一般療程為 7 天。
+ 能化腐生肌治背瘡、腦疽（對口）註 1 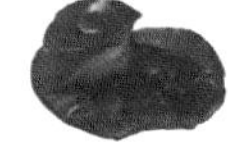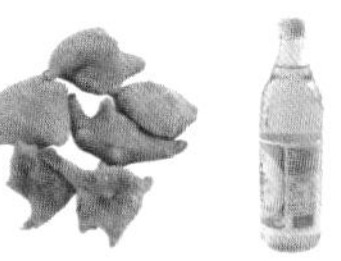 五倍子粉 20 克 + 白醋適量	以白醋調勻。 貼於患處每日更換 1 次。

藥材／食材	作法／服用法
✚ 治癰疽  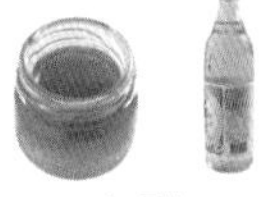 綠豆粉 20 克 + 蜂蜜 10cc+ 白醋 5cc	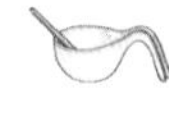 調成糊狀。 敷於患處。
✚ 適用於癰疽收口期 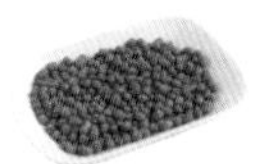 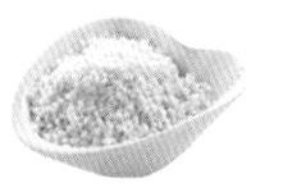  綠豆 50 克 + 糯米 50 克 + 糖 10 克	先將綠豆煮爛，放糯米煮成粥，加糖調味。 早晚餐各服 1 次，連服數日。
✚ 治黃水瘡註2  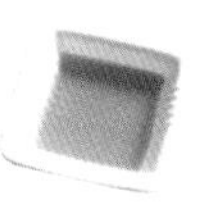 海螵蛸 60 克 + 香油適量	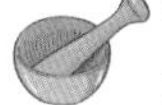 研末，加香油調成糊狀。 敷於患處。
✚ 治小兒黃水瘡 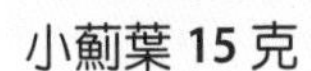 小薊葉 15 克	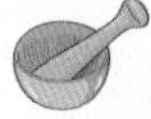 搗爛。 敷於患處，乾即換。
✚ 治黃水瘡 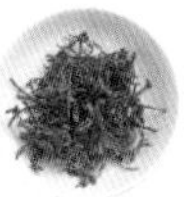  馬齒莧（或石榴皮）50 克	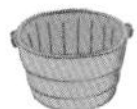 以水 1000cc 煎成 500cc，去渣取汁。 清洗患處局部，每日 2 次。
✚ 治黃水瘡 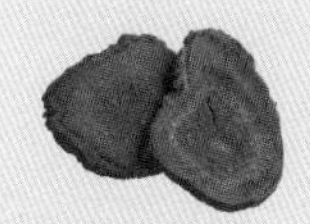 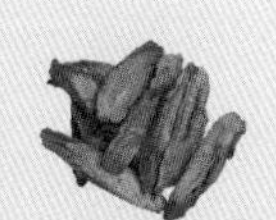 大黃粉 50 克 + 地榆粉 50 克	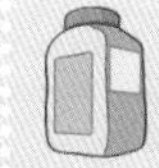 G.M.P. 濃縮散，調勻。 敷於患處。

註 1. 腦疽（對口）：疽生於腦後項背正中屬督脈，部位與口相對，故名。

註 2. 黃水瘡：全身之瘡疹破而流黃膿水，浸淫成瘡，名曰黃水瘡。

個論 45

痛經

痛經指的是婦女在月經來時或前後時間，出現小腹及腰部不等程度的疼痛稱之。

西醫診療法

痛經分為原發性及繼發性，前者為攝護腺素分泌過多，造成子宮血管肌肉收縮而成，後者則有可能是子宮內膜異位或子宮肌腺瘤以及骨盆腔發炎、黏膜下子宮肌瘤所產生，西醫治療除了尋找其原因之外，一般藥用止痛劑或女性荷爾蒙等藥物，若有病灶者，有些可用手術療法。

中醫診療法

中醫在看待痛經方面，一般以**寒凝胞宮**、**氣滯血瘀**等證型為主要治療。

若見面青、怕冷、喜暖、肢冷、腹中冷痛、按之痛甚、舌淡邊紫、脈遲緊等**實寒**表現者，可用少腹逐瘀湯或吳茱萸湯及當歸四逆湯以祛寒實、養血化瘀；屬**衝任虛寒**、**瘀血內阻者**，用溫經湯；屬**虛寒者**可用附子理中湯或附子湯；屬**氣血虧損者**可用聖愈湯或人參養榮湯、歸脾湯、八珍湯等。

若脹痛明顯者，多屬氣滯血瘀，時痛時止為氣滯、持續疼痛者為血瘀，痛甚於脹者為血瘀、脹甚於痛者為氣滯，可方用桃紅四物湯；若經痛為骨盆腔發炎之濕熱下注者，多少會有臭穢之白帶、便祕溲赤的表現，可藥用龍膽瀉肝湯；屬肝氣鬱結者可用逍遙散。平常可用桂枝茯苓丸配以調理之。

除用藥處方之外，針灸對於痛經的治療，亦有其一定的改善作用，一般針合谷、三陰交，若兼有腹瀉，可加針足三里、陰陵泉；兼反胃嘔吐者，可加針內關、內庭；有頭痛、頭暈者，可加針風池、百會；兼腰酸背痛者，可加針委中、腎俞。證屬**寒凝者**，可對氣海、中極、關元等穴加用艾灸。

關於寒證，一般分實寒及虛寒，前者為氣滯、血瘀、水濕、痰飲，後者則多以臟腑虛衰為主，如腹痛屬急性實寒者用良附丸，屬**虛寒者**可治以附子理中湯，以溫補脾腎。再如胸痺屬虛寒者用參附湯，**痰停者**用枳實薤白桂枝湯，痰飲可用苓桂朮甘湯，脾腎陽虛可用真武湯。

根據西醫的病理探討，子宮肌腺瘤最主要是由實質之解剖，氣滯血瘀所造成，因此每遇此病，應以活血化瘀的治則為主，但本法忽略了寒凝也會加強氣滯血瘀的形成，也許溫中散寒或祛寒之後，胞宮得溫，其氣滯血瘀的狀況自然解除。

另外值得一提的是，經痛雖多屬寒性，但亦有熱性者，如骨盆腔發炎所造成者，可從清熱利濕方向著手治療。總之，在治療痛經時，除了要瞭解不同的階段變化之外，對於經痛其痛的性質之掌握以及部位的變化，均要徹底的瞭解，應對患者也有一定之助益。

無論有無經痛的困擾，經期中應忌食寒涼冰品、生冷瓜果，並避免迎風受寒。以下即提供數藥，可在非經期時配合服用，改善體質，以緩解經痛的困擾。

一味中藥・健康之鑰

除了心因性經痛，一般來講，在非經期使用一味中藥改善體質，其減緩經痛的效果還不錯，因此在辨別寒熱虛實體質後，若有**寒性者**，宜用艾葉、生薑、小茴香等；若為**熱性者**，宜用金線蓮、黃芩、車前草等；若為**虛性者**，宜當歸、麥芽糖；若為**氣滯者**，宜香附、山楂；若為**血瘀者**，宜紅花、丹參、益母草等。

藥材／食材	作法／服用法
✚ 治血瘀痛經 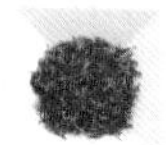 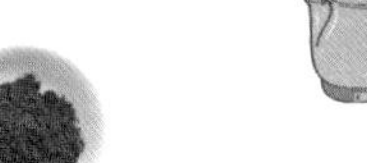 紅花 10 克 + 紅糖 10 克	以水 200cc 煎成 100cc，去渣取汁，放入紅糖拌勻。 每日早晚各 1 次，連服 7 天。
✚ 治血虛痛經 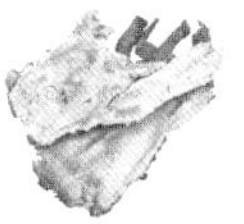 全當歸 8 克	以水 200cc 煎成 100cc。 每日 1 次，連服 7 天。
✚ 治氣滯痛經 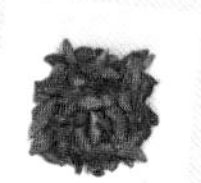 香附 10.5 克	G.M.P. 濃縮散。 每日早午晚各 1 次，每次 3.5 克，經前 1 週服用，連服 7 天。
✚ 治虛寒痛經 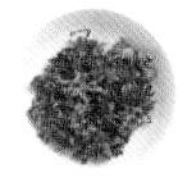 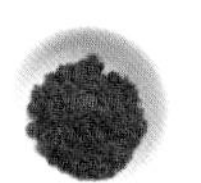 艾葉 12 克 + 紅糖 30 克	以水 300cc 煎成 200cc。 溫服，每日早晚各 1 次，每次 100cc，連服 7 天。
✚ 治血瘀痛經 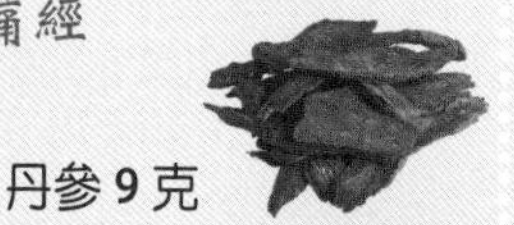 丹參 9 克	G.M.P. 濃縮散。 每日早午晚各 1 次，每次 3 克，連服 7 天。
✚ 治血瘀痛經  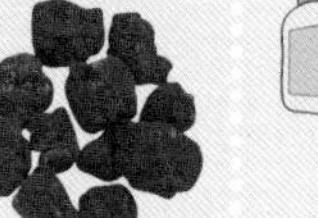 沒藥 6 克	G.M.P. 濃縮散。 每日早晚各 1 次，每次 3 克，以溫水沖泡，連服 7 天。

藥材／食材	作法／服用法
✚ 治寒性痛經 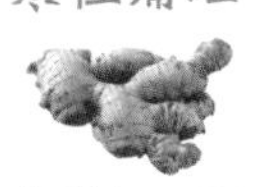 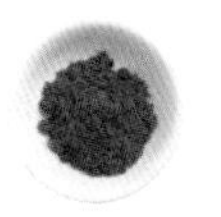 生薑 20 克 + 紅糖 20 克	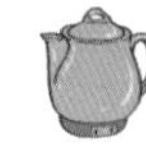 以水 400cc 煎成 150cc，放入紅糖拌勻。 溫服，每日早晚各 1 次，連服 7 天。
✚ 治血瘀痛經 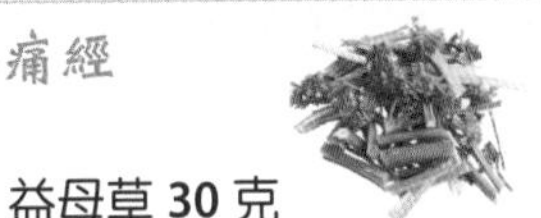 益母草 30 克	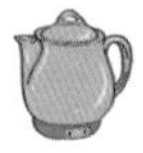 以水 500cc 煎成 200cc，去渣取汁。 每日早晚各 1 次，每次 100cc，連服 5 天。
✚ 治寒性痛經 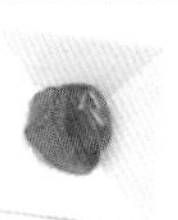 麥芽糖 20 克	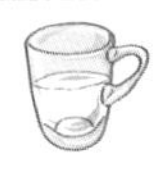 以熱開水 150cc 拌勻。 每日早晚各 1 次，飯前服用，連服 7 天。
✚ 治寒性痛經 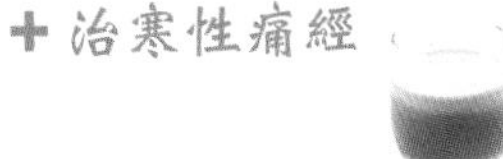 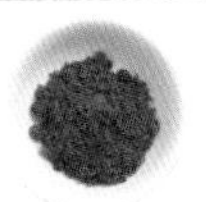 鮮韭菜汁 100cc+ 紅糖 20 克	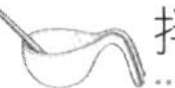 拌勻。 每日晚上 1 次，連服 5 天。
✚ 治熱性痛經 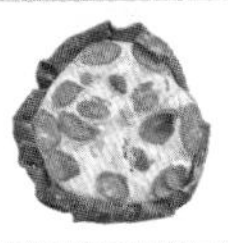 瓜蔞實 30 克	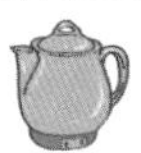 以水 500cc 煎成 300cc，去渣取汁。 每日早午晚各 1 次，每次 100cc。
✚ 治血瘀痛經 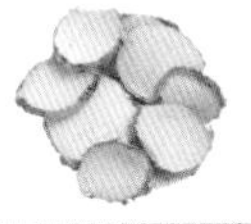 三稜 10 克	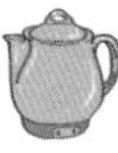 以 300cc 煎成 200cc，去渣取汁。 每日早晚各 1 次，每次 100cc，連服 7 天。
✚ 治血瘀痛經 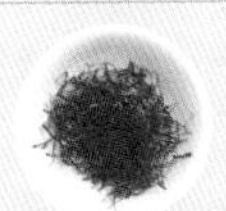 藏紅花 3 分	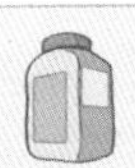 G.M.P. 濃縮散。 每日 1 次，以溫水 200cc 沖泡服用。
✚ 治寒性痛經 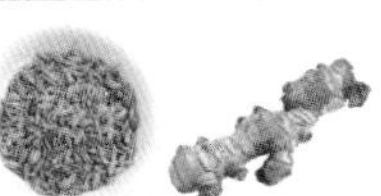 小茴香 8 克 + 生薑 10 克	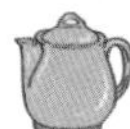 以水 500cc 煎成 200cc。 每日 1 次，溫服，經前連服 5 天。
✚ 治痛經惡寒 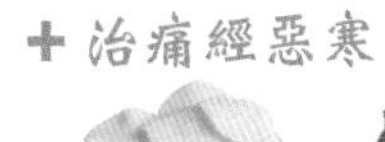 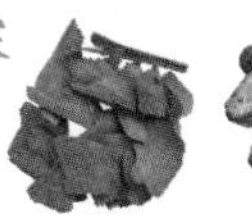 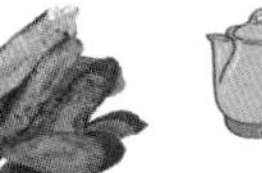 芍藥 15 克 + 肉桂 1 錢 + 炙甘草 5 克	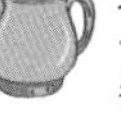 以水 500cc 煎成 300cc，去渣取汁。 每日早午晚各 1 次，每次 100cc。

藥材／食材	作法／服用法
+ 治氣滯痛經 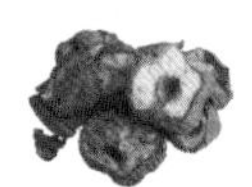 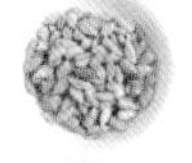  山楂 30 克 + 向日葵子 15 克 + 紅糖 20 克	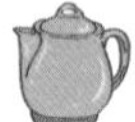 以乾鍋炒熟，打碎，以水 600cc 煎成 200cc，去渣取汁，加紅糖拌勻。 經前，每日早上 1 次，連服 3 天。
+ 治血瘀痛經 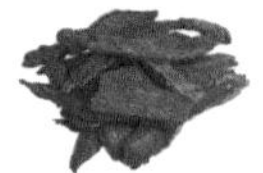 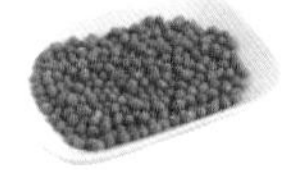 丹參 12 克 + 綠豆 15 克	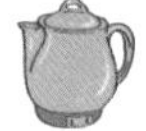 丹參以水 500cc 煎成 300cc，去渣取汁，放綠豆煮熟。 每日晚上 1 次，經前連服 5 天。

治濕熱下注所產生的經痛

藥材／食材	作法／服用法
+ 治濕熱經痛 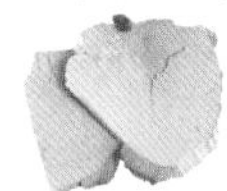 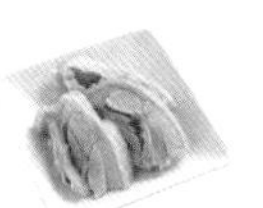 桂花根 50 克 + 雞肉 50 克	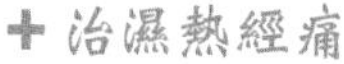 以水 500cc 燉熟。 每日晚上食用 1 次，經前連食 5 天。
+ 治濕熱經痛 杉葉 10 克	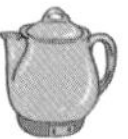 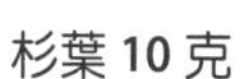 以水 300cc 煎成 150cc，去渣取汁。 每日早午晚各 1 次，每次 50cc。
+ 治濕熱經痛 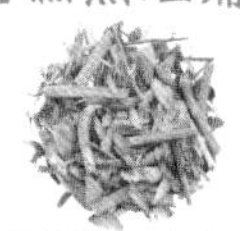 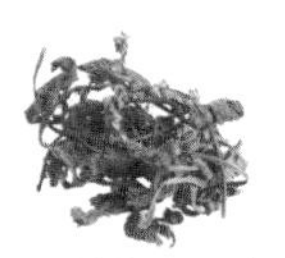 敗醬草（或馬齒莧）10 克 + 車前草 10 克	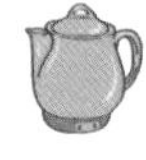 以水 500cc 煎成 200cc，去渣取汁。 每日早晚各 1 次，每次 100cc，經前連服 5 天。
+ 治濕熱經痛 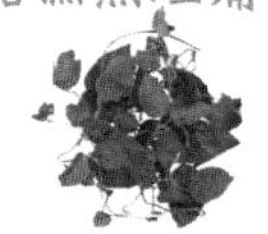 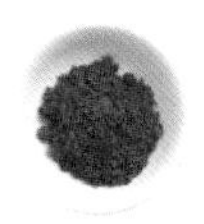 金線蓮 25 克 + 紅糖 10 克	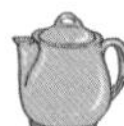 以水 600cc 煎成 240cc，去渣取汁，加紅糖拌勻。 每日早晚各 1 次，每次 120cc，經前連服 7 天。

個論 46

月經不調

月經是婦女特有的生理現象，正常月經週期為二十五至三十天，行經期約七天左右。月經不調可分為月經週期太短、月經週期太長、月經週期不規則、經水過多、經水過少等症狀。

西醫診療法

心情欠佳、精神受到挫折、環境改變導致情緒波動、嗜吃辛辣性或寒涼食物、忽視經期衛生、疲勞過度、體質虛弱、房事過度、生育過多、青春發育期間，生殖系統生理功能發育未健全等，均會引致月經不調。

月經週期太短的原因，多半是排卵不好的緣故，雄性素過多症候群、慢性疾病、酒精或藥物濫用、甲狀腺疾病、糖尿病、壓力過大、運動過量、飲食異常等等。月經週期太長的原因，可能有子宮收縮不良或其他因素，有許多因素會造成經期過長，荷爾蒙失調或子宮頸長瘜肉、腫瘤等等都有可能造成經期延長。

經期週期不規則的原因，一般在壓力大、作息情況改變狀況下容易發生，其原因可能是生瘤或泌乳激素、甲狀腺素、女性荷爾蒙等失調而致，導致月經不規則。月經量過多的原因有許多，如子宮肌瘤、腺瘤、子宮癌、子宮內膜增生等，或是荷爾蒙失調引起，月經量過少的原因包括婦科手術後如人工流產、剖腹生產等等造成子宮沾黏、服用特定止痛藥、荷爾蒙失調、壓力大、作息不正常或卵巢功能失調。

調理方法如下：1. 心情要愉快，養成運動習慣。2. 適度安排工作、學習與生活，避免過度緊張。睡眠要充足，使精神和體力得到充分休息。3. 避免不必要的進補，忌食寒涼的食物。可多選擇一些高蛋白質、高糖分和高維生素的食物，4. 保持大便暢通，亦不可有憋尿習慣。5. 經期期間禁止房事及水上活動。6. 生理期應避免激烈運動及提重物或持續站立。7. 因病以致月經不調者，應先醫治疾病，月經才會正常。

中醫診療法

若月經過期提前八至九天，甚至半個月，連續兩個週期以上者，中醫稱為「**經行先期**」；若經期延後六至七天以上者，中醫稱其為「**經行後期**」；月經不按週期來到，或提前，或延後，沒有一定規律，中醫則稱其為「**經行先後不定期**」。

中醫認為月經不調的病因是多方面的，歸納起來不外乎**內因**、**外因**、**不內外因**三個方面。內因如情志不遂、憂思鬱怒。外因如風、寒、濕、熱等。不內外因如飲食勞倦、房勞、多產等。

月經不調本質上還是由於肝、腎、脾三臟功能紊亂，氣血、衝任二脈失調的結果。因此，治療月經不調，無論是採取祛邪還是扶正的方法，原則上都是為著調治肝、腎、脾三臟的氣機，以使氣血、衝任二脈的功能調和。

中醫對於月經不調的治療，首先觀察月經週期、經色、經量、來經時間等現象，以臟腑功能失調、衝任二脈、氣血津液、天癸化生異常為本質，根據辨證論治，以調理氣血、補腎、扶脾、疏肝、調固衝任等法則，使機體陰陽趨於相對平衡、氣血調和月經才能恢復正常。證屬腎陽虛者，方用右歸丸；腎陰虛者方用左歸丸；下焦有瘀血者方用少腹逐瘀湯；脾腎陰虛者用固經丸；肝氣鬱結型則方用逍遙散。針灸方面，常用穴位包括：關元、氣海、足三里、腎俞、心俞、太沖、行間。月經前後可以針灸，但經期禁止針灸。

除以上治療月經不調的一般原則之外，在中醫辨證上，若屬「經行先期」者，可以氣虛、血熱等方向辨證分型用藥，屬氣虛者方用補中益氣湯或歸脾湯；屬血熱者方用芩連四物湯、肝鬱血熱者方用丹梔逍遙散、屬血虛發熱者方用知柏四物湯。

屬「**經行後期**」者，證屬血寒者方用溫經湯，屬腎陽虛者可方用桂附八味丸，屬血虛者可使用人參養榮湯，屬氣滯者方用柴胡疏肝湯，屬痰濕者方用芎歸二陳湯。屬「**經行先後不定期**」者，屬肝鬱者方用逍遙散，屬腎虛者藥用一些補腎固腎之方藥。屬「**經水過多**」者，氣虛方用歸脾湯或舉元煎，屬血熱者可用芩連四物湯或保陰煎，屬血瘀者可用失笑散。屬「**經水過少**」者，血瘀可用桃紅四物湯，屬血虛者方用芎歸膠艾湯，屬腎虛者方用桂附八味丸或調肝湯。

一味中藥・健康之鑰

一味中藥的使用，除了要查明月經不調的原因，更要辨別體質的寒熱虛實屬性。如屬**虛性者**，宜用當歸、阿膠、黨參、黃耆；屬**熱性者**，宜用藕節、蓮子、絲瓜、貫眾、側柏葉、天門冬、馬齒莧；屬**血瘀阻型者**，宜用丹參、益母草、劉寄奴草、大黃、紅花；屬**寒性者**，宜用艾葉、肉桂，除一味藥的使用之外，亦有搭配使用者。

藥材／食材	作法／服用法
＋治月經不調，或前或後，或多或少，產前胎不安，產後惡血不下併治之。兼治冷熱勞腰脊痛，骨節煩痛 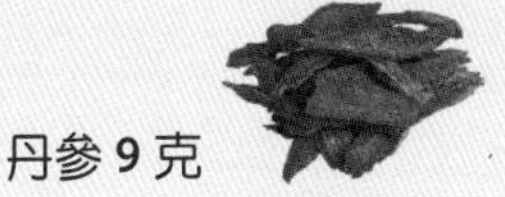 丹參 9 克	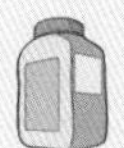 G.M.P. 濃縮散。 每日早午晚各 1 次，每次 3 克，連服 5 天。
＋治血瘀性月經不調 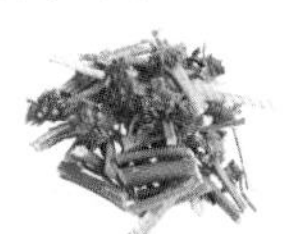 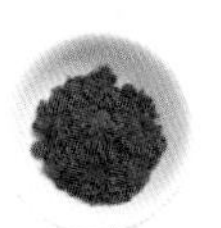 益母草 15 克＋紅糖 15 克	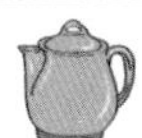 以水 300cc 煎成 200cc，加紅糖拌勻。 每日早晚各 1 次，每次 100cc，經前連服 7 天。

藥材／食材	作法／服用法
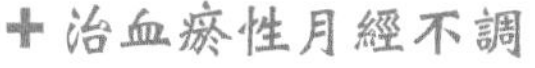 ＋治血瘀性月經不調 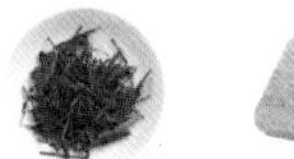 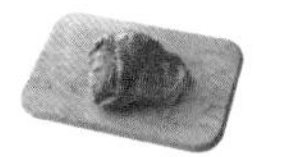 劉寄奴草 15 克 + 豬肉 80 克	以水 400cc 燉煮。 每日晚上 1 次，經前連服 5 天。
＋治熱性月經不調 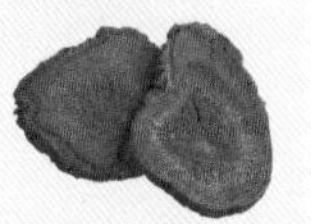 大黃 2 克	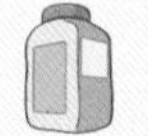 G.M.P. 濃縮散。 每日早上 1 次，經前連服 6 天。
＋治虛性月經不調 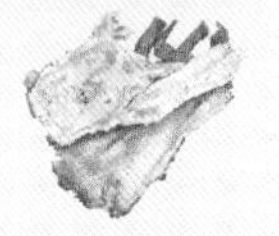 當歸 2.5 克	G.M.P. 濃縮散。 每日早上 1 次，經前連服 4 天。
＋治虛性月經不調 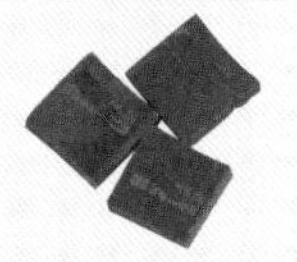 阿膠 6 克	G.M.P. 濃縮散。 每日早晚各 1 次，每次 3 克，經前連服 5 天。
＋治月經先期 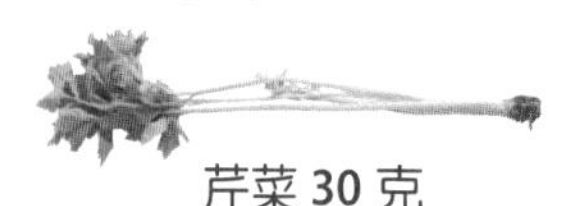 芹菜 30 克	以水 500cc 煎成 300cc。 每日早午晚各 1 次，每次 100cc，經前連服 5 天。
＋治血瘀月經先期 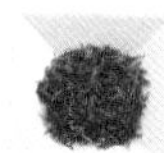 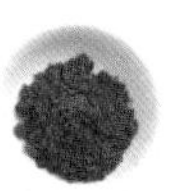 紅花 10 克 + 紅糖 20 克	以水 300cc 煎成 200cc，加紅糖拌勻。 每日早晚各 1 次，每次 100cc，經前連服 6 天。
＋治血瘀月經先期 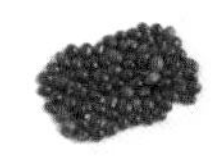 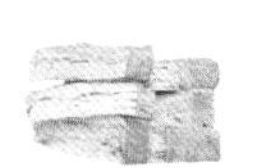  黑豆 30 克 + 黨參 9 克 + 紅糖 20 克	以水 600cc 煎成 300cc。 每日早午晚各 1 次，每次 100cc，經前連服 5 天。
＋治月經先期 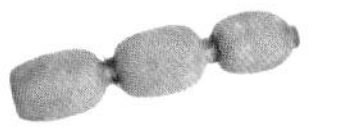 新鮮藕節 400 克	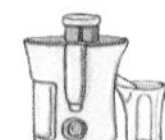 洗淨，榨汁。 每日早午晚各 1 次，經前連服 5 天。

藥材／食材	作法／服用法
+治月經先期 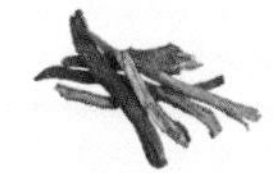 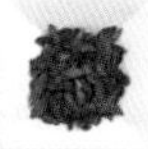 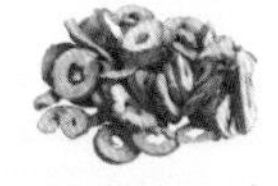 黃芩 10 克 + 香附子 10 克 + 牡丹皮 6 克	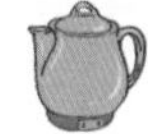 以水 500cc 煎成 300cc。 每日 1 次，代茶隨時飲用，連服 5 日。
+治月經後期 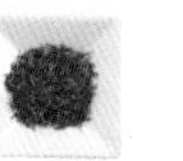  紅花 100 克 + 米酒 500cc	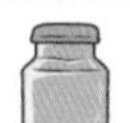 浸泡 7 天。 每日晚上 1 次，每次 30cc，連服 5 天。
+治月經後期 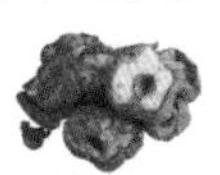 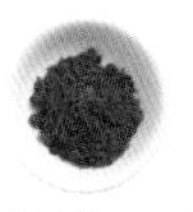 山楂 50 克 + 紅糖 15 克	以水 600cc 煎成 300cc，去渣取汁，加紅糖拌勻。 每日 1 次，代茶隨時飲用，連服 5 日。
+治月經後期 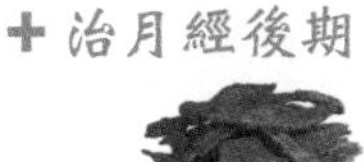 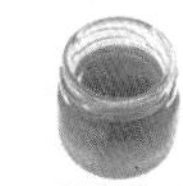  丹參 100 克 + 蜂蜜 20cc	丹參以水 600cc 煎成 200cc，去渣取汁，加蜂蜜拌勻。 每日早晚各 1 次，每次 20 cc，連服 5 天。
+治陽虛型月經後期 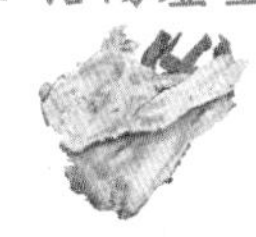 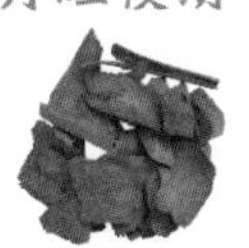 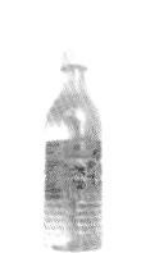 當歸 30 克 + 肉桂 6 克 + 米酒 500cc	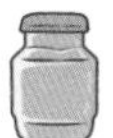 浸泡 7 天以上。 每日晚上 1 次，每次 30cc，連服 5 天。
+治月經後期  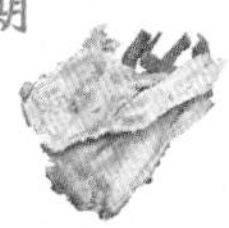 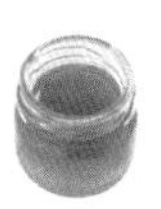 黃耆 100 克 + 當歸 20 克 + 蜂蜜 20cc	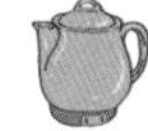 以水 600cc 煎成 300cc，去渣取汁，加蜂蜜拌勻。 每日早午晚各 1 次，每次服 100cc，連服 3 天。
+調月經後期 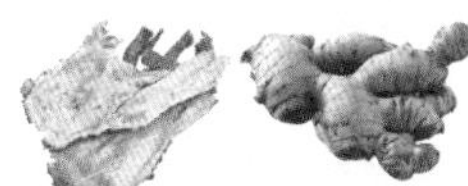 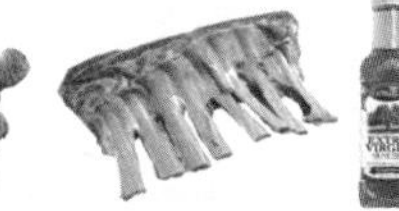 當歸 30 克 + 生薑 15 克 + 羊肉 250 克 + 橄欖油少許	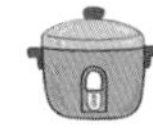 隔水蒸熟。 每日晚上 1 次，連食 5 天。

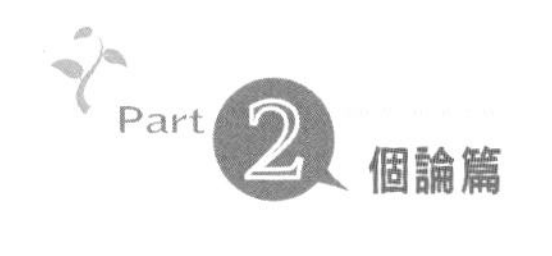

個論 47

崩漏

崩漏是指經血非時暴下不止或淋漓不盡，前者稱**崩中**，後者稱**漏下**，崩與漏出血情況雖不同，但二者常相轉化，通概稱崩漏。

西醫診療法

崩漏在月經疾病範圍內論述，至於其它病證所致的似崩似漏（如血小板減少、再生障礙性貧血），不屬本病範疇。西醫所稱的「功能性子宮出血」類似此病表現，是一種常見的婦科疾病，多見於青春期和更年期。

臨床表現為月經失去其正常有規律的週期，代之以經量過多、經期過長的子宮出血，內外生殖器無明顯器質性病變，無妊娠併發症或全身出血性疾病。此外，生殖器官病變與子宮肌瘤，亦為崩漏常見之因。

「功能不良性子宮出血」誘因可由於精神緊張、環境和氣候的改變、勞累、營養不良或代謝紊亂等原因導致，這些因素都通過大腦皮層的神經介質，干擾下丘腦－垂體－卵巢的互相調節和制約機制，以致失去其正常的有規律的週期性變化，突出表現在卵巢功能失調、性激素分泌的量失常，影響子宮內膜，從而使月經紊亂、經期長短不定、經量多少不等。

「功能不良性子宮出血」據臨床分類，可分為無排卵型及排卵型。無排卵型出血最常見於青春期和更年期。

月經初潮後的 1 至 2 年中，經常因下丘腦－垂體－卵巢的調節功能尚未健全而出現無排卵型月經，多表現為週期少發，經期長，經量多少不定或週期頻發的不規則出血。

更年期往往開始在卵巢功能完全衰退之前，因回饋功能失調而引起無排卵型月經達數年之久。

在生育年齡由於無排卵的不孕患者，最典型是多囊性卵巢綜合症，在病情發展過程的某個階段可表現為功能不良性子宮出血。排卵型功能不良性子宮出血，大多數發生在生育年齡婦女，這些婦女都有排卵功能，其中可分為排卵型月經過多型、黃體素不健全型、萎縮不全型及排卵期出血等，大都由於內分泌的波動而引起，但也可能由於存在的宮體病灶如子宮肌瘤、子宮內膜瘜肉等妨礙內膜的正常脫落，因此必須加以鑒別。

崩漏在診斷上可藉助功能不良性子宮出血的診斷，但有的月經紊亂臨床表現雖符合崩漏，但並無卵巢功能失調依據，又未發現器質性改變者，亦屬崩漏範圍，所以崩漏又不能與功能不良性子宮出血完全對號。

中醫診療法

中醫形成崩漏的病理，主要是衝任受損。衝為血海，任主胞胎，兩脈與月經關係密切，若有損傷，勢必導致經血異常而致崩漏。如《諸病源候論》稱：「崩中者，臟腑傷損，衝脈任脈血氣俱虛故也；漏下者，由勞傷血氣，衝任之脈虛損故也。」

本病在臟腑的病理變化上，當責之於肝、脾、腎三臟的功能失調。特別腎與本病的關係最為密切，因為衝任兩脈皆起於胞中，而胞脈繫於腎，所以腎為衝任之本，經血之源，故月經是否正常主要取決於腎氣之盛衰，腎陽不足，胞宮（子宮）虛寒，衝任不固，可引起崩漏；腎陰虧損，虛火偏亢，擾動衝任，迫血妄行，亦可導致本病。同時由於臟腑之間的相互關聯，腎病可以影響他臟，以致心、肝、脾等臟器失調，直接或間接地影響衝任而致崩漏。

此外，因瘀者有因「懷抱甚鬱」，肝臟氣滯血瘀；有因「冷積胞中，經脈凝寒」成瘀，係因熱甚灼陰燥澀而成，亦可由濕熱壅遏致瘀。瘀滯衝任經脈，新血不得歸經，乃成崩漏之病。

中醫對於崩漏的治療，根據辨證論治，分為**血熱型**，方用玉女煎、羚羊角地黃湯；若為**陰虛發熱者**，宜滋陰清熱、止血調經，可用保陰煎加減；若為**實熱者**，宜瀉熱涼血，止血調經，方用芩連四物湯或清熱固經湯；若為**腎陽虛者**，宜溫腎固衝，止血調經，可用右歸丸主之；若為**腎陰虛者**，宜滋水益陰，止血調經，方用左歸丸治之；**脾虛型**，宜補氣攝血，養血調經，可用歸脾湯或補中益氣湯；屬**血瘀型者**，宜活血化瘀，止血調經，可用四物湯合失笑散加減。

一味中藥・健康之鑰

一味中藥使用之前，亦當先辨明體質的寒熱虛實，如屬**寒性者**，可用桂心、補骨脂、艾葉；屬**虛性者**，可用金櫻子、黃耆；屬**熱性者**，可用槐花、百草霜、大薊、鳳尾草、木賊、夏枯草、蓮子、貫眾、芙蓉花、馬齒莧；屬**氣不順者**，可用香附、檳榔；屬**血瘀者**，可用丹參、劉寄奴、三七。除一味藥的使用之外，亦有互相搭配使用者。

藥材／食材	作法／服用法
✚ 治血虛崩漏 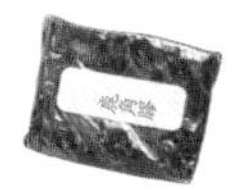 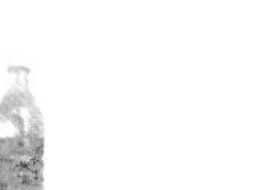 鹿角膠 30 克 + 米酒 180cc	浸泡 7 天。 每日晚上 1 次，每次 30cc，連服 7 天。
✚ 治風熱血崩 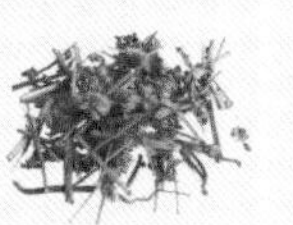 荊芥穗 9 克	G.M.P. 濃縮散。 每日早午晚各 1 次，每次 3 克，連服 4 天。
✚ 治血虛內熱，血不歸源而崩 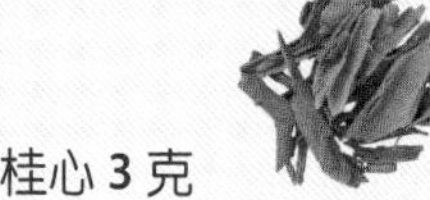 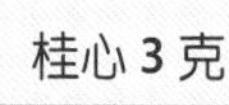桂心 3 克	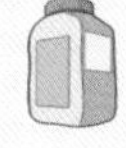G.M.P. 濃縮散。 每日早午晚各 1 次，每次 1 克，用溫的米湯配服，連服 3 天。

藥材／食材	作法／服用法
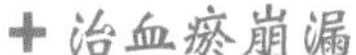 ✚治血瘀崩漏 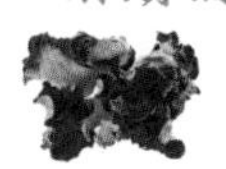 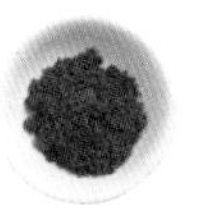 白背黑木耳 35 克 + 紅糖 20 克	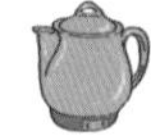 以水 300cc、紅糖煎成 200cc，去渣取汁。 每日 1 次，隨時食用，連食 5 日。
✚治血熱崩漏 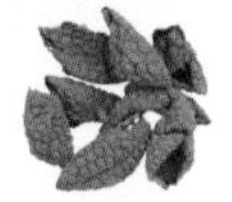 荔枝殼 20 克	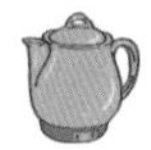 以水 500cc 煎成 300cc。 每日早午晚各 1 次，每次 100cc，連服至癒。
✚治熱性崩漏 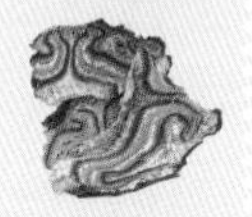 貫眾 9 克	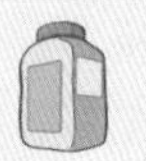 G.M.P. 濃縮散。 每日早午晚各 1 次，每次 3 克，連服至癒。
✚治熱性崩漏 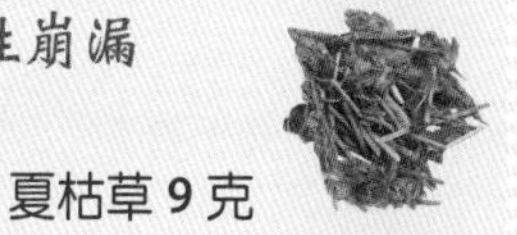 夏枯草 9 克	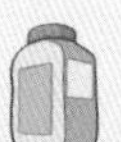 G.M.P. 濃縮散。 每日早午晚各 1 次，每次 3 克，連服至癒。
✚治婦人血崩 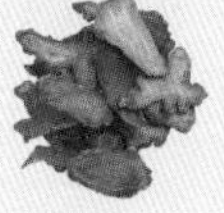 三七 9 克	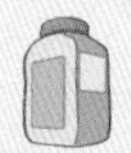 G.M.P. 濃縮散。 每日早午晚各 1 次，每次 3 克，連服至癒。
✚治氣虛崩漏 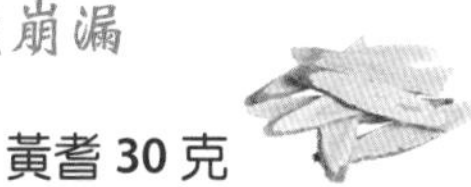 黃耆 30 克	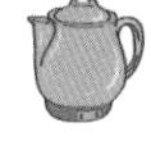 以水 600cc 煎成 300cc，去渣取汁。 每日早晚各 1 次，每次 150cc，連服至癒。
✚治血虛崩漏 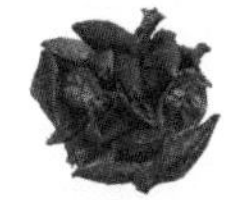 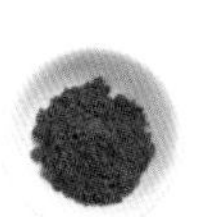 金櫻子 25 克 + 紅糖 15 克	以水 500cc 煎成 200cc，去渣取汁，加紅糖拌勻。 每日早晚各 1 次，每次 100cc，連服至癒。
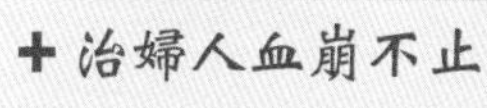 ✚治婦人血崩不止 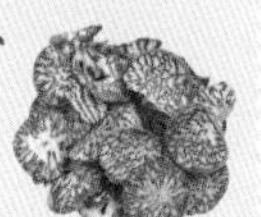 檳榔 6 克	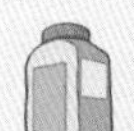 G.M.P. 濃縮散。 每日早晚各 1 次，每次 3 克，連服至癒。
✚治熱性崩漏 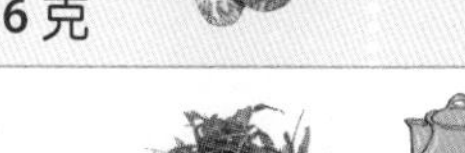 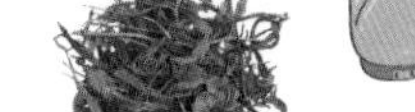 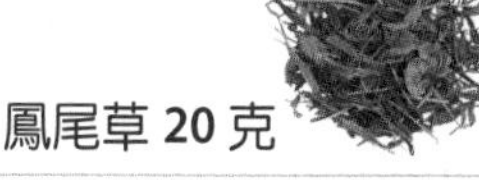 鳳尾草 20 克	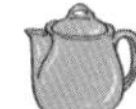 切碎，用水 400cc 煎成 200cc，去渣取汁。 每日早晚各 1 次，每次 100cc，連服至癒。

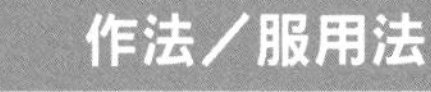

藥材／食材	作法／服用法
✚ 治熱性崩漏 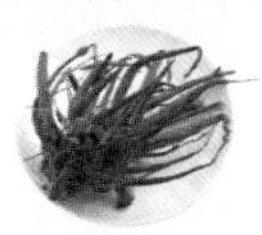 鮮大薊根 30 克	洗淨，榨汁。 每日早上 1 次，連服至癒。
✚ 治熱性崩漏 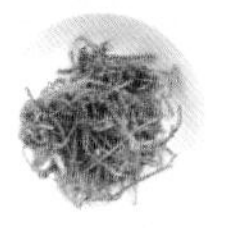 芙蓉花 20 克	以水 500cc 煎成 200cc，去渣取汁。 每日早晚各 1 次，每次 100cc，連服至癒。
✚ 治熱性經漏 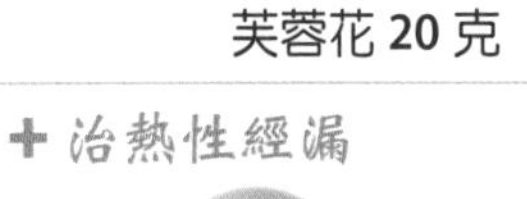 馬齒莧 30 克＋豬肉適量	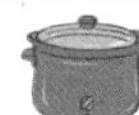 以水 500cc 燉熟。 每日晚上 1 次，連食至癒。
✚ 治血瘀崩漏 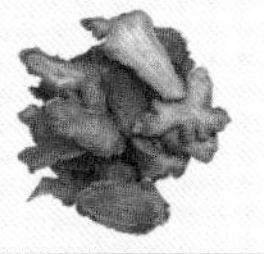 三七 3 克	G.M.P. 濃縮散。 每日晚上 1 次，每次 3 克，用溫的米湯配服。
✚ 治月水不斷 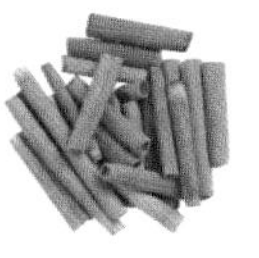 木賊 15 克	以水 300cc 煎成 200cc，去渣取汁。 每日早晚各 1 次，每次 100cc，連服至癒。
✚ 治崩血不止 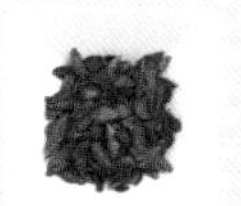 香附 9 克	G.M.P. 濃縮散。 每日早午晚各 1 次，每次 3 克，連服至癒。
✚ 治血瘀崩漏 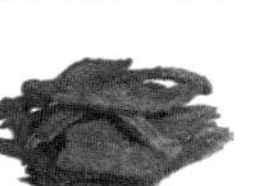 丹參 30 克	細切，以水 600cc 煎成 300cc，去渣取汁。 每日早晚各 1 次，每次 150cc，連服至癒。
✚ 調經血量多 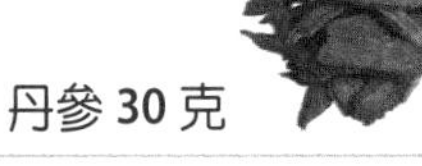 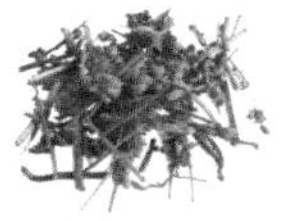 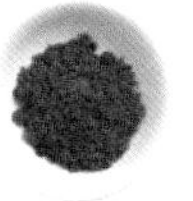 荊芥穗 12 克＋紅糖 20 克	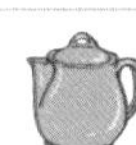 以水 300cc 煎成 200cc，去渣取汁，加紅糖拌勻。 每日早晚各 1 次，每次 100cc，連服至癒。

藥材／食材	作法／服用法
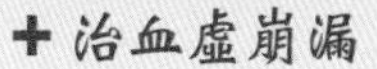 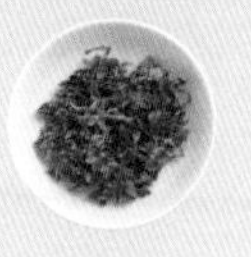 艾葉 8 克	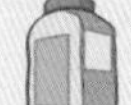 G.M.P. 濃縮散。 每日早晚各 1 次，每次 4 克，連服至癒。
治熱性崩漏 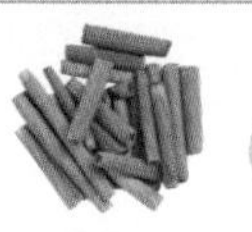 木賊 30 克 + 雞蛋 1 顆	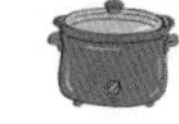 以水 300cc 燉熟。 每日晚上 1 次，連服至癒。
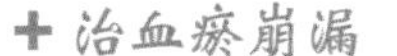 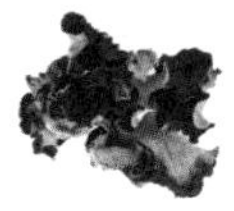 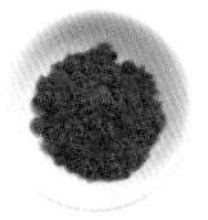 白背黑木耳 20 克 + 紅糖 20 克	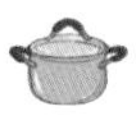 以水 300cc 煮熟，加紅糖拌勻。 每日晚上 1 次，連服至癒。
治血瘀崩漏  車前子 50 克	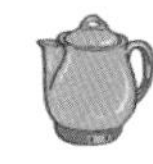 以水 500cc 煎成 200cc，去渣取汁。 每日早晚各 1 次，每次 100cc，連服至癒。
治熱性崩漏   槐花 30 克 + 百草霜 10 克	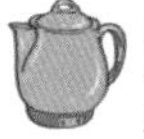 以水 500cc 煎成 300cc，去渣取汁。 每日早晚各 1 次，每次 150cc，連服至癒。
治血瘀崩漏 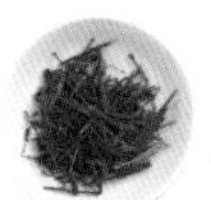 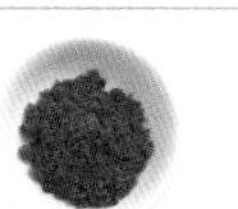 劉寄奴 30 克 + 紅糖 60 克	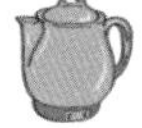 以水 500cc 煎成 210cc。 每日早午晚各 1 次，每次 70cc，連服至癒。
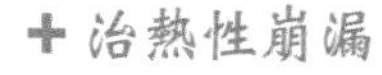 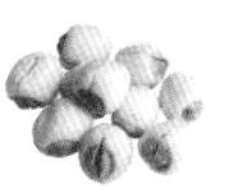 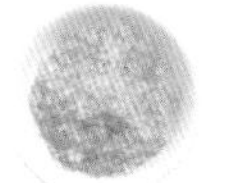 蓮子 60 克 + 冰糖 30 克	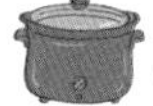 加水 400cc 燉熟。 每日晚上 1 次，當點心用，連服至癒。
治寒性崩漏   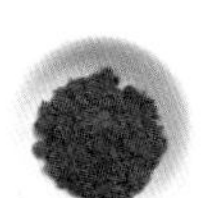 補骨脂 20 克 + 韭菜子 20 克 + 紅糖 20 克	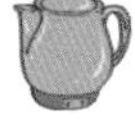 以水 600cc 煎成 300cc，去渣，放入紅糖拌勻。 每日早晚各 1 次，每次 150cc，連服至癒。

個論 48

產後乳脹

產後乳房脹痛是指產後 3 天至 7 天常出現雙乳脹滿、硬結、疼痛。這主要是由於乳腺淋巴瀦留，靜脈充盈和間質水腫及乳腺導管不暢所致。

西醫診療法

當婦女生產完後，女性荷爾蒙會降低，因而刺激在腦下垂體的催乳素，產生乳汁，婦女產後流出的初乳，呈淡黃色，是透明的，而過一、二天正式乳汁就會流出。所以一般來說，分娩後二至三天，婦女就可能會脹奶，乳房會變得比較熱及重而疼痛，甚至如石頭般硬。

這樣的腫脹是因為乳房內乳汁及結締組織中增加的血量及水分所引起的，當產婦在嬰兒出生後未及早開始哺餵母乳，或間隔時間太長才哺餵，使乳汁無法被完全吮出，就會讓乳房變得腫脹且疼痛，乳房也因此變硬，或嬰兒比較不會口含母親乳頭，母親也因為怕痛而減少餵奶次數，使得乳汁無法有效的流出，乳汁可能會因此而停流。

如果婦女是選擇餵母乳的話，因為嬰兒吸吮乳汁，母親脹奶的現象自然消除。不過當婦女不選擇餵母乳時，就有可能有脹奶。當婦女脹奶時，胸部和腋下都會感到痛楚和腫脹，嚴重的婦女可能會有發燒的現象。

要預防乳房腫脹的最好方法，就是及早讓嬰兒開始吸吮，在出生兩小時內開始哺餵母乳，可讓嬰兒提早吸到初乳，同時也可使噴乳反射早點產生，而使乳汁分泌較多。若勤快哺餵（約二至三小時一次）以移出乳汁，可使乳腺管通暢，較不易產生乳脹。

當乳房發生腫脹時，會壓迫乳腺管，而使乳汁較不易流出，此時，哺乳前可先熱敷乳房，哺餵時，手以C形握住乳房，先往胸壁壓，再以大拇指及食指壓住乳暈，擠出一些乳汁，如此使乳暈變軟後，再讓嬰兒吸吮，此時嬰兒較易含住乳頭，而能有效的吸吮，當嬰兒不能有效地吸吮或嬰兒一點都不肯吸奶時，需幫助母親將乳汁擠出，可以用杯子將擠出的乳汁餵嬰兒。

如果乳房脹痛，可用擠奶器擠出乳汁，使乳房舒服至腫脹消失為止。另外可用一盆溫熱水放在膝蓋上，再將上身彎至膝蓋，讓乳房泡在臉盆裡，輕輕搖晃乳房，藉著重力可使乳汁比較容易流出來，或者可以在淋浴時，一邊按摩乳房，如果痛得無法忍受時，可請醫生給予「止痛藥」，對嬰兒並無影響。若不哺乳者，可打退奶針或吃退奶藥。

中醫診療法

中醫很重視乳房與經絡、臟腑與氣血的密切關係，主要是《陽明（經絡名）胃經（經絡名）貫乳》中有「乳房屬胃」之說；足厥陰肝經（經絡名）上行胸膈，分布在胸脇，繞乳頭而行，可見「乳頭屬肝」；少陰腎經（經絡名）亦藉經絡，與乳房相聯；衝、任二脈起於子宮，上行關元穴達胸中。肝、胃、腎、衝任二脈與婦女的生理關係最大，而且都與乳房、乳頭、乳內直接相連，影響著乳房的發育和生理功能。

乳房與氣血也密切相關，因乳汁由氣血所化，來源於水穀之精微，胃者水穀之海也，因此胃與乳汁有密切關係。若產婦胃口不好或飲食減少，常會產生乳汁減少或無乳汁。中醫掌握了以上乳房生理特點，在調整乳房功能與治療乳疾上，大大提高了診療作用。

若母親在生產後二至三天，乳房會充奶，若母親以母乳哺餵嬰兒，多不會出現乳脹的問題，但假如不考慮餵母乳，或哺乳期屆滿，或分娩後因某些原因而無法哺乳時，採用藥物使乳汁分泌逐漸減少，甚至無乳汁，欲斷乳或回乳、退乳者，均可尋求中醫的治療。因用退奶針退奶往往比剛生產時退奶的效果差，會有乳汁退不徹底，又因「回奶藥」可能有副作用，產婦因而求助於中醫甚多。

退奶的方法有：

（一）**炒麥芽**，一兩至三兩，水煎當茶飲，奶退則停服。麥芽有開胃消食下氣回乳、消乳脹的功能。

（二）**紅花、歸尾、赤芍、杜牛七**。以上藥物水煎服，具有活血、化瘀、退奶的功能。

（三）**針刺光明、足臨泣穴**。中等刺激，留針 15 分鐘，每日一次。也可按摩以上穴道。

一般的產婦採用以上方法退奶數天就有效，若退奶一段時間效果仍不佳，可能合併其他因素。若乳汁仍自出，量少清稀、乳房無脹痛、面色萎黃、頭暈、心悸、倦怠等，就要合用益氣固攝法退奶。若乳汁仍自出，量少、質濃、乳房脹硬、咽乾口苦、心煩易怒或便祕、小便黃等，則需採用疏肝清熱法退奶。

一味中藥・健康之鑰

以下所提供之中藥，**一般體質**均能使用炒麥芽，若**乳房發熱或發燒者**，可用蒲公英、豆豉；若為**血瘀阻者**，可用紅花加當歸、赤芍、牛膝。服用數天後若仍乳脹痛，最好停止服之，讓合格的醫師為您診治，以免長期服用，恐有損傷腸胃之慮。

藥材／食材	作法／服用法
＋適用於乳房脹病，奶水不回  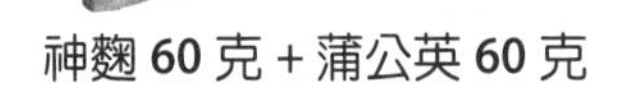 神麴 60 克＋蒲公英 60 克	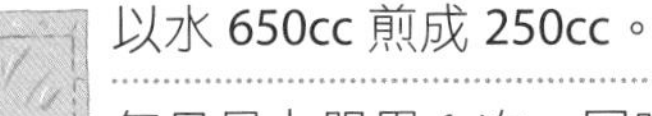 以水 650cc 煎成 250cc。 每日早上服用 1 次，同時趁熱用乾淨紗布包好藥渣，熱敷於乳房處。

藥材／食材	作法／服用法
✚ 一般使用 2 至 3 天即可退乳（如仍無法退乳，加上身體燥熱者，可以用幾隻大螃蟹，以米酒蒸熟食用；或者飲用烏龍茶，都可以斷乳） 炒麥芽 180 克	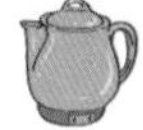 以水 800cc 煎成 300cc。 每日早晚各 1 次，每次 150cc，連服至癒（如果體質寒者，食用過多會傷胃，會有輕泄或腹瀉的情形）。
✚ 治血瘀產後乳脹 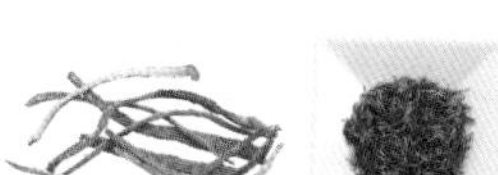 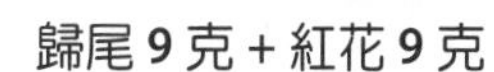 歸尾 9 克 + 紅花 9 克	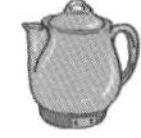 以水 300cc 煎成 150cc。 每日早上空腹 1 次，連服至癒。

個論 49

產後缺乳

哺乳期乳汁甚少或全無，中醫稱為「缺乳」、「乳汁不下」。一般而言，產後 12 小時即會開始分泌乳汁，二至三日後量增加，若產後一星期乳汁缺乏即稱之。

西醫診療法

乳汁缺乏與否，是根據乳汁分泌量的多寡，與是否足夠餵養嬰兒為標準，產後缺乳有如下特點：產後開始哺乳時即發覺乳房不脹，乳汁稀少，以後稍多但也不夠。或產後開始哺乳時即全無乳汁。亦或新產後哺乳正常，因突然發燒高熱或情緒問題，乳汁驟減，不足以餵養嬰兒。

產後缺乳的原因有可能是乳腺發育不全，腦下垂體功能低下，促性腺激素、促腎上腺皮質激素、生長激素分泌不足，阻礙乳腺的發育，影響產後乳汁分泌。此外，由於營養不良、壓力緊張或身體虛弱，導致腦下垂體前葉催乳激素分泌減少，因而造成乳汁不分泌或分泌量減少。其他如哺乳次數太少或乳汁不能排空，或嬰兒的吸吮不當及乳房護理不良，就會使得乳汁分泌不全。

要預防與護理產後缺乳則孕期當做好乳頭的護理，若有貧血或產後大出血者，則應加以治療。此外，要提倡早期餵乳，定時餵乳，以促進乳汁的分泌，營養的增加亦需注重，尤其是富含蛋白質食物和新鮮蔬菜的攝取，少食肥甘厚味及寒涼瓜果及麥芽、花椒。情緒的調適、適度的運動、生活型態的改良均屬重要。

對於奶水不足，除了乳房按摩之外，亦可注射催乳激素。

中醫診療法

中醫對產後缺乳的看法，乳汁是氣血所化生，當氣血不足或鬱滯則會造成乳汁的化生與通暢受損，而成缺乳。《醫宗金鑑》一書曾言：「產後乳汁不行，因失血過多，血少不行，又因於瘀血停留，氣血壅滯。」說明產婦乳少的原因有兩類，一為氣血虛弱，另一用氣血壅滯。

傅青主提出：「婦人產後絕無點滴之乳，人以為乳管之閉也，誰知是氣與血之兩涸乎！夫乳乃氣血之所化而成也，無血固不能生乳汁，無氣亦不能生乳汁。然二者之中，血之化乳，又不若氣之所化為尤速。新產之婦，血已大虧，血本自顧不暇，又何能以化乳？乳全賴氣之力以行血而化之也。」說明了缺乳的主要原因是產後氣血虛弱所造成。

若**氣血虛弱**，衝任不充者，可方用加味四物湯或傅青主提出的通乳丹；苦**肝氣鬱滯**、疏泄失司，則方用疏肝解鬱方加穿山甲、王不留行；**痰氣壅阻乳絡者**，則以健脾化痰為主。

一味中藥・健康之鑰

產後，如何能使乳汁通暢，奶汁充足，是婦女朋友最關心的問題，簡單說，產後缺乳，一種是**實證**乳腺不通，一種是**虛證**乳汁少，當依實際狀況對症治療，效果才能顯著，一味中藥在此有明顯的效果，請多加利用，最常用的有芝麻、何首烏、赤小豆、王不留行、刺蒺藜、紫河車等。

藥材／食材	作法／服用法
＋治產後缺乳 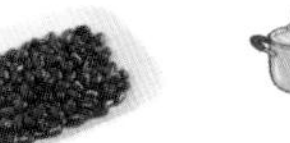 紅豆 50 克	以水 800cc 煮熟。 每日早上連湯帶豆一起吃，連食至癒。
＋治虛性產後缺乳 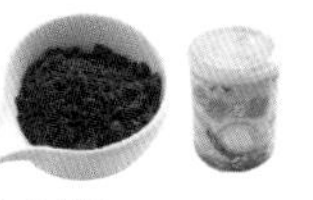 芝麻 50 克＋鹽少許	以乾鍋小火炒，加鹽拌勻，再研末。 每日早晚各 1 次，每次 3 克，連服至癒。

藥材／食材	作法／服用法
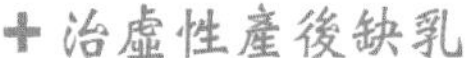 ＋治虛性產後缺乳 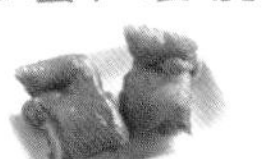 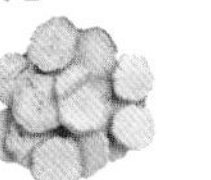 豬蹄 1 個＋川木通 10 克	以水 300cc 燉煮。 每日早上連湯帶肉一起吃，連食至癒。
＋治虛性產後缺乳 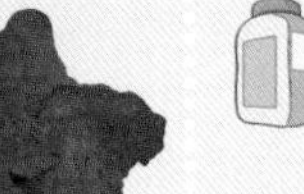 何首烏 3 克	G.M.P. 濃縮散。 每日早上 1 次，連服至癒。
＋治血瘀性產後缺乳 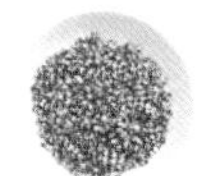 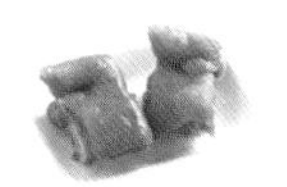 炒王不留行 15 克＋豬蹄 1 個	王不留行加水 500cc 煎至 300cc，去渣取汁，放豬蹄燉煮。 每日早上連湯帶肉一起吃，連食至癒，當藥膳食用。
＋治氣滯產後缺乳 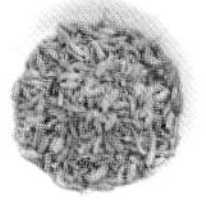 小茴香 25 克	加水 500cc 煎至 210cc。 每日早午晚各 1 次，每次 70cc，連服 7 天。
＋治虛性產後缺乳 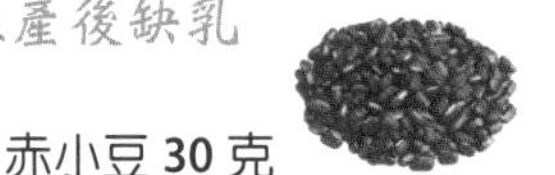 赤小豆 30 克	加水 500cc 煎至 300cc。 每日 1 次，代茶隨時飲用，連服 5 日。
＋治虛性產後缺乳 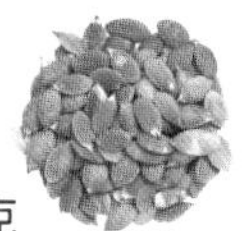 南瓜子仁 50 克	搗碎，以 300cc 開水沖泡。 每日 1 次，代茶隨時飲用，連服 7 日。
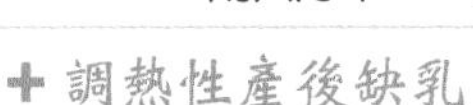 ＋調熱性產後缺乳  絲瓜絡 25 克＋雞蛋 1 個	以水 300cc 煎至 200cc，放入雞蛋煮熟。 每日早上連湯帶蛋一起吃，連食至癒。
＋治熱性產後缺乳 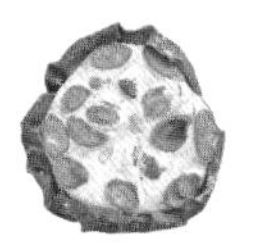 瓜蔞實 12 克	加水 300cc 煎至 200cc，去渣取汁。 每日早晚各 1 次，每次 100cc，連服至癒。

藥材／食材	作法／服用法
＋治虛性產後缺乳 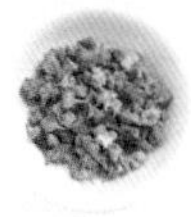 刺蒺藜 15 克	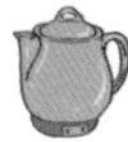 加水 500cc 煎至 200cc。 每日早晚各 1 次，每次 100cc，連服至癒。
＋治虛性產後缺乳 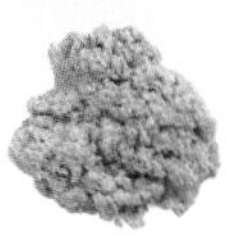 紫河車 1 個	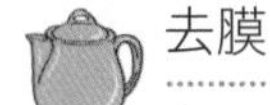 去膜，洗淨，烘乾，研末。 每日早晚各 1 次，每次 2 克，連服至癒。
＋治虛實性產後缺乳 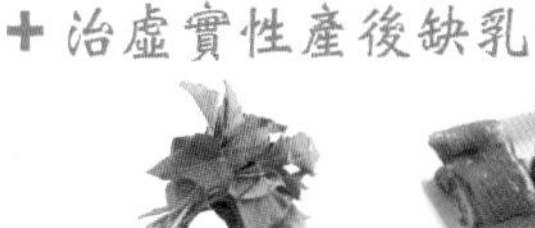 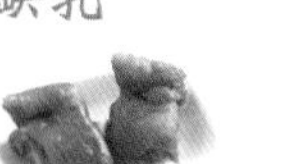 地瓜葉 50 克＋豬蹄肉適量	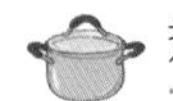 煮湯。 每日早上連湯帶肉一起吃，連食至癒。
＋治虛性產後缺乳 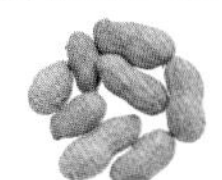 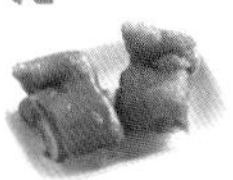 花生 100 克＋豬腳 2 個	以水 500cc 燉煮。 每日晚上連湯帶肉一起吃，連食至癒。
＋治虛性產後缺乳 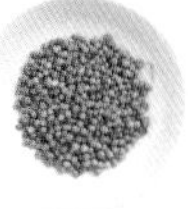 芫荽子 30 克	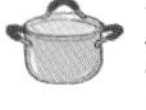 加水 500cc 煎至 300cc，去渣取汁。 每日早晚各 1 次，每次 150cc，連服至癒。

一味中藥回乳（註）的藥

所謂「回乳」，指的是乳期屆滿，或因某些原因無法哺乳時，採用藥物使乳汁分泌減少，甚至無乳汁者稱之，又稱「斷乳」或「退奶」。

藥材／食材	作法／服用法
＋治回乳 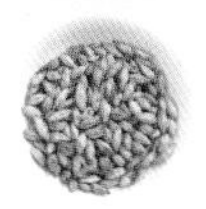 炒麥芽 30 克	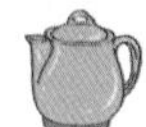 加水 600cc 煎至 200cc，去渣取汁。 每日 1 次，代茶隨時飲用至奶退為止。

個論 50

乳癰

乳癰是中醫的名詞，指的是發生於乳房急性化膿性發炎疾病，外觀可見紅腫熱痛，有可能會產生惡寒發熱、肌肉酸痛之症。

西醫診療法

本病相當於現代醫學所稱的「**乳腺炎**」，多見於哺乳期婦女，尤其是未滿月的初產婦更為好發。若進一步發展成皮膚紅腫發熱，疼痛更劇，腫勢更盛，變軟，按之有波動感，則為「**成膿期**（Breast abscess）」，接下來會發生病灶潰破膿出，熱退腫痛減輕，即所謂「**潰破期**」，如潰破後病仍不癒者，有可能波及其他（乳絡之區）而成 Subareolar abscess，中醫稱為「**傳囊**」之變。

乳癰多為金黃色葡萄球菌所感染，早期可治以抗生素及止痛藥，並且對乳房加以護理，若屬「成膿期」則需切開引流。

本病當與乳管腫瘤、纖維囊腫或乳癌（中醫稱之為「**乳岩**」）作鑑別診斷，特別是大於五十歲以上的婦女，可作乳房攝影等檢查加以區別，治療以上諸疾還當以外科手術切除為主。

中醫診療法

乳癰一詞，最早見於《肘後方》，對於「**乳癰**」與「**乳岩**」的區別，陳自明於《婦人良方大全》認為乳癰屬紅腫高大之急性熱症，其稱乳岩:「若初起，內結小核，或如鱉棋子，不赤不痛，積之歲月漸大，岩石崩破如熟石榴、或內潰深洞，此屬肝脾鬱怒，氣血虧損，名曰乳岩。」

中醫治療本病，初期可治以清熱瀉火、通乳散結之方藥，成膿期可治以清熱解毒、托裡透膿之法，若潰後成虛證者則可治以補氣補血之藥。

一味中藥．健康之鑰

以中藥治療「乳癰」的效果還不錯，在**初期**，宜用射干、浙貝母、麥芽、王不留行、露蜂房、瓜蔞實；**成膿**時，宜用蒲公英、天花粉、半枝蓮、益母草；**潰後成虛證者**，宜覆盆子、黃耆、枸杞、當歸；若有肝氣鬱結的情形，則酌加青皮、橘核、玫瑰花茶。若服上藥而未改善者，仍當尋求正統醫療管道，以免延誤病情。

藥材／食材	作法／服用法
✚ 治乳癰成膿 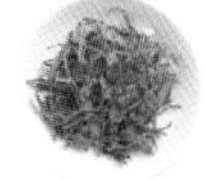 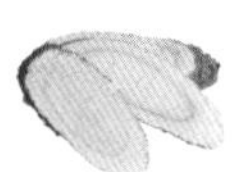 蒲公英 50 克 + 甘草 3 克	蒲公英以水 300cc 煎至 200cc，去渣取汁，加入甘草煮沸。 每日 1 次，代茶隨時飲用（藥渣可敷腫處）。
✚ 治本病屬肝鬱 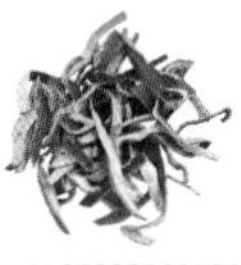 青皮 15 克	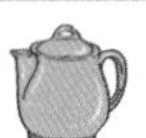 以水 300cc 煎至 100cc。 每日早晚各 1 次，每次 50cc。
✚ 治乳癰屬肝鬱  橘核（略炒）10 克	以水 150cc 煎至 100cc，去渣取汁。 每日 1 次，代茶隨時飲用。
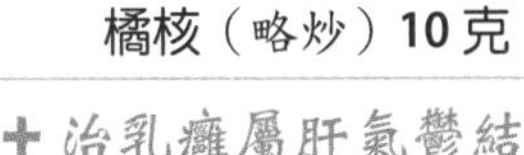 ✚ 治乳癰屬肝氣鬱結 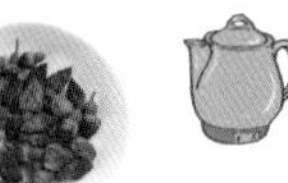 玫瑰花茶 10 克	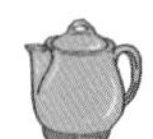 以水 200cc 煎至 100cc，去渣取汁。 每日 1 次，代茶隨時飲用。
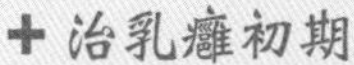 ✚ 治乳癰初期 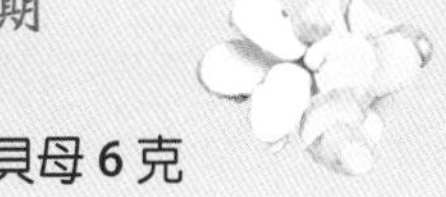 浙貝母 6 克	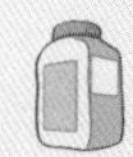 G.M.P. 濃縮散。 每日早晚各 1 次，每次 3 克。

藥材／食材	作法／服用法
＋治乳癰初期 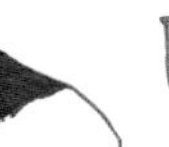 紫蘇葉 10 克	以水 300cc 煎至 100cc。 每日 1 次，代茶隨時飲用，渣可敷癰處。
＋回乳之功 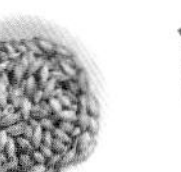 炒麥芽 60 克	以水 500cc 煎至 300cc。 每日 1 次，代茶隨時飲用。
＋治乳汁積滯所成的乳癰 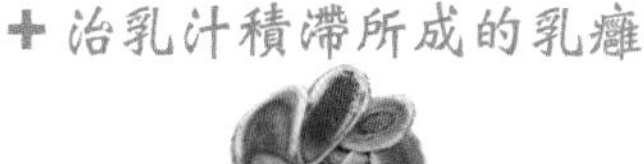 鹿角 6 克	鹿角烘乾，研末，以 200cc 熱開水沖泡。 每日早晚各 1 次，每次 3 克。
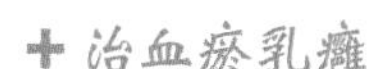 ＋治血瘀乳癰 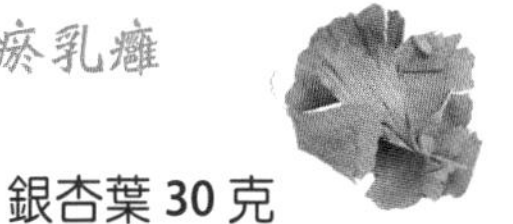 銀杏葉 30 克	以水 600cc 煎至 300cc。 每日早午晚各 1 次，每次 100cc。
＋治乳癰潰後成虛證 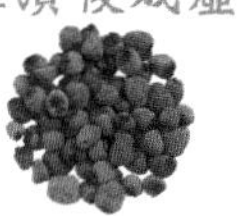 覆盆子 20 克	以水 600cc 煎至 200cc，去渣取汁。 每日早晚各 1 次，每次 100cc。
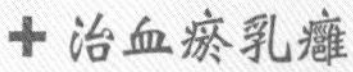 ＋治血瘀乳癰 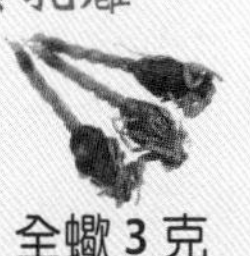 全蠍 3 克	G.M.P. 濃縮散（裝入膠囊內吞服）。 每日早上 1 次，用溫水服用。
＋治本病乳汁分泌不暢 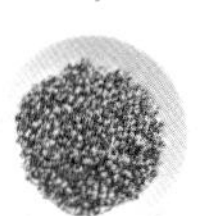 炒王不留行 20 克	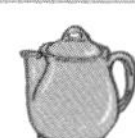 以水 500cc 煎至 200cc，去渣取汁。 每日早晚各 1 次，每次 100cc。
＋治乳腺炎初起 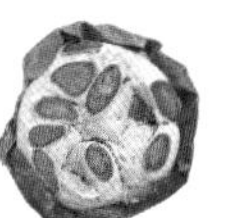 瓜蔞實 30 克	搗爛，以水 600cc 煎至 300cc。 溫服，每日早午晚各 1 次，每次 100cc。

藥材／食材	作法／服用法
✚ 治血虛乳癰 益母草 20 克	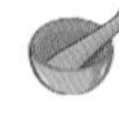 搗碎（或乾研末）。 以水調敷之。
✚ 治乳腺炎 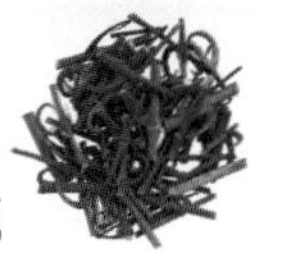 鉤藤 25 克	揉軟（或搗碎）。 敷於患處，每日換藥 1 次。
✚ 治血瘀乳癰 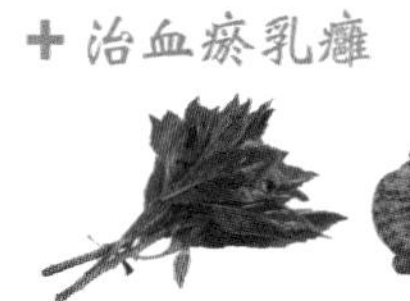 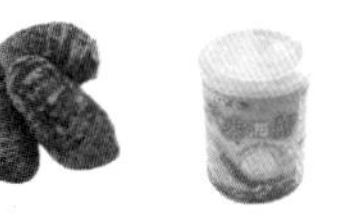 紅鳳菜（紅背三七）15 克 + 野芋 15 克 + 海鹽 1 克	搗爛。 敷於患處。
✚ 治乳癰成膿時 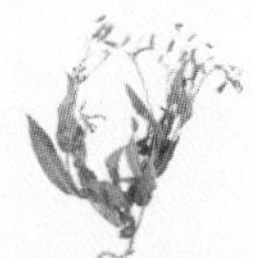  鮮蒲公英 25 克 + 海鹽 2 克	搗爛。 敷於患處。
✚ 治乳癰成膿時 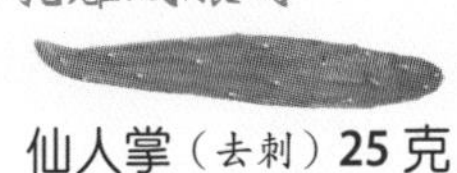 仙人掌（去刺）25 克	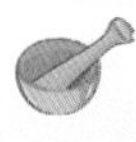 搗爛。 敷於患處。
✚ 治乳癰成膿時 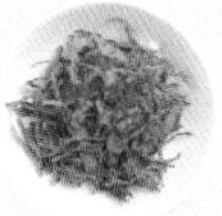 鮮菊花葉 25 克	搗爛。 敷於患處。
✚ 治乳頭潰瘍 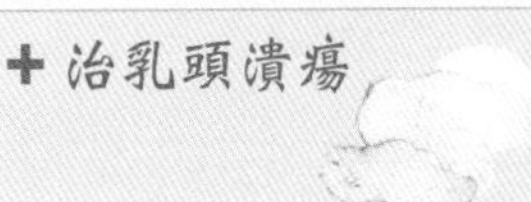 天花粉 3 克 + 蛋清 1 顆	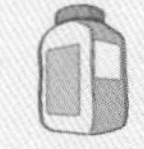 G.M.P. 濃縮散，調勻。 敷於患處。
✚ 治乳癰成膿時 油菜 30 克	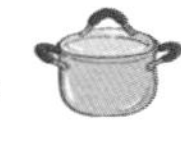 以水 600cc 煮至 200ccc。 每日早晚各 1 次，每次 100cc，連服 5 日。

藥材／食材	作法／服用法
＋治乳癰成膿時 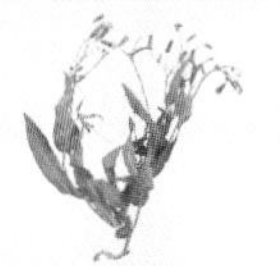 鮮蒲公英 150 克	以水 800cc 煎至 300cc。 每日早晚各 1 次，每次 150cc（體質虛者忌之）。
＋治乳腺炎初起 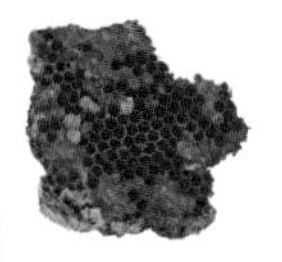 露蜂房 1 個（約 50 克）	燒為灰。 每日早上 1 次，每次 2 克，用溫水送服至癒。
＋治乳癰膿潰之後 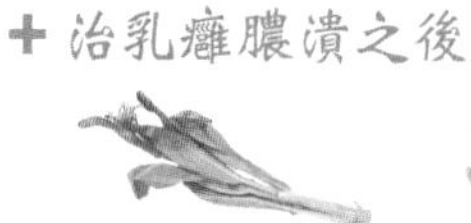 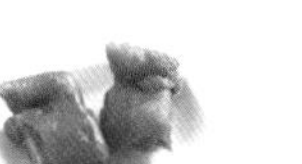 新鮮芥蘭莖 30 克＋豬蹄 1 個	加水 300cc 煮熟。 每日早上連湯帶肉一起吃，連食至癒。
＋治乳癰膿潰之後 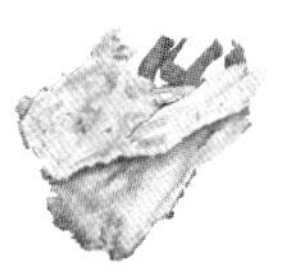 當歸 20 克	以水 500cc 煎至 200cc，去渣取汁。 每日早晚各 1 次，每次 100cc。
＋治乳癰膿潰之後 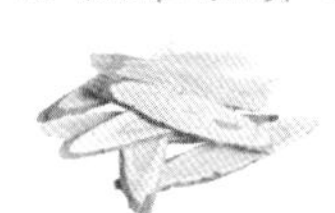  黃耆 15 克＋枸杞子 15 克	以水 500cc 煎至 300cc，去渣取汁。 每日早晚各 1 次，每次 150cc。
＋治乳癰膿潰之後 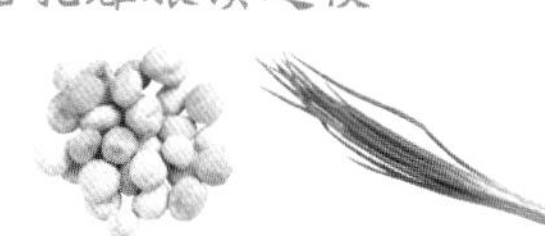 生半夏 2 錢＋蔥白 2 根	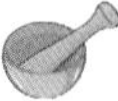 搗爛，揉成團。 塞於乳房患處對側鼻孔，每日 2 次，每次塞半小時。

中醫解讀

乳脹

乳脹痛產生的原因已在以上「乳癰」一文中敘述過，女性同胞會產生「乳脹」的常見原因多與產後乳房脹痛有關，其形成機理為乳腺淋巴滯留，靜脈充血和乳腺導管不暢所致。婦女生產完後，女性荷爾蒙會降低，可刺激腦下垂體催乳素的分泌，因而產生乳汁，故一般而言，分娩後二至三天，可能會有脹奶情形出現，乳房會出現脹且脹痛的感覺。預防產後乳脹的最好方法，就是要提早餵食嬰兒，出生兩小時內即開始施行之，可使乳腺管通暢，較不易產生乳脹。

產後乳脹的原因有「乳汁不下」，亦稱「缺乳」，其可由於內分泌失調、營養不良、年老體弱及精神緊張所造成，若屬氣血虧損者，可治以《傅青主女科》的通乳丹；屬肝氣鬱滯者可方用逍遙散。

此外乳汁分泌，隨湧隨出，不能自制者，亦可產生乳脹的情形，中醫稱之為「乳汁自湧」或「溢奶」，亦可因為內分泌功能失調、乳房病變及精神因素所造成，屬肝經鬱熱者可使用四物湯加柴胡、山梔子、黃芩、黃連等方藥加減。

對於補充荷爾蒙，常見的困擾之一也是乳脹，例如更年期婦女與避孕者使用荷爾蒙者。此外亦表現在屬週期性的經前症候群，非週期性的乳腺炎、纖維囊腫及乳癌，或者外傷等。治療「乳脹」，若屬產後乳脹者，可參考「回乳」的範疇治之；屬纖維囊腫或乳癌者，則可以參考「乳癰」範圍治之。

個論 51

不孕症

若一對夫妻有正常的性生活，未採取過任何避孕措施想懷孕，其時間超過六個月以上而未懷孕者，稱為不孕。

西醫診療法

不孕症分類，可分為原發性不孕，即為婚後從未受孕者稱之。曾有過生育或流產者，二年以上的正常性生活未能再孕者，稱為繼發性不孕。

不孕的原因，不一定是女性造成的。根據統計，30%由女性造成，30%是男性因素，27%是夫妻雙方都有問題，而 13%為不明原因。

婦女不孕的比例越來越高，其中最常見的原因包括了排卵的障礙、輸卵管阻塞、子宮內膜異位症、子宮頸或其他子宮因素及免疫因素等。

排卵障礙是造成女性不孕最常見原因。沒有排卵或很少排卵及不規則排卵就很難懷孕，臨床上常會表現出月經稀少或閉經。輸卵管阻塞，會妨礙精子與卵子結合，其造成因素包括感染、子宮內膜異位症或手術後引起沾黏。子宮頸因素引起的不孕包括解剖結構異常、子宮頸炎和子宮頸黏液異常，子宮的良性腫瘤（如肌瘤），和嚴重的子宮手術疤痕亦會導致不孕。

此外，子宮位置不正或子宮發育不良亦可導致，免疫因素則可能是子宮頸黏液中出現抗精子抗體或男方自己產生抗精抗體。還有先天生殖器官發育畸形，如處女膜閉鎖、陰道閉鎖、先天性無陰道、卵巢發育不全以及性染色體異常均會造成不孕；後天不孕的原因則包括年齡過大，過度肥胖，營養不良，過度疲勞，精神過度緊張，抽菸、吸毒及酗酒，生活不規律等。有部分不孕症是原因不明的。

中醫診療法

中醫古籍對於女性不孕的狀況而有深入的描述，如《素問．骨空論》云：「督脈者……此生病……其女子不孕」隋朝巢元方在《諸病源候論．無子候》曰：「然婦人挾疾無子皆由勞傷血氣，冷熱不調，而受風寒，客於胞宮，致使胞內生病，或月經澀閉，或血崩帶下，致陰陽之氣不和，經血之行乖候，故無子也。」為後世調經種子提供了理論依據。

《聖濟總錄》云：「婦人所以無子者，衝任不足，腎氣虛寒也。」明朝醫家張介賓在《景岳全書》中云：「真陰既病，則陰血不足者不能育胎，陰氣不足者不能攝胎，凡此攝育之權總在命門。」這與現代治療不孕症從補腎調衝著手是一致的。

清朝陳士鐸在《石室祕錄》中論述更為全面，其曰：「女子不能生子，有十病。十病為何：一胞胎冷也，一脾胃寒也，一帶脈急也，一肝氣鬱也，一痰氣盛也，一相火旺也，一腎水衰也，一任督病也，一膀胱氣化不行也，一氣血虛而不能攝也。」

現代醫家治療不孕症，還當以辨證分型處方用藥為主，若證屬**腎陽虛衰者**可方用右歸丸或右歸飲；屬**腎陰不足者**可治以填精益陰之法；屬**氣滯血瘀者**可方用血府逐瘀湯；屬**氣血兩虛者**方用人參養榮湯；屬**痰濕者**，可治以啟宮丸；屬**寒凝胞宮者**，方用少腹逐瘀湯。

女性不孕的治療，應該學習掌握性相關知識。對於有器官性疾患者，要針對病因治療，如炎症的處理、腫瘤的切除、先天性解剖生理缺陷者，多半需採用手術方法加以糾正。若為卵巢功能不佳，沒有排卵的婦女，可應用藥物促進排卵。因全身或生殖器官疾病引起的不孕者，應治療相關疾病。若輸卵管輕度黏連者，可用輸卵管通液方法注入藥液。經各種治療無效者，可選擇人工受孕。

一味中藥・健康之鑰

不孕症的原因相當多，應先給婦科醫師診察後，察明其為器質性或功能性疾病或是心理因素造成，再用正統的醫療診治。若為功能性疾病或查不出原因者，可根據體質，給予一味中藥輔助治療，如屬**寒性者**，用紫蘇葉、艾葉；**血凝瘀滯者**，可用小麥胚芽。

藥材／食材	作法／服用法
✚ 治婦人子宮寒冷不生育 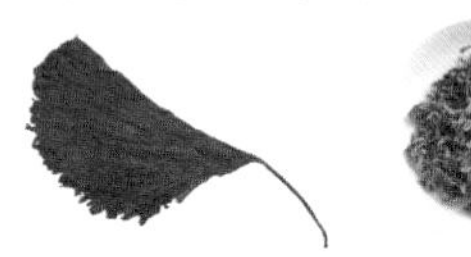 紫蘇葉 9 克 + 艾葉 9 克	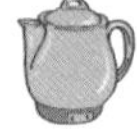 以水 300cc 煎成 150ccc。 每日早上 1 次，連服 30 天。
✚ 治婦女瘀血凝滯而遲久不孕 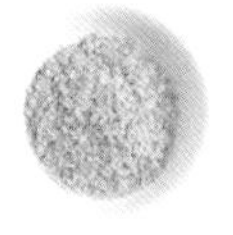 小麥胚芽 30 克	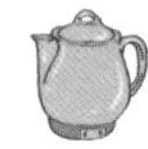 以水 500cc 煎成 200cc，去渣取汁。 每日早晚各 1 次，每次 100cc。

個論 52

更年期症候群

更年期是婦女一生中邁入老化必然發生的過程。一般而言，更年期指的是婦女在身、心各方面逐漸老化的過程，期間可持續約二至五年。若以月經的週期判斷，更年期是從出現不規則月經到月經停止滿一年的時段。

西醫診療法

由於卵巢功能的衰退，女性荷爾蒙分泌的逐漸減少，使得有些婦女會開始產生一些不適的症狀，除月經週期與量的改變之外，其他會產生的現象如面熱潮紅、容易汗出、心煩易怒、憂鬱焦慮、心悸失眠、頭暈目鳴、眼睛乾澀、記憶力減退、胸悶脅痛、小便不利、腫脹感、骨質疏鬆、腰膝酸軟、皮膚乾燥、性交疼痛、陰道乾癢、子宮下垂等症狀，此即所謂的「更年期症候群」，通常都可自然度過，但其中約有百分之二十五至四十的婦女症狀會較嚴重，產生不適應的狀況，甚至嚴重到會影響生活與工作及人際關係。

婦女一生當中約有三分之一的時間是處在停經期狀態，在此期間，儘量要讓自己保持輕鬆愉快的心情，睡眠要充足，要有適度的運動。飲食方面要清淡，可適量攝取含蛋白質食物如牛奶、瘦肉、雞蛋、魚類、豆類及其製品等，多吃和鐵質、鈣質的食物，維他命 C、E 及纖維質要適度增加，減少含油脂、鹽及菸、酒、咖啡等食物。

西醫治療本病以補充荷爾蒙為主，對於預防老化、骨質疏鬆、心血管疾病等有一定的改善作用，但亦有其禁忌的一面，例如有乳癌家族史者，曾發生子宮內膜癌或有子宮內膜異常現象者，及有嚴重活動型肝炎者，急性深部靜脈栓塞者，先天性血脂蛋白代謝異常者，或服用荷爾蒙後有不適現象者等許多情形，可考慮以他法治之，例如中醫藥。

中醫診療法

中醫對「更年期」記載首先出現於《內經》，其稱：「**女子……七七任脈虛，太衝脈衰少，天癸竭，地道不通，故形壞而無子。**」說明了婦女到了約四十九歲時，腎氣漸漸衰弱，經脈虛衰，月經因而停止。歷代醫家對於本症候群，並無特別病名出現，故現代醫家多將其定名為「**經絕前後諸證**」。

中醫對於治療更年期症候群的方法，主要是以婦女表現出不同的症狀，根據證型體質，加以分別處方用藥。若屬**肝腎陰虛者**可處方以加味逍遙散合知柏地黃湯加減；屬**腎陰虛者**可使用杞菊地黃丸或左歸飲加減；屬**腎陽虛者**方用八味地黃丸或右歸丸，**陽更虛者**可治以茯苓四逆湯；證屬**心腎不交者**，常表現出心悸心慌、心煩不寧、健忘失眠等症者，方用甘麥大棗湯。

一味中藥·健康之鑰

一般更年期婦女，均表現為氣血虛弱的體質，以下一味中藥的使用，若屬**脾胃虛者**，可用紅棗；若屬**腎虛者**，可用胡桃肉或何首烏或黑芝麻及黨參；若屬**陰虛者**，可用百合、酸棗仁；若為**陽虛者**，則可用炮附子。

藥材／食材	作法／服用法
＋治氣虛更年期 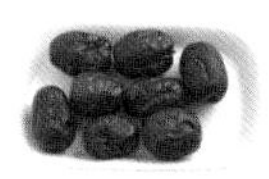 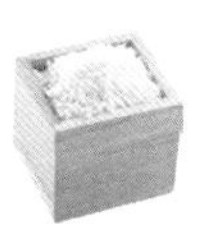 紅棗 10 個 + 白米 1 杯	加水 500cc 煮粥。 每日早上吃，每週 3 次。

藥材／食材	作法／服用法
✚治肝腎陰虛更年期 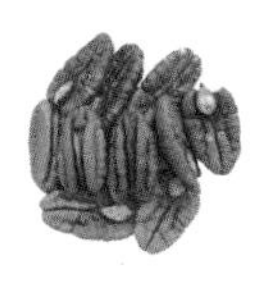 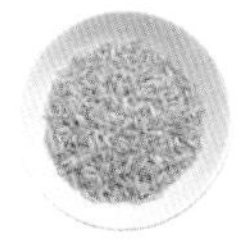 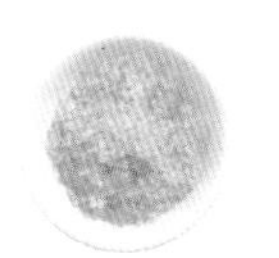 胡桃肉 20 克 + 糙米 100 克 + 冰糖 20 克	加水 1000cc，煮粥。 每日早上吃，每週 3 次。
✚治陰虛更年期  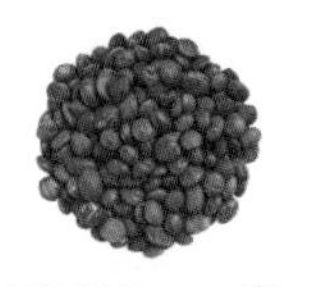 百合 15 克 + 酸棗仁 15 克	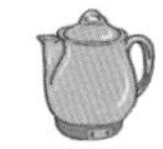 以水 600cc 煎成 300cc，去渣取汁。 每日早晚各 1 次，每次 150cc。
✚治陽虛更年期 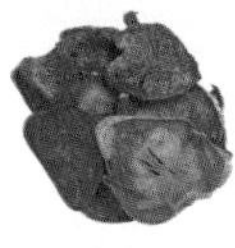 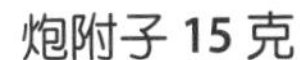 炮附子 15 克	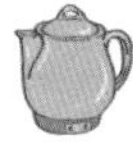 以水 250cc 煎成 100cc（以此藥汁加入適量調味料，煮鯉魚後服食更有效）。 每週 2 次，晚上食用。

個論 53

白帶

白帶是婦女常抱怨的不適，據估計，約有四分之一的婦科門診病人是因白帶的困擾而求醫。白帶主要是陰道黏膜滲出物、子宮頸腺體及子宮內膜的分泌物。

西醫診療法

白帶內含有陰道脫落的上皮細胞、少量的白血球以及乳酸桿菌等。白帶有生理和病理之分，正常的白帶為質清、無色、無味、無刺激性，一般呈酸性反應，若適量可防止陰道的乾燥。病理性白帶或白帶異常可表現出色、質、量的改變，通常與陰道炎、子宮頸炎、盆腔炎、子宮頸糜爛及子宮腫瘤等病情有關。

白帶量的多少與雌激素值高低及生殖器官充血情況有關。一般而言，接近排卵期時，白帶會增多，如蛋清樣；妊娠期及月經前，白帶也會稍增多。

某些育齡婦女，時有白色或稍黃白帶、或黏液性帶下，其量可能較一般人多，會沾染衣褲，其產生的原因可能是縱慾過度，或體內雌激素較多所致，最常見於應用雌激素藥物後。

帶下色黃或有膿樣物或量多，常伴有惡臭味，一般表示有細菌感染存在。帶下呈粉紅色或白色中夾有粉紅色、紅色黏液，就要懷疑是否為子宮頸糜爛、慢性骨盆腔炎、子宮頸瘜肉、子宮體癌、子宮頸癌等疾病。白帶呈豆腐渣樣或凝乳塊時，表示有霉菌感染，或白色念珠菌感染，在陰道壁可見白厚的分泌物堆積。若見灰黃色泡沫狀白帶，質稀薄而有臭味，表示可能為滴蟲性陰道炎。若帶下色黃，稀而黏滯下，有時帶中有血，可能為老年性陰道炎。

另外，如因局部損傷、異物、腐蝕性藥物、陰道手術等引起的非特異性陰道炎，其陰道分泌物會增多，或夾血，或呈漿液狀。

中醫診療法

白帶在中醫稱為**「帶下」**。《傅青主女科》中論述帶下病乃是帶脈之傷，分別以白、黃、赤、青、黑五色帶下論述其病機、證象、治法，認為帶下病多由脾氣之虛、肝氣之鬱、濕氣之侵、熱氣之逼所致，且認為帶下俱是濕證。《血證論》指出：「若脾土失其沖和，不能治水，帶脈受傷，注於胞中，因發帶症。」

歷代醫家所論雖各有側重，但多認為帶下病的成因多由濕所致，濕可由外侵，也可從內而生，常見有脾虛生濕，或內蘊濕熱或外感濕熱。濕熱造成白帶之因和侵於胞宮、陰器，衝脈損傷，累及任、帶二脈，任脈失固，帶脈失約所致有關。

中醫治療帶下病，以健脾除濕為主。**腎虛者**補腎澀帶，佐以健脾；**脾虛者**健脾升陽止帶，佐以調肝；**濕熱者**，清熱除濕健脾；**濕毒者**清熱解毒除濕；對**虛實夾雜**的病例除邪勿傷正，而「不可驟用峻熱之藥燥之」。實證帶下需配合外治法共奏其效。

臨床常用處方，如脾虛帶下，用完帶湯或參苓白朮散，大補脾胃之氣，佐以疏肝之品，使脾氣健而濕氣消。月經失調，經前後帶下量多，用愈帶丸。濕熱帶下，熱盛於濕，用八味帶下方。**肝經濕熱**帶下，濕盛於熱，用龍膽瀉肝湯。**熱毒**帶下，用五味消毒飲。**腎虛**帶下，用六味地黃類。**帶下綿綿長**久不愈，用補中益氣湯。外用方藥可選數味清熱解毒除濕藥物 30 ～ 50 克，熬水去渣取汁薰洗陰部，如金銀花、大黃、苦參煎水 1000cc，去渣取汁後待用，一日一劑，分 2 ～ 3 次薰洗。

帶下病的預防及護理，應注意個人衛生，保持外陰通風、透氣、清潔，月經期、產褥期及流產後尤應注意，避免交叉感染，注意性生活衛生。內褲最好分開洗。若為細菌性或滴蟲性陰道炎，夫妻倆要一起接受治療。長期坐辦公室的女性，宜利用時間起身活動，促進下半身血循，避免骨盆腔瘀血，而致白帶增多。避免辛辣刺激及冰冷的食物。

一味中藥・健康之鑰

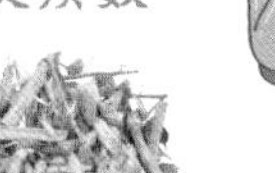

白帶的原因很多，須謹慎的辨明寒熱虛實體質之後，再給予一味中藥治療，否則有弄巧成拙的後果。所以，若為**虛性者**，宜白果、扁豆、金櫻子、何首烏等；若為**寒性者**，宜肉桂、炮附子、艾葉；若為**濕熱者**，宜敗醬草、馬齒莧、土茯苓、貫眾、椿根白皮、薏苡仁等。

藥材／食材	作法／服用法
＋治炎症性帶下，小便頻數 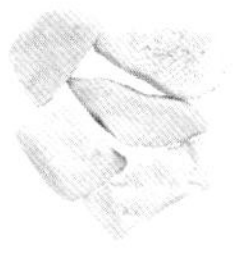 敗醬草 20 克	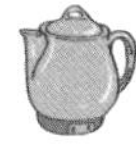 以水 500cc 煎成 200cc，去渣取汁。 每日 1 次，代茶隨時飲用。
＋治虛性白帶 海螵蛸 20 克	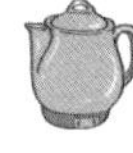 以水 500cc 煎成 300cc，去渣取汁。 每日早午晚各 1 次，每次 100cc。
＋治濕熱白帶 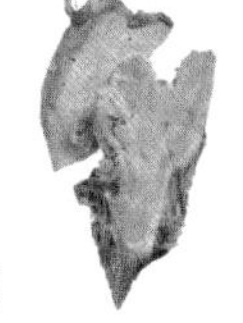 苧麻根 30 克	以水 600cc 煎成 300cc，去渣取汁。 每日早午晚各 1 次，每次 100cc。
＋治濕熱白帶 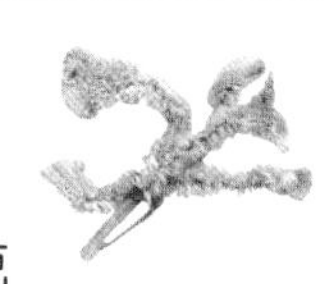 雞冠花 30 克	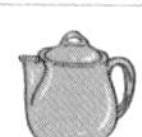 以水 600cc 煎成 300cc，去渣取汁。 每日早午晚各 1 次，每次 100cc。

藥材／食材	作法／服用法
＋治婦人濕熱白帶 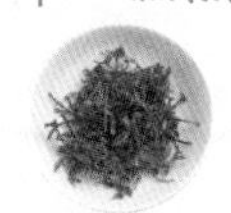 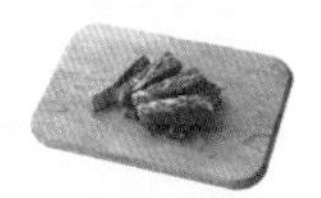 馬齒莧 50 克＋豬肉適量	以水 500cc 煮熟。 每日早上連湯帶肉一起吃，連服 14 天。
＋治濕熱白帶 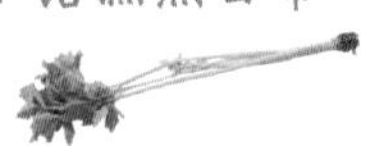 芹菜 50 克＋白糖 25 克	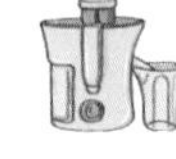 洗淨，榨汁，加白糖拌勻。 每日早晚各服 1 次。
＋治虛性白帶  玉米鬚 15 克	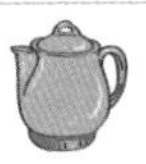 以水 500cc 煎成 200cc，去渣取汁，加紅糖拌勻。 每日 1 次，代茶隨時飲用。
＋治濕熱白帶 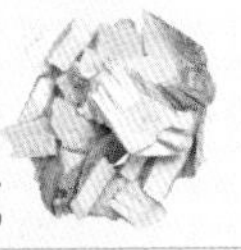 白龍船根 40 克	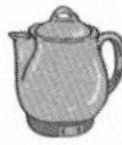 以水 800cc 煎成 300cc，去渣取汁。 每日早午晚各 1 次，每次 100cc。
＋治寒性白帶 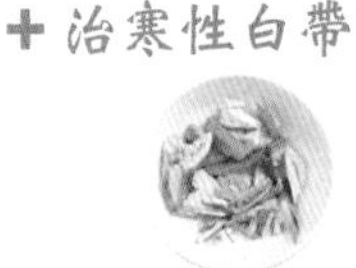 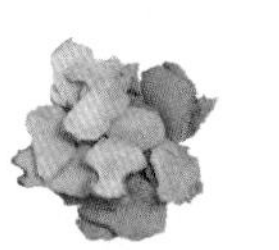 黃水茄 15 克＋土茯苓 30 克	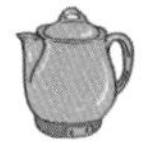 以水 500cc 煎成 200cc，去渣取汁。 每日早晚各 1 次，每次 100cc。
＋治熱性白帶 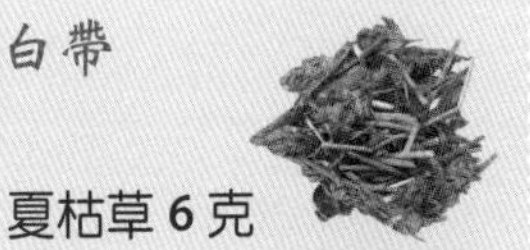 夏枯草 6 克	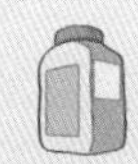 G.M.P. 濃縮散。 每日早晚各 1 次，每次 3 克。
＋治血虛性白帶 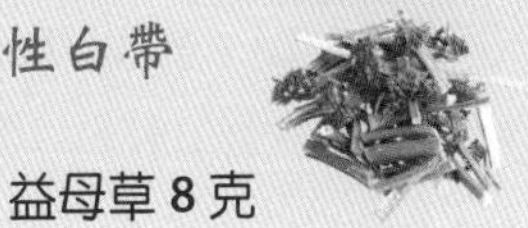 益母草 8 克	G.M.P. 濃縮散。 每日早晚各 1 次，每次 4 克。
＋治虛寒性白帶 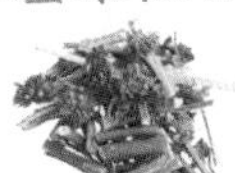 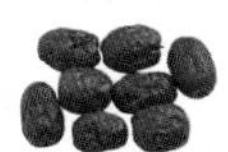 益母草 30 克＋紅棗 30 克	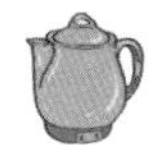 以水 600cc 煎成 300cc，去渣取汁。 每日早晚各 1 次，每次 150cc。

藥材／食材	作法／服用法
＋治虛寒性白帶 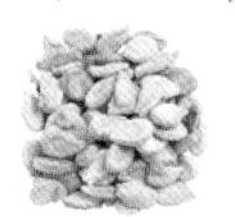  冬瓜子粉 10 克＋冰糖 10 克	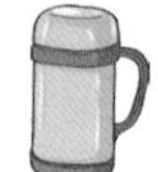 以熱開水 300cc 沖泡。 每日 1 次，代茶隨時飲用。
＋治虛性白帶 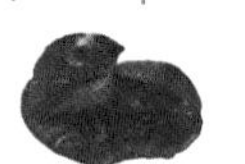 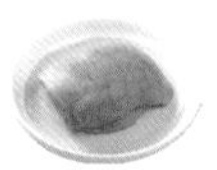 木耳 15 克＋豬肝 60 克	加入水 300cc，燉熟煮食。 每日早上連湯帶肝一起吃，連服 20 天。
＋治濕熱性白帶 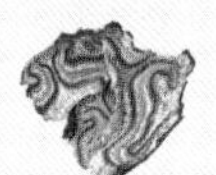 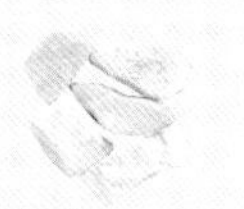 貫眾 6 克＋海螵蛸 6 克	G.M.P. 濃縮散，調勻。 每日早午晚各 1 次，每次 4 克。
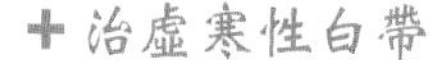 ＋治虛寒性白帶 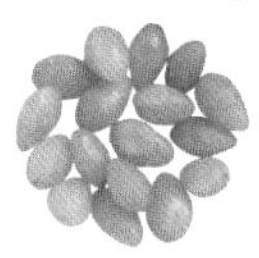 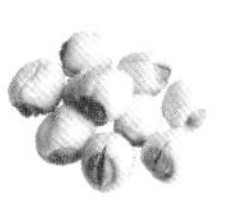 白果 10 克＋蓮子 15 克	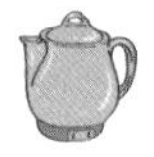 以水 500cc 煎成 300cc。 每日早午晚各 1 次，每次 100cc，連湯帶藥材食用。
＋治虛性白帶 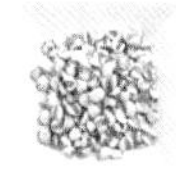 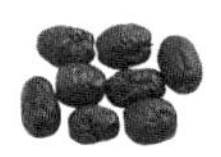 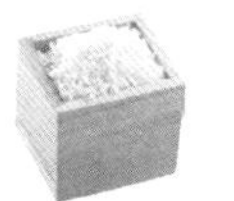 薏苡仁 30 克＋紅棗 8 克＋白米 150 克	加水 1000cc 煮粥。 每週吃 2 次，早上食用。
＋治體虛白帶 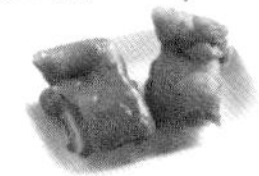 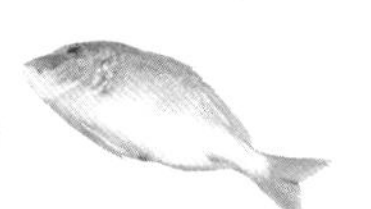 豬腳 1 小段＋魚肚 2 個	加水煮熟。 每週吃 2 次，早上食用。
＋治脾虛帶下 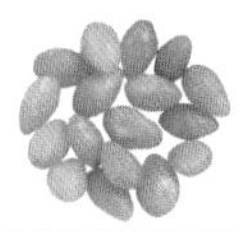 白果仁 6 克	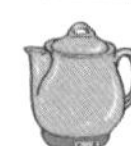 以水 300cc 煎成 150cc。 每日 1 次，代茶隨時飲用。

藥材／食材	作法／服用法
＋治脾虛帶下 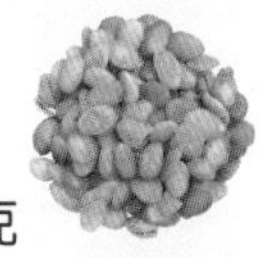 白扁豆 30 克	炒熟，研末，加入開水 300cc 調勻。 每日早午晚各 1 次，每次 100cc。
＋治腎虛帶下 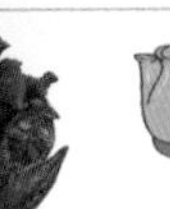 金櫻子 15 克	以水 300cc 煎成 200cc，去渣取汁。 每日 1 次，代茶隨時飲用。
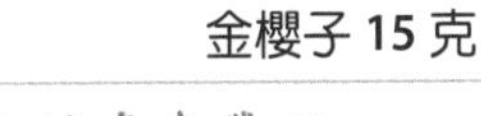 ＋治虛寒帶下 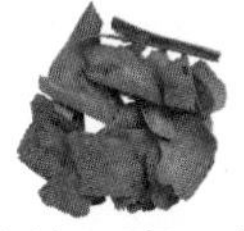 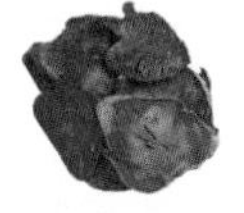  肉桂 3 克＋炮附子 9 克＋雞蛋 1 個	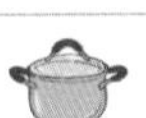 以水 200cc 煎成 100cc，去渣取汁，再打入雞蛋煮熟。 每日晚上 1 次，當藥膳食用。
＋治腎虛帶下 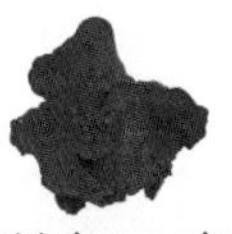  何首烏 30 克＋雞蛋 1 個	以滿水，蛋煮熟後剝殼，再煮片刻。 每日晚上 1 次，當藥膳食用。
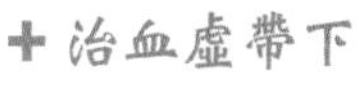 ＋治血虛帶下 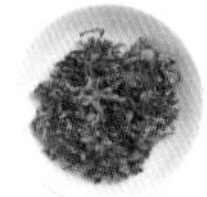  艾葉 15 克＋雞蛋 1 個	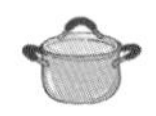 以滿水，蛋煮熟後剝殼，再煮片刻。 每日吃 1 次，連吃 10 日。
＋治濕熱帶下 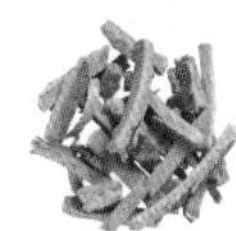  椿根白皮 30 克＋白糖 20 克	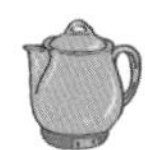 以水 500cc 煎成 250cc，去渣取汁，加白糖拌勻。 每日 1 次，代茶隨時飲用。

個論 54

口瘡與鵝口瘡

〈口瘡〉

復發性口腔潰瘍是常見的口腔疾病，發病多位於口腔內之唇、舌、頰及上顎等處黏膜，發生淺表性潰瘍斑塊及水泡，數量可以是一至數個不等，潰瘍面可以是鮮紅色、黃色或白色及淡紅色，會感覺灼熱疼痛，一般七至十天癒合，但常復發，或此起彼伏，難於癒合，病程甚至可達數十年之久。

西醫診療法

本病是一種自身免疫性疾病，亦可由內分泌障礙及中樞神經系統紊亂引起，與消化障礙、神經衰弱、緊張勞累、月經失調或口部易受傷及缺少 B_{12} 與葉酸有關，甚至有可能是口腔癌。

西醫治療本病除找出病因之外，若無特殊原因者，可使用部分含有類固醇的外用藥膏，亦有以免疫調節抑制劑治療者。

中醫診療法

中醫對於本病的觀點，可從**「口瘡」**、**「口破」**等範疇認知，本病與白塞氏病（狐惑）及鵝口瘡（口糜）需加以鑑別診斷。此外西醫學中的疱疹性口炎、球菌感染性口炎、創傷性口腔黏膜潰瘍、口腔黏膜結核性潰瘍、白塞氏綜合症等均屬於中醫「口瘡」的範疇。

本病若屬心火上炎可治以黃連解毒湯或涼膈散及導赤散；症屬**陰虛火**

旺者可治以知柏地黃湯或滋陰降火湯加減治之；屬**胃火旺盛者**可治以清胃散或甘露飲；屬**陰虛者**可治以增液湯；若兼面色黃白、身倦乏力、勞累後復發或症狀屬重者，陰陽氣血虛屬虛火者，可治以桂附八味地黃湯、理中湯或補中益氣湯及四君子湯；證屬**寒熱夾雜者**，可治以導赤散瀉心湯：心腎不交者可治以清心蓮子飲。

一味中藥．健康之鑰

治療口瘡，若無特殊原因，屬**體質變化引起者**，可用一味中藥調治之，如屬**熱性體質者**可調治以黃連、黃柏、蓮子心、板藍根或大青葉及一枝黃花與仙鶴草、茵陳；屬**外邪侵犯者**可治以生薑；屬**寒濕者**，可調治以吳茱萸。

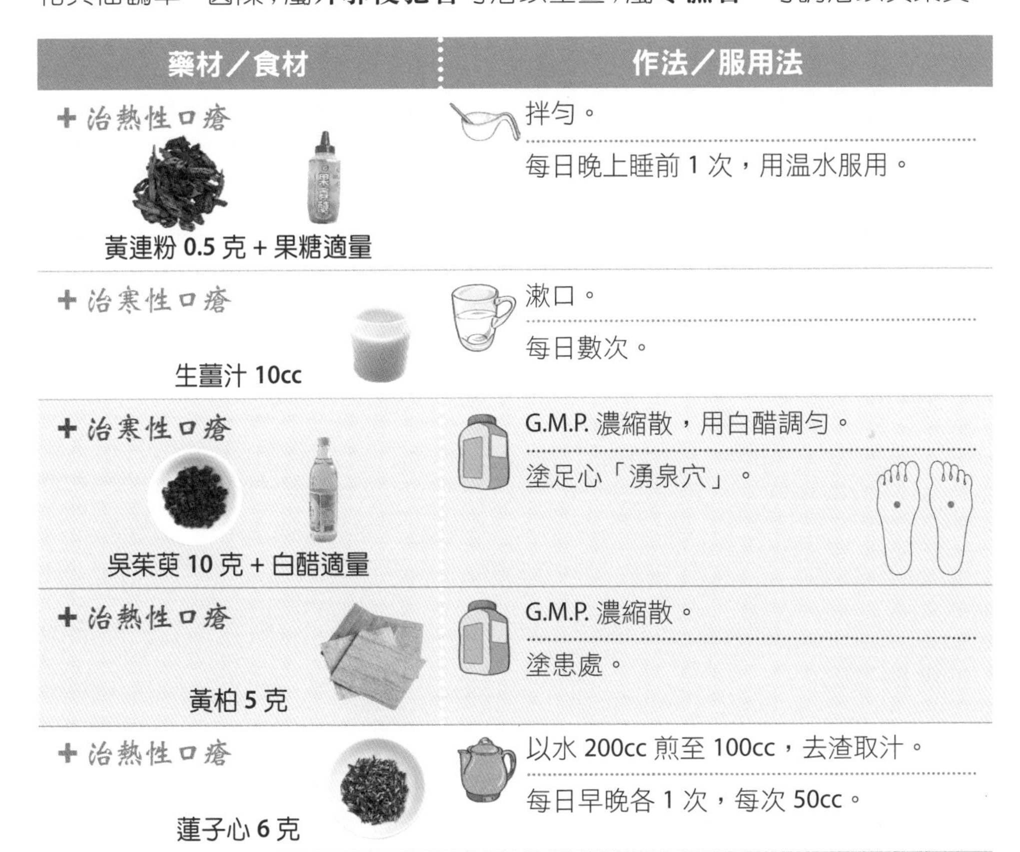

藥材／食材	作法／服用法
✚ 治熱性口瘡 黃連粉 0.5 克 + 果糖適量	拌勻。 每日晚上睡前 1 次，用溫水服用。
✚ 治寒性口瘡 生薑汁 10cc	漱口。 每日數次。
✚ 治寒性口瘡 吳茱萸 10 克 + 白醋適量	G.M.P. 濃縮散，用白醋調勻。 塗足心「湧泉穴」。
✚ 治熱性口瘡 黃柏 5 克	G.M.P. 濃縮散。 塗患處。
✚ 治熱性口瘡 蓮子心 6 克	以水 200cc 煎至 100cc，去渣取汁。 每日早晚各 1 次，每次 50cc。

藥材／食材	作法／服用法
✚治實火口瘡  板藍根 30 克	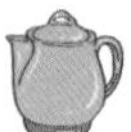 以水 500cc 煎至 200cc，去渣取汁。 每日早晚各 1 次，每次 100cc。
✚治實火口瘡 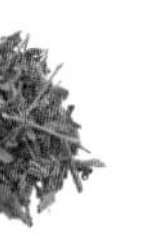 仙鶴草 20 克	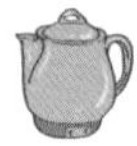 以水 300cc 煎至 150cc，去渣取汁。 每日 1 次，代茶隨時飲用。
✚治濕熱口瘡 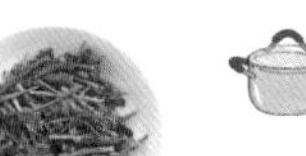 茵陳 20 克	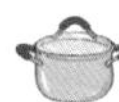 加水 300cc 用文火煮沸 10 分鐘，去渣取汁。 每日 1 次，代茶隨時飲用。
✚治熱性口瘡 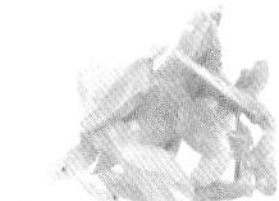 天門冬 20 克	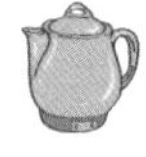 以水 500cc 煎至 300cc，去渣取汁。 每日 1 次，代茶隨時飲用。

中醫解讀

口瘡防護之道

口瘡疾病的防護之道還當以忌食辛辣燒烤為主。此外，鳳梨、橘子、蕃茄、油煎馬鈴薯片等食物當避免之。口腔衛生當注意、預防勞心勞力過度，當怡養心性，生活作息正常，多運動，患者若能遵守，即可早日痊癒。

〈鵝口瘡〉

鵝口瘡是以口舌黏膜上有散列白屑，或白膜滿布，狀如鵝口為特徵的一種小兒常見疾病。其色白似雪片，又稱「雪口」。本病在西醫學上也稱鵝口瘡，屬於口腔白色念珠菌病。

西醫診療法

罹患本病以嬰幼兒較常見，尤其以新生兒及久病久瀉、體質虛弱的小兒更常見，一年四季均可能發病。一般，症狀輕微者，會因為疼痛而拒絕吮奶。若患兒身體抵抗力極差或因治療不當，病變可能會蔓延至咽喉、軟顎或鼻腔，也有可能向消化道、呼吸道甚至全身蔓延，而出現嘔吐、吞嚥困難、聲音嘶啞或呼吸困難等症狀，嚴重者危及生命。

西醫治療本病的觀念，若為長期使用抗生素或腎上腺皮質激素者，應盡可能暫停使用。宜注意營養，適量補充維生素 B_2 和 C。

預防鵝口瘡，平時應注意飲食衛生，食物宜新鮮、清潔。嬰兒室應注意隔離，以防交叉感染。對於嬰兒，須勤於餵水，避免飲食過燙、過硬或刺激性食物，用消毒紗布或棉棒泡冷開水輕輕擦洗患兒口腔。此外，使用含有 Chlorhexidine 漱口水，有殺菌、抑制細菌繁殖的功效，可讓潰瘍不再惡化。

中醫診療法

鵝口瘡發病之因，係口腔不潔，感染病毒所引發。根據患兒體質與臨床表現的不同，可分為**心脾鬱熱**及**氣陰血虧**兩類。在治療上，輕者只需採外治即可，重者需配合內服藥治療，一味中藥之使用性有其獨到處，也可以互相配合參酌應用。

一味中藥・健康之鑰

藥材／食材	作法／服用法
＋治心脾鬱熱鵝口瘡 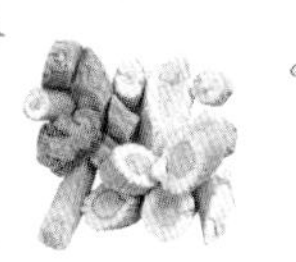 板藍根 10 克	以水 100cc 煎至 30cc，去渣取汁。 反複塗患處，每 3 小時塗 1 次。

藥材／食材	作法／服用法
✚治心脾鬱熱鵝口瘡 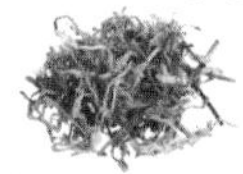 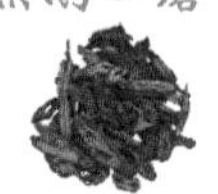 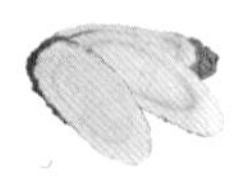 金銀花 5 克 + 川黃連 5 克 + 生甘草 5 克	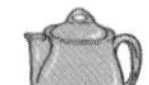 以水 500cc 濃煎至 300cc，去渣取汁。 每日漱口 5 次。
✚治虛火證鵝口瘡 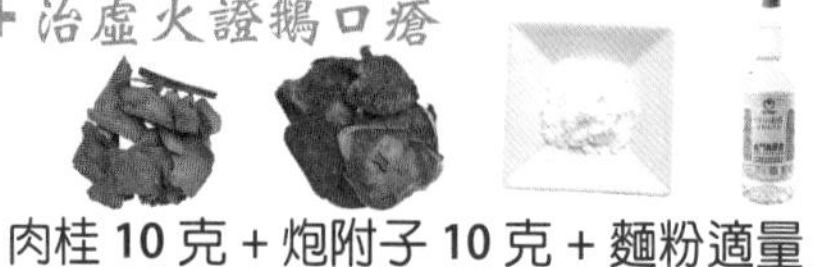 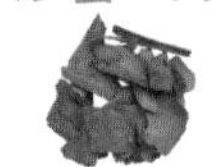 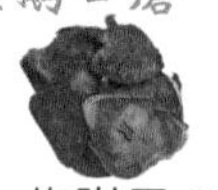 肉桂 10 克 + 炮附子 10 克 + 麵粉適量 + 高粱酒適量	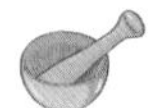 研末，以麵粉、高粱酒調成餅狀。 外敷足心（湧泉穴）， 每日更換 2 次。 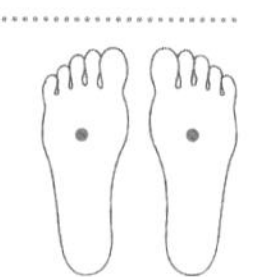
✚治虛火證鵝口瘡 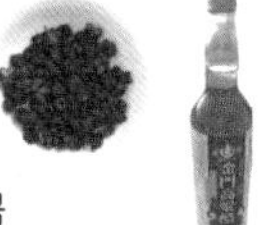 吳茱萸 10 克 + 陳年醋適量	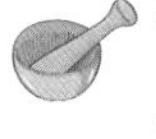 研末，以陳年醋調成糊狀。 外敷足心（湧泉穴）， 每日更換 1 次，引熱下行。 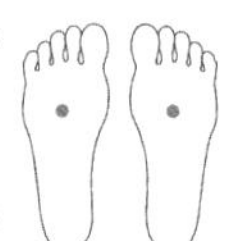
✚治實火證鵝口瘡  苦瓜汁 50cc+ 冰糖 5 克	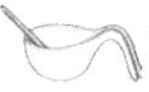 拌勻。 每日 1 次，代茶隨時飲用。
✚治實火證鵝口瘡 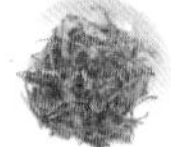 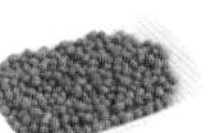  蒲公英 10 克 + 綠豆 30 克 + 冰糖 10 克	蒲公英以水 500cc 煎至 300cc，加入綠豆煮粥，放入冰糖調味。 每日早午晚各 1 次，劑量隨嬰幼兒食量而定。
✚治虛火證鵝口瘡 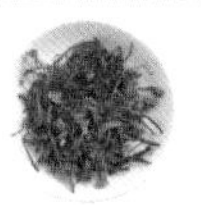 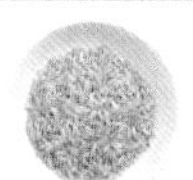 旱蓮草 10 克 + 糙米 15 克	旱蓮草以水 500cc 煎至 300cc，去渣取汁，加入糙米煮粥。 每日 1 次，無限定時間食用。
✚治消化障礙鵝口瘡 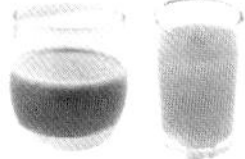 蕃茄汁 100cc+ 甘蔗汁 25cc	兩種混合。 每日 1 次，代茶隨時飲用。
✚治脾虛濕盛引起的鵝口瘡 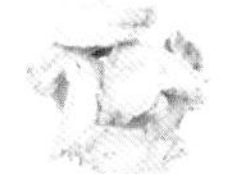 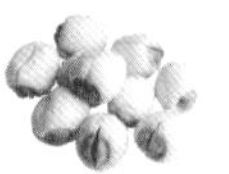  白人參（或黨參）6 克 + 蓮子去心 5 克 + 冰糖 30 克	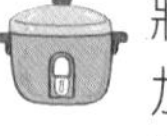 將白人參、蓮子放在小碗內泡發，加冰糖，放入蒸鍋內隔水蒸 1 小時。 每日 1 次，連服 6 日。

個論 55

小兒夜啼

小兒夜啼指的是小兒在夜間莫名哭鬧不安，但白天則無此狀況者稱之（常發生在兒童從8個月至8歲之間）。小兒夜啼常使得父母親睡臥不寧，倍覺困擾。

西醫診療法

夜啼原因很多，與小兒腦部發育尚不健全有關，其造成原因亦可能是與缺乏鈣質或飲食不當、消化不良有關，亦有可能是因為過度疲倦或情緒壓力大、飢餓、尿布浸濕、皮膚過敏、衣帶過緊所致。主要臨床表現有煩躁不安，臉色白或青，食慾差（白天不想喝牛奶），大便時乾硬時稀軟。

根據以上原因，小兒夜啼的調治方法，根據西醫的觀點，還當以注重鈣質吸收為要，白天不要讓小兒睡太久，睡前不要使其過度興奮，以致睡不著或是驚醒。

對於孩子在深睡（NREM）時，突然坐起或尖叫夜啼，很難制止或安撫，心跳加速，呼吸短淺，交感神經興奮，持續一段時間，家長面對此種狀況，最恰當的作法就是用以穩定的聲語和溫柔的安撫，室內燈光調至微亮，讓孩子逐漸有安全感，耐心的安慰，孩子會漸漸平息，高度入睡，對日後人格發展，會有一定幫肋。

4個月以上的嬰兒，多數可連續睡眠5個小時以上，直至小兒發育至8個月以上，才可以自行入睡，但由於小兒腦部結構的發育，有可能8個月到8歲之間，會有夜啼的情形出現。若能瞭解小兒睡眠的特性，相信父母們對於小兒夜啼，會有更大的包容性，因此不會因為小兒夜啼而生氣煩躁不安。

中醫診療法

關於小兒夜啼的中醫記載，早在隋朝即有，如《諸病源候論》曰：「*小兒夜啼者，藏冷也。*」《保嬰撮要》將夜啼分為脾寒與心熱，有些醫家則認為小兒夜啼與驚恐有關，總之，關於小兒夜蹄的辨證類型，中醫多將其分為脾胃虛寒、心火積熱、驚恐不寧等類型。

證屬**脾胃虛寒者**，可用附子理中湯或烏藥散；證屬**心火積熱者**，可用導赤散；證屬**驚恐不寧者**，可用八寶散或硃砂安神丸。除了辨證分型治療之外，找出原因還當為要。

一味中藥・健康之鑰

小兒夜啼一般可將證型分為**脾胃虛寒**或**心血不足**，一味中藥之使用如陳皮、炙甘草、當歸、紅棗、五倍子、雞內金、乾薑、炮附子、黨參等藥；若屬**心火內盛者**一味藥可用車前草、小麥、黃連、黃芩等藥；若屬**驚恐不寧者**一味藥可用蟬蛻、白殭蠶、百合等藥，亦可搭配使用。

藥材／食材	作法／服用法
✚ 治血虛型小兒夜啼 當歸 0.4 克	G.M.P. 濃縮散，以乳汁調灌。 每日早晚各 1 次，每次 0.2 克。
✚ 治心火積熱型小兒夜啼 車前草 2 克	G.M.P. 濃縮散。 每日早晚各 1 次，每次 1 克。
✚ 治心火內盛小兒夜啼 蟬蛻 2 克	G.M.P. 濃縮散。 每日早晚各 1 次，每次 1 克。

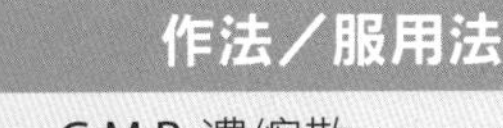

藥材／食材	作法／服用法
✚ 治心火內盛小兒夜啼 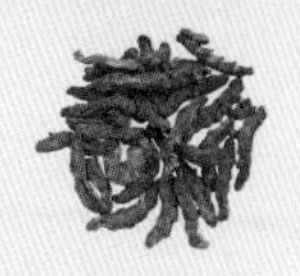 白殭蠶 2 克	G.M.P. 濃縮散。 每日早晚各 1 次，每次 1 克。
✚ 治驚恐不寧型小兒夜啼 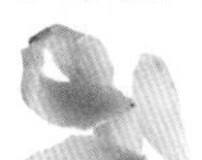 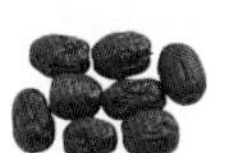 百合 30 克 + 紅棗 5 克	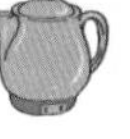 以水 500cc 煎至 150cc，去渣取汁。 每日早午晚各 1 次，每次 50cc。
✚ 治脾胃虛寒小兒夜啼 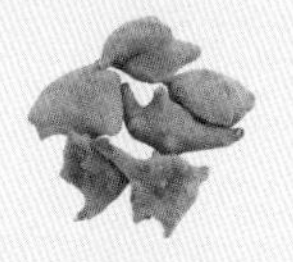 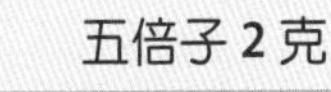 五倍子 2 克	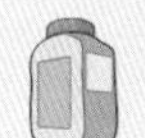 G.M.P. 濃縮散。 每日早晚各 1 次，每次 1 克。
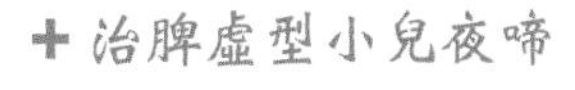 ✚ 治脾虛型小兒夜啼 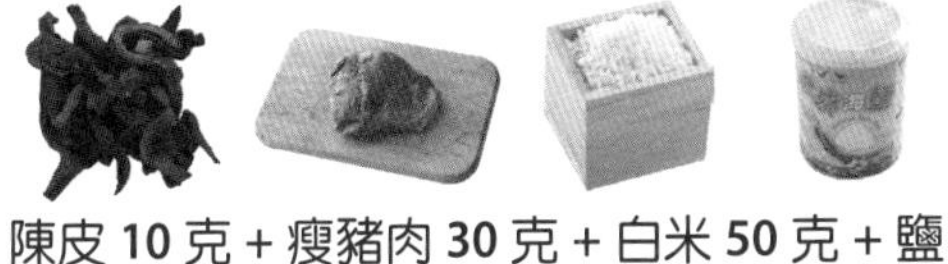 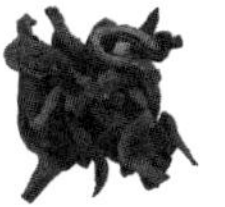 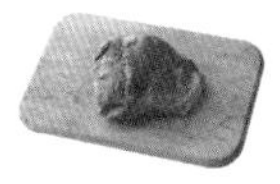 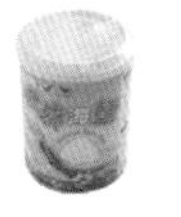 陳皮 10 克 + 瘦豬肉 30 克 + 白米 50 克 + 鹽	加適量的水，煮粥。 每日晚上 1 次，當點心食用，可常吃。
✚ 治心火內盛 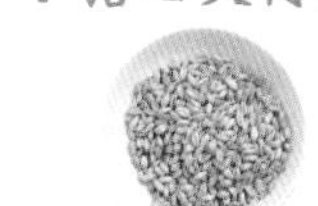 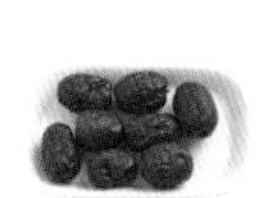 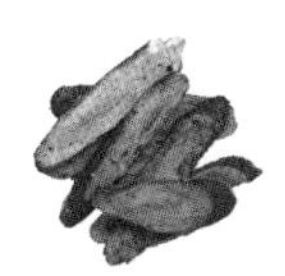 浮小麥 20 克 + 紅棗 5 枚 + 炙甘草 10 克	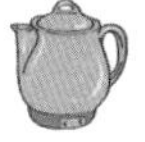 以水 300cc 煎至 150cc，去渣取汁。 每日早午晚各 1 次，每次 50cc。

中醫解讀

八寶散使用的觀念

許多老祖們母喜歡用八寶散塗抹於哭鬧的小孩的牙齦上，以使安靜或健康，但其內含硃砂（HgS），有些中藥店則以黃丹，即鉛丹（PbSO4）代之，因而有可能會使其造成重金屬中毒的可能。錢乙於驚熱證用牛黃散（其內有硃砂），陳文中則認為不可動輒服用牛黃、硃砂、麝香之劑，或許因為錢乙的名氣較大，後人沿用其說，故重金屬的使用，流傳至今。

清朝醫家陳飛霞於《幼幼集成》引述喻嘉言之語：「驚風一門，古人鑿空妄談，後世之小兒受其害者，不知千百億兆，石腦麝開闢鎮墜之樂，引邪深入臟腑，千中千死。」

根據以上所述，八寶散的使用，早在古代即有一定的爭論，有贊成者，有反對者。其實不管是贊成或反對，只要將硃砂炮製水飛得當，或許有其應用的價值。

◎ 硃砂鉛丹的使用禁忌

唐宋以前的煉丹家，有些認為鉛丹可使人身體強健（提身體內之丹，以練命門之氣），故常勸人服用，然而斃命者眾，即便韓愈亦不能例外（雖然其曾力倡硫鉛之弊）。白居易在韓愈死後多年曾經作《懷舊詩》載：「閒日一思舊，舊遊如眼前；再思今何在，零落歸下泉；退之服硫磺，一病迄不痊；微之煉秋石，未老身溘然；杜子得丹訣，終日斷腥羶；崔君誇藥力，終冬不衣綿；或疾或暴夭，悉不過中年；唯余不服食，老命反遲延。」

李約瑟認為服金屬類會有一種短暫的安寧感；服丹藥致死者，屍體不腐爛（是生命永生的證據）。其亦認為寄生蟲病的流行，有時須藉助礦物和金屬丹藥來設法治療。

總結以上，為文者常有腸枯思竭之時，思緒會紛紛飛飛，有些文學家使用金屬類藥物以鎮靜寧神，使思緒更暢，而文思泉湧。但此行為無異飲鴆止渴，雖能暫時發揮文思，但終究難敵藥品副作用，得到悲哀的下場。

註 硃砂鉛丹含有重金屬，現今衛生署有禁用規定。

個論 56

胸痛

門診時，常常碰到面帶驚慌的病患主訴：「最近常覺得胸口悶痛，不知怎麼辦？」這類病患之所以會害怕與不知所措，是因為恐懼肺部長了惡性腫瘤或是得了心肌梗塞，但是這並非造成胸痛的主要原因。所以，如果您有胸病的困擾，且莫驚慌，請先沉住氣，看了本文後，找出胸痛的原因，並且就醫，才能確立診斷加以治療。

西醫診療法

胸痛或胸悶等胸部不適症，往往是臨床上常見患者的抱怨之一。一般人常會認為胸痛可能是心血管疾病所造成，甚至認為自己是否有心肌梗塞的病情。是耶非耶，其實造成胸痛的原因多端，不可自己妄下診斷，而庸人自擾。

事實上，胸痛的原因除了心肌梗塞之外，許多原因均會造成之。屬心血管系統所造成之胸痛尚有主動脈剝離（本病會造成前胸放射到後背之嚴重撕裂性疼痛，有隨時會發生血管破裂造成突然死亡之危險。此病症一般發生於高血壓控制不良之病人）、心臟肌肉病變以及心包膜炎、心包膜積水、肺栓塞、肺部血壓過高等；屬肺部病變者有肺炎、氣喘、肺結核、膿胸、肋膜炎、氣胸、肺氣腫、肺癌、肺梗塞、縱膈腔病變等疾病均可導致胸痛，常因深深吸氣時加重疼痛，且可能併發有呼吸困難、咳嗽、發燒等症狀發生。此外胸部因為車禍遭受撞擊導致肋骨骨折、血胸或者因惡性腫瘤之肋骨侵犯，都會造成胸痛之症狀。

由於胃部神經和心肺血管的神經接近，故而一些腸胃疾病如胃食道逆流、消化性潰瘍、胰臟炎等均可造成胸痛。食道病變如發炎、瘜肉、憩室、弛緩不全、痙攣、腫瘤亦為胸痛的原因之一。

此外，胸部皮膚若有水泡及紅疹且沿著肋間神經走向蔓延，並發生刺痛感，則可能為帶狀疱疹所引起之胸痛。胸部筋腱膜因劇烈運動，或搬運重物所導致扭傷亦可造成胸痛。一般使用止痛藥及休息數日即可痊癒。其他如頸部椎間盤疾病、肩部或脊椎關節炎，也是造成胸痛的原因之一。

除以上原因之外，一些精神官能症如焦慮、緊張、恐慌等病症，均可以是造成胸痛的原因。總之，除了心臟血管阻塞導致心肌缺氧而發生狹心症或心肌梗塞，實際上還有很多疾病可導致胸痛。

必須注意的是，老年人的胸痛常是一種急迫而且須要提高警覺的症狀。因為在此年齡群，胸痛的原因必須要先考慮是否存有冠狀動脈及管腔狹窄所導致的狹心症，甚至心肌梗塞的存任。心臟的疼痛，主要感覺在胸骨下，但由於神經的分布反射，而會使得疼痛出現在胸部的任何位置如腹部、下巴，或者往下延伸到手臂的內側。

假若胸痛伴隨冒汗、暈厥、呼吸困難、心悸，甚至感覺到心跳不規律的病況，就必須馬上去尋找緊急的醫療援助，讓醫生來排除是否是「心臟病發作」。除以上緊急狀況之外，胸痛的時間亦可作為初步鑑別診斷，如胸痛發作數秒或數分即癒者，當考慮是心臟病引起，若胸痛時間長達數小時或數天，一般考慮為是否為消化系統疾病或精神官能症。

造成胸痛的原因很多，所以必須儘早就醫，由醫師予以詳細檢查，才能確定診斷給予適當之治療。

中醫診療法

胸痛在中醫的範圍包括亦相當廣泛，如胸痺、心痛、真心痛、痰飲、肺癰等，甚至胃脘痛亦包括其中，但葉天士於《臨證指南醫案》曰：「厥心痛與胃脘痛，情狀似一，而症實有別，世人因《內經》胃脘當心而痛一語，往往混而視之。」說明了胃脘痛和心痛是有一定差別的。本章節所稱的「胸痛」與心痛或胸痺大致同義，和現代醫學所稱的冠心病有一定的類似點。

一味中藥・健康之鑰

一味中藥治療胸痛大多以溫陽止痛活血化瘀為主，大約分類如下：若屬**氣滯血瘀者**，可用桃仁、山楂、當歸、延胡索等；若屬**陽虛導致不通者**可用生韭菜、桂心、艾葉、薤白以溫陽止痛；其他如神麴則屬於**消導藥**。

藥材／食材	作法／服用法
✚ 治陽虛胸痛 新鮮韭菜或根 30 克	以水 300cc 煎至 100cc，去渣取汁。 每日早晚各 1 次，每次 50cc。
✚ 治氣滯胸痛 甘草 10 克	以水 200cc 煎至 90cc，去渣取汁。 每日早午晚各 1 次，每次 30cc。
✚ 治血虛胸痛 酸棗仁 10 克	以水 150cc 煎至 80cc，去渣取汁。 每日晚上 1 次，用溫水服用。
✚ 治胸悶氣痛 桃仁 9 克	G.M.P. 濃縮散。 每日早午晚各 1 次，每次 3 克。
✚ 治心胸結塊疼痛屬胃者 神麴 6 克	G.M.P. 濃縮散。 每日早晚各 1 次，每次 3 克。
✚ 預防冠心病胸痛 三七 9 克	G.M.P. 濃縮散。 每日早午晚各 1 次，每次 3 克。

藥材／食材	作法／服用法
＋預防冠心病胸痛 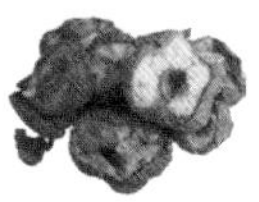 山楂 15 克	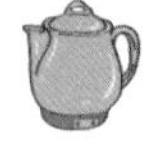 以水 300cc 煎至 100cc，去渣取汁。 每日 1 次，代茶隨時飲用。
＋治氣滯胸痛 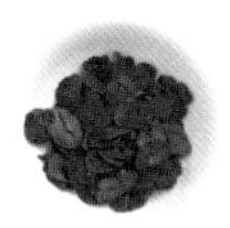 延胡索 10 克	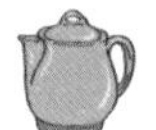 以水 200cc 煎至 100cc，去渣取汁。 每日 1 次，代茶隨時飲用。
＋治陽虛心痛 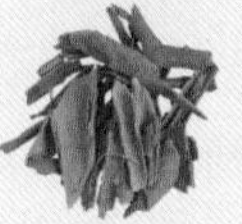 桂心 1 克	G.M.P. 濃縮散。 每日晚上 1 次，用溫水服用。
＋治血瘀胸痛 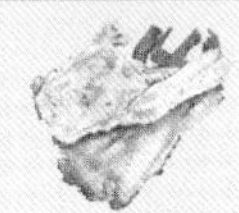 當歸 1 克	G.M.P. 濃縮散。 每日晚上 1 次，用溫水服用。
＋治血虛胸痛 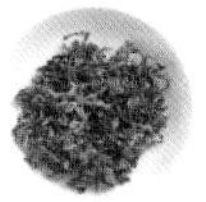 艾葉 10 克	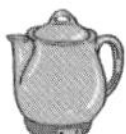 以水 500cc，煮取 1 碗，去渣取汁。 每日早上 1 次，用溫水服用。
＋治冠心病胸痛 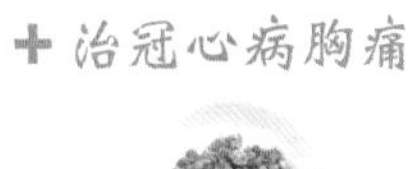 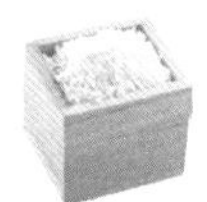 薤白 15 克＋白米 100 克	煮粥。 每日早晚各 1 次，當點心食用。

個論 57

冠心病

運動或爬樓梯時如果突然覺得胸口疼痛、發悶，就有可能是心臟冠狀動脈狹窄、阻塞，致使心臟缺氧的現象。這種疾病和高血壓、血脂肪過高、糖尿病、抽菸、肥胖、缺乏運動、個性以及家庭環境等都有密切的關係。在步入中年後，就應該注意飲食、體重，以及高血壓、糖尿病等慢性病的控制。

西醫診療法

冠心病是冠狀動脈硬化性心臟病的簡稱，臨床表現以心區絞痛為主。本病包括了缺血性心臟病、狹心症以及心肌梗塞。其形成機轉為動脈內皮細胞受損，造成血管穿透度改變，導致血小板黏附聚集，隨即纖維蛋白沉積形成血栓，最後成為粥樣化的斑塊，其內可發現脂肪滴、膽固醇。此外單核球之巨噬細胞吞噬脂質，移至內皮下層成為泡沫形成，併平滑肌細胞成斑塊，漸漸形成血管狹窄。

本痛好發於 40 歲以上的族群，男性多於女性，常有家族史，高血壓、高血脂症、糖尿病及長期抽菸史者易發病，此外飽餐、受寒、疲勞、情緒不穩定均為致病因素。

冠心病的臨床表現最主要為突然陣發性的前胸壓榨感或疼痛，主要在胸骨後部，但可能波及大部分心前區，並放射至下頷及或左肩上肢，沿前臂內側直達小指與無名指等部位，與中醫學所記載的手少陰心經、手厥陰心包絡經脈循行路線相類似。發作時間一般為 1 至 5 分鐘，偶而可持續至 15 分鐘，嚴重時可表現出臉色蒼白，表情焦慮煩躁、心悸短氣、疼痛劇烈時可伴見冷汗及噁心嘔吐，心電圖會有一定的發現，即 ST-T 改變，或見 T

波由倒置轉為直立。

以狹心症為表現的冠心病，可分為穩定型及不穩定型心絞痛，前者血流穩定，只有在劇烈運動時，才會產生病症；後者常有血栓形成，因此只要輕度運動，甚至休息時，都有可能發生病變。當血栓造成冠狀動脈完全堵塞時，則會造成急性心肌梗塞（AMI）。甚至有些患者有心肌缺血的情形，但不會有病症產生，稱為無痛性心肌缺血性心臟病。

一般治療以預防其發病因子為主。若急性發作時以硝酸甘油舌下含片治療為主，若連續含三片以上均無法止痛者，則要特別加以留意，甚至要送至加護病房處理（在黃金時間之內注射血栓溶解劑）。緩解期可服用長效型之硝酸鹽或鈣離子阻斷劑，合乎手術條件者可進行如冠狀動脈繞道手術、氣球擴張術、血管支架植入術等。

中醫診療法

中醫認為，冠心病除了本虛之外，心脈不通的原因，還是由於瘀血、痰濁、氣滯等標實為主，因此平常可治以活血化瘀藥為主，輔以行氣化痰之藥如枳實、香附、瓜蔞仁、石菖蒲、薑半夏，再使用黃耆、黨參等藥稍補其虛，根據以上用藥的原則可以使患者發作的次數減少。

預防冠心病，除了飲食、運動要適度之外，心情的開朗亦屬重要。正如《雜病源流犀燭》所稱：「七情之由作痛」，說明了心脈的流通和肝主疏泄的功能直接相關。《血證論》亦曰：「木氣沖和條達，不致遏鬱，則血脈通暢。」若肝氣被鬱則心氣虛衰，推動無力，最後造成血液瘀停。由上可知，心情調適之重要性。

一味中藥・健康之鑰

冠心病發生有內外二因，內有心、肝、脾、胃之虛，外為寒、飲食、情志刺激等因素，使用一味中藥之**補氣藥**如黃耆、丹參、黨參可調整心臟功能及心肌細胞活動狀態。以**健脾補胃藥**如茯苓、西洋參、何首烏，能減少血脂，控制動脈粥樣硬化的形成，使用**活血化瘀藥**如三七、桂枝、靈芝、薑半夏等藥，可通化痰通脈。

藥材／食材	作法／服用法
＋治氣虛性冠心病 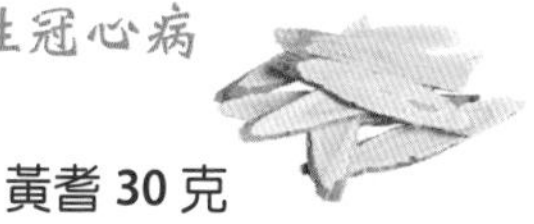 黃耆 30 克	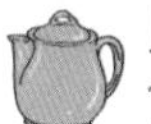 以水 600cc 煎至 300cc，去渣取汁。 每日 1 次，代茶隨時飲用。
＋治氣虛性冠心病 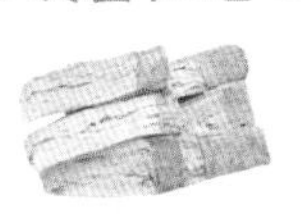 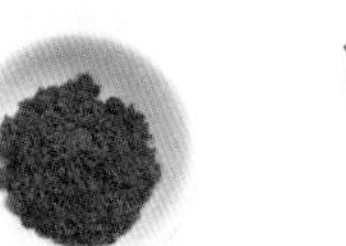 黨參 30 克＋紅糖 5 克	以水 500cc 煎至 300cc，去渣取汁，加紅糖拌勻。 每日 1 次，代茶隨時飲用。
＋治血瘀性冠心病 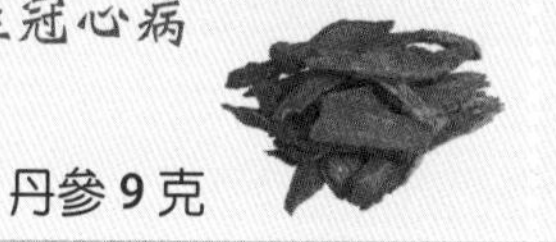 丹參 9 克	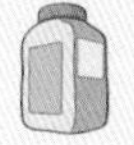 G.M.P. 濃縮散。 每日早午晚各 1 次，餐飯後服用 3 克。
＋治氣血虛冠心病，預防心肌梗塞 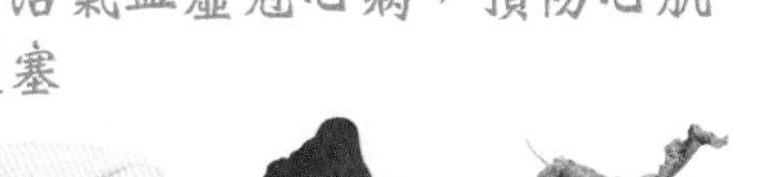  茯苓 9 克＋何首烏 9 克＋西洋參 9 克	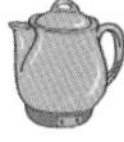 以水 600cc 煎至 300cc，去渣取汁。 每日 1 次，代茶隨時飲用。
＋調整心律不整 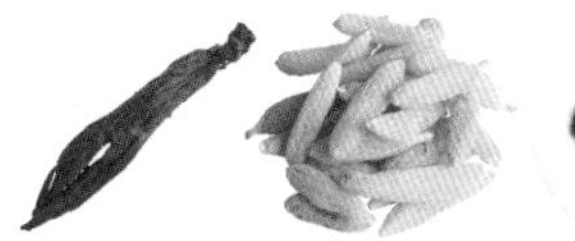 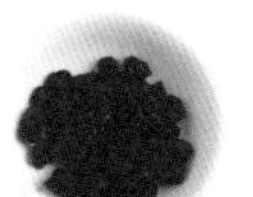 人參 5 克＋麥冬 5 克＋五味子 3 克	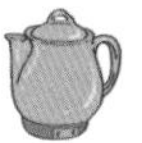 以水 500cc 煎至 300cc，去渣取汁。 每日 1 次，代茶隨時飲用。

藥材／食材	作法／服用法
✚ 治血瘀性冠心病 三七5克＋靈芝4克	G.M.P. 濃縮散調勻。 每日早午晚各1次，餐後服用3克。
✚ 治血瘀痰阻性冠心病痰 薑半夏5克＋桂枝4克	G.M.P. 濃縮散調勻。 每日早午晚各1次，餐前服用3克。
✚ 治氣血兩虛冠心病，預防冠心病 西洋參2克＋牡丹皮2克＋靈芝3克＋三七2克	G.M.P. 濃縮散調勻。 每日早午晚各1次，餐前服用3克。

個論 58

補腦

老化的延續、骨質疏鬆、性功能障礙的治療，甚至平常的養生，中醫大都會從補腎方面著手。關於補腦，中醫亦多從補腎藥物著手，因為腦部的清醒與否，和腦幹及下視丘之活化腦部系統極有關連，而腦幹及下視丘，曾有論及，其和中醫所稱的腎，是有密切關連性的。因此從中醫的觀點來看，加強補腎的功能對於腦部的記憶力、理解力及清醒度是有一定助益的。

可見中醫所稱的腎和腦是關係密切的，無怪乎，早期中醫在某些領域又被冠之以腦腎科的名稱。

西醫診療法

人的智力從小固定之後，長大就很難再有所增長了，並且大部分人的智商都集中在類似的階段。也就是說，論聰明才智，除非特別聰明或特別愚笨，大部分人是不會有太大差別的，因此所謂「補腦」的說法，其作用如何，有再作進一步探討的必要。但人的意志力、環境的變化卻可以激起一個人的潛能，甚至精神狀況好的話，一個人的智力是較容易發揮的。此外，記憶力的加強也可以促使學習能力的加強。因此如何增加記憶力，更突顯出了使腦聰明的重要性。

記憶力有兩種不同型態，即短期和長期。前者頗類似電腦中的隨機儲存記憶體（RAM），後者則類似電腦中的硬碟機，此部分由人腦中下視丘的海馬迴所調控。

中醫診療法

中醫所稱的「志」，除了指的是情緒之外，亦為記憶力的一種稱呼。《靈樞．本神篇》稱：「意之所存謂之志」，一般因思考後所留下之長期記憶會存在於海馬體上，因此海馬體即為「志」之存在所。《素問．調經論》：「腎藏志」，《靈樞．本神篇》亦云：「腎藏精，精舍志。」而海馬體受到下視丘的影響，在此說明了下視丘和腎是相當的，亦更說明了補腦即補腎的重要性。

補腦無非是想使自己的頭腦更聰明，理解力加強，記憶力更棒。腦功能的減退，除了其本身條件之外，均和其調控中樞－下視丘功能軸的失調有相當的關連。根據以上，中醫在補腦或增加記憶力方面是可有作為的，例如一些藥物如胡桃仁（即核桃）、黑芝麻、紅棗、何首烏、枸杞子、靈芝、人參、黃耆、燕窩、菟絲子等補氣、補血、補腎藥對於腦部的活化均會有一定助益的。只要氣血循環通暢、精神狀態佳、腎氣勇固，想要擁有一顆聰明敏銳的頭腦，應不是一件難事。

一味中藥．健康之鑰

中醫在補養方面，是從人體全面氣血陰陽平衡、五臟協調等方面治療。**補氣者**可用黨參、人參、黃耆；**補血者**可用紫河車、龍眼肉、紅棗；平時有**腸胃症狀者**，可用茯苓、山藥、蓮子治之；**補腎者**，可用黑芝麻、胡桃肉、菟絲子、何首烏、枸杞子；**補陰者**可用燕窩、靈芝、白木耳、天花粉；有**濕者**酌加利濕藥，如薏苡仁、荷葉或綠豆；**頭目容易不清爽者**，可用菊花或薄荷；**安神定志**方面，可用遠志、石菖蒲。

藥材／食材	作法／服用法
＋可健腦增智  燕窩 1 兩	泡水數小時，去毛，加適量水及冰糖燉煮 40 分鐘。 每日 1 次，隨時食用。

藥材／食材	作法／服用法
＋可補腦增強體力 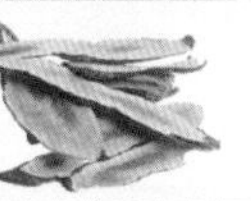 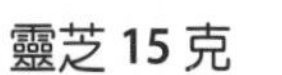 靈芝 15 克	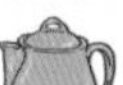 以水 500cc 煎至 200cc，去渣取汁。 每日早晚各 1 次，每次 100cc。
＋可提神醒腦 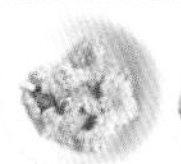 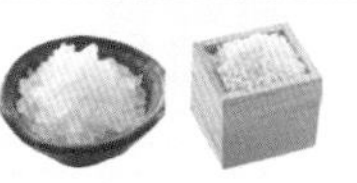 菊花（或薄荷）20 克＋冰糖適量＋白米	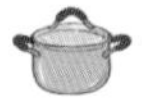 煮粥。 每日 1 次，隨時食用。
＋可消暑益智 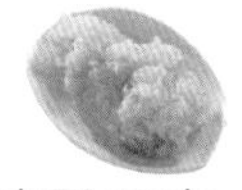 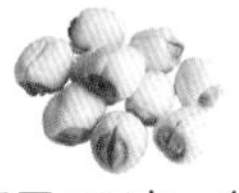 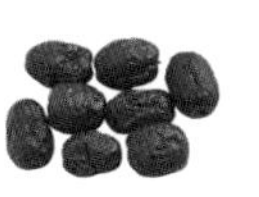 白木耳 30 克＋蓮子 50 克＋紅棗 6 枚（去籽）＋冰糖適量	以滿水煮食。 每日 1 次，隨時食用。
＋可清熱消暑醒腦 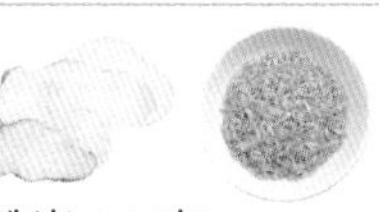 天花粉 10 克＋糙米 30 克	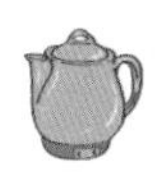 天花粉以水 600cc 煎成 400cc，去渣取汁，加糙米煮粥。 每日 1 次，隨時食用。
＋可增強記憶力 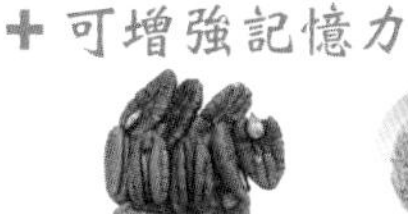 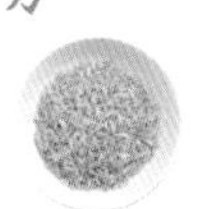  胡桃肉 20 克＋糙米 40 克＋冰糖 10 克	以水 500cc 煮粥。 每日 1 次，隨時食用（若屬陰虛火旺或易腹瀉者忌之）。
＋可增強記憶力  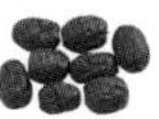 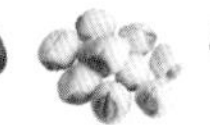 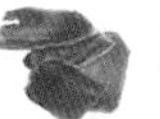 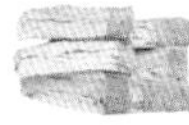 山藥＋紅棗＋蓮子＋人參＋黨參 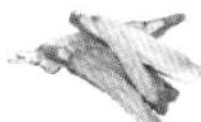 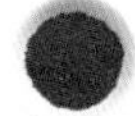  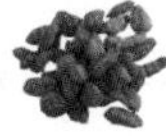 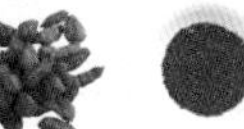 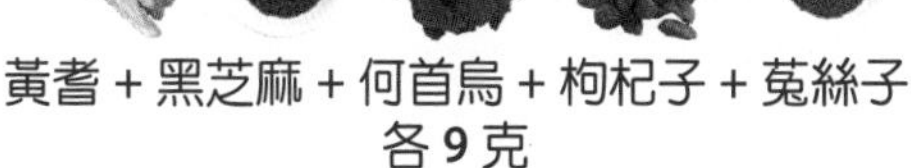 黃耆＋黑芝麻＋何首烏＋枸杞子＋菟絲子 各 9 克	以水 1000cc 煎至 800cc，去渣取汁。 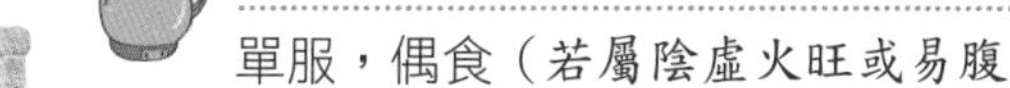 單服，偶食（若屬陰虛火旺或易腹瀉者忌之）。
＋可鎮靜安神、益智 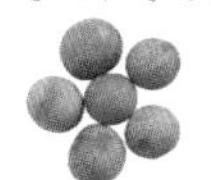 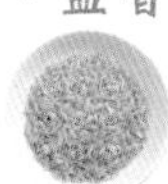  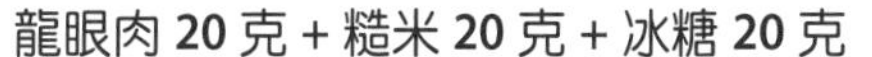 龍眼肉 20 克＋糙米 20 克＋冰糖 20 克	加水 500cc，煮粥。 每日 1 次，隨時食用。

藥材／食材	作法／服用法
✚可鎮靜安神、益智 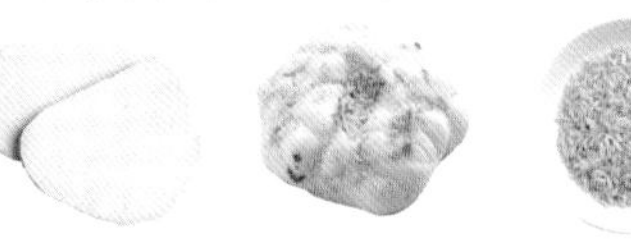 茯苓 30 克＋百合 30 克＋糙米 50 克	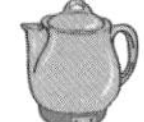 以水 800cc 煎至 500cc，去渣取汁，煮粥。 每日 1 次，隨時食用。
✚可祛濕醒腦作用 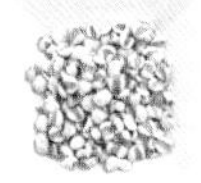 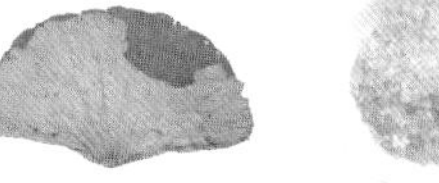 薏以仁 50 克＋荷葉（或綠豆）50 克＋冰糖適量	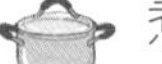 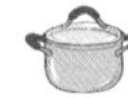 煮湯（或稀粥）。 每日 1 次，隨時食用。
✚可健身益智 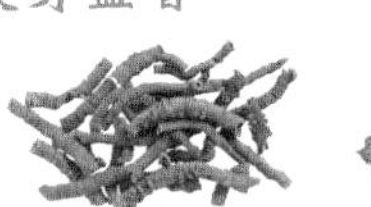 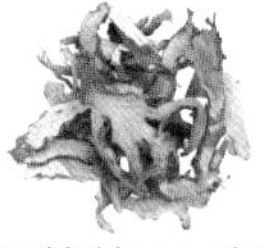 遠志 20 克＋石菖蒲 20 克	以水 500cc 煎至 200cc，去渣取汁。 1 週服 3 次。

中醫解讀

一氧化氮與腎精的關係

一氧化氮自由基可以被海馬體內受刺激之記憶細胞所產生的鈣離子活化，加強記憶性脈衝。鈣離子會刺激另一路徑，產生過多的超氧自由基和一氧化氮，再產生氫氧自由基阻礙記憶，幸好正常人體內可產生清除白由基之酵素。可見，一氧化氮之作用亦可為腎氣的一種。

台大醫學院藥理所近日宣稱，YCI 可在短期內增強記憶力，其原理為 YCI 可激發腦內一氧化氮促成記憶酶的合成，可望成為「記憶威而鋼」。相較於壯陽的威而鋼之作用，有其類同點，即一氧化碳於記憶力的加強與壯陽的作用，有其共同性的一面，此即和中醫所稱的「腦腎」，有不謀而合的一面。一氧化氮如果用中醫的名詞稱之，當屬「腎精」的一種。

個論 59

抗衰老

由於科學文明的發達，醫藥水準的進步，現代人們的壽命已有增長的趨勢，隨之而來，延年益壽的問題益發受到人們的重視。

自古以來，中草藥在抗老化方面即扮演了重要的角色，於今尤甚，證之以現代醫學，實在有其道理。

西醫診療法

老化的機轉有可能和基因的改變有關。另外，自由基也是一個很重要的觀念，它是一個帶有未配對電子的不穩定原子、離子或分子，會攻擊身體內許多的器官使之老化，甚至產生癌病變。中醫方面則認為老化最主要是由腎中精氣的虛衰及脾胃之氣的不足所造成。

由以上觀點可知，要抗老化的話，對於基因的穩定和自由基的去除是重要的。維他命 C 及維他命 E 及 β －胡蘿蔔素、礦物質硒均有去除自由基的作用。此外，睪固酮、女性荷爾蒙及各類合成雄酯酮（DHEA）、褪黑激素、胎盤素、人類生長激素複方調配，均號稱有抗老化的功能。

中醫診療法

從中醫觀點來看，若腎氣足亦可抗老化，正如《內經》所言：「腎氣有餘，……，年皆百歲。」因此許多抗老的中草藥均和補益脾胃的功能有關。事實亦證明，許多抗老化之中草藥均有穩定基因，去除自由基的作用。以下列舉平常飲食和一些可抗老化中醫藥供大家參考。

〈抗老化的食物〉

1. **補腎以延緩老化：**冬蟲夏草、何首烏、枸杞子、黑芝麻、紅棗。《本草綱目》稱紅棗：「久服輕身延年」，稱何首烏：「固精益腎，健筋骨，烏髭髮，為滋補良藥。」《神農本草經》則稱黑芝麻、枸杞子、女貞子：「久服輕身不老」。

2. **含維他命 C 飲食：**花椰菜、青椒、柳丁、橘子等許多蔬菜水果。

3. **維他命 E：**植物種子油、小麥胚芽、穀類、南瓜子、綠色蔬菜、蛋類、肉類、豆類、內臟、魚。

4. **β－胡蘿蔔素：**紅蘿蔔、南瓜、花椰菜、紫菜、藻類等。

5. **《奇效良方》：**「二精丸，助氣固精，保鎮丹田」九蒸九曬黃精，與枸杞子合為丸，常服活血助顏，長生不老。

6. **桑椹亦有養陰固腎、延緩老化的作用。**

其他延年益壽的藥物如：靈芝、刺五加、黃耆、菟絲子、肉桂、蓮子、當歸、薏苡仁。

以上許多抗老化的飲食，除了平常吃的蔬菜之外，亦可將上述中醫藥依個人口味，配合體質辨證，互相陪配，用作藥膳食用，或作粥飲用，都會有不錯的效果。宋朝陸游曰：「世人個個學長年，不悟長年在目前，我得宛丘平易法，只將食粥致神仙。」可見食粥亦有抗老化延年的作用。例如山藥粥、芝麻粥均可自製，並且經常服用。

〈飲食的注意〉

介紹了抗老化飲食的效益之後，飲食衛生的注意亦很重要，並且要飲食有節。《論語．學而篇》曰：「食無求飽」，《素問．痺論》亦曰：「飲食自倍，腸胃乃傷。」《本草綱目》亦有提到：「飲食不節，殺人頃刻。」除了以上要注意的地方之外，克服飲食的偏寒偏熱亦不害忽視，恣食生冷寒涼之物，易傷脾胃陽氣，長期偏食辛溫燥熱，易致胃腸裡熱或加重痔疾等。故對食性的要求是做到寒溫適中，少吃辛熱，慎食生冷，均衡飲食。最重要的即是心情要保持愉快，並要作適度的運動，生活要規律，多喝水，做到以上數點，要老化亦困難矣。

一味中藥．健康之鑰

中醫認為人體的先天之本在腎、後天之本在脾，因此抗老化多從**脾腎**兩方面著手，並視其氣血之不足而加以調補。**補腎**的中藥如：冬蟲夏草、何首烏、枸杞子、菟絲子、桑椹、淫羊藿、仙茅、黑芝麻、紅棗；**補脾**的中藥如山藥、糙米、黃精（根莖）、蓮子、薏苡仁、芡實；**補氣者**可用人參，**補血者**可用當歸；**活血藥**如三七、丹參，則可以加強血液循環。另外如刺五加的成分與人參類似，研究證實可以提高人體攝氧量，同時可以延緩老化。

藥材／食材	作法／服用法
＋加強血液循環 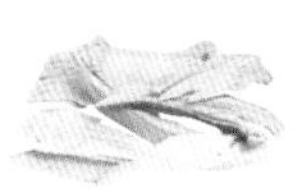 刺五加根莖（乾品）15 克	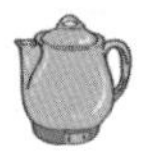 以水 300cc 煎至 100cc，去渣取汁。 每日 1 次，代茶隨時飲用。
＋補氣延緩老化 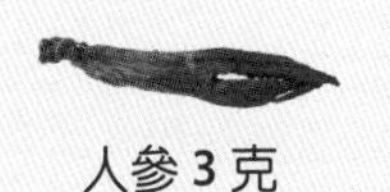 人參 3 克	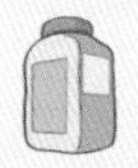 G.M.P. 濃縮散。 每日早上 1 次，用溫水服用。
＋補脾健全腸胃功能 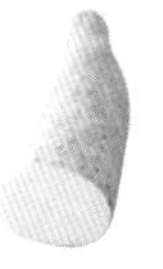 新鮮山藥 60 克	切片，以水 2 大碗煮熟。 每日 1 次，隨時食用。
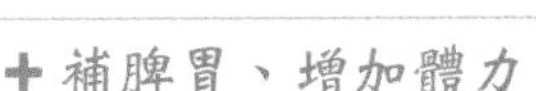 ＋補脾胃、增加體力 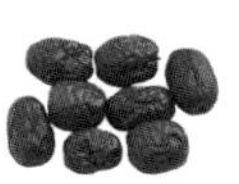 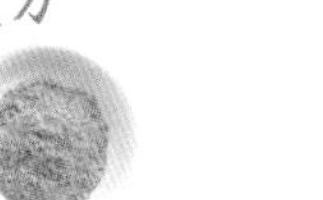 紅棗濃縮粉 2 克＋生薑粉少許	拌勻。 每日早上 1 次，用溫水服用。

藥材／食材	作法／服用法
+ 補氣血 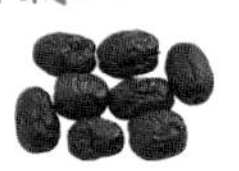 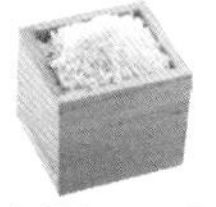 紅棗（去籽）50 克 + 白米 90 克	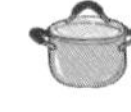 以水 300cc 煮粥。 每日 1 次，隨時食用。
+ 活化腦細胞 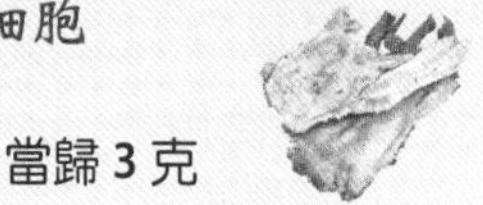 當歸 3 克	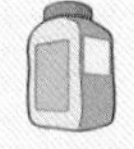 G.M.P. 濃縮散。 每日早上 1 次，用溫的米湯配服。
+ 補血暖身 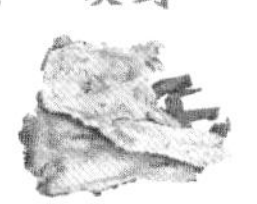 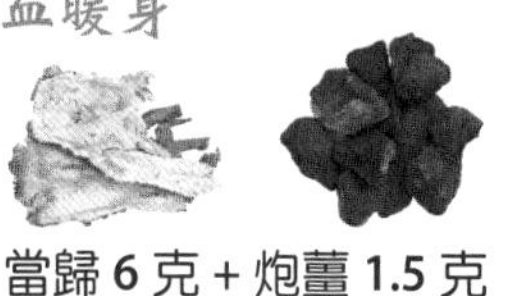 當歸 6 克 + 炮薑 1.5 克	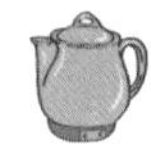 以水 300cc 煎至 100cc，去渣取汁。 每日 1 次，代茶隨時飲用。
+ 補肝腎養精力 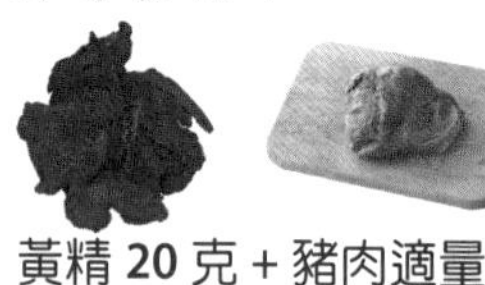 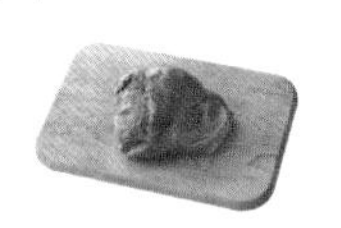 黃精 20 克 + 豬肉適量	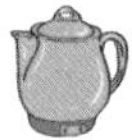 以水 800cc 煎至 500cc，去渣取汁，加豬肉燉煮。 每日 1 次，隨時食用。
+ 補腎、養筋骨 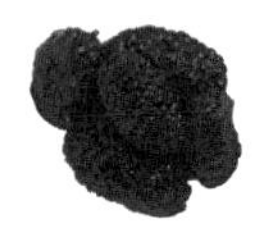 桑椹 30 克	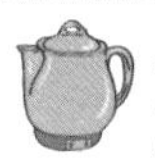 以水 500cc 煎至 300cc。 每日 1 次，代茶隨時飲用。
+ 提高人體攝氧量  菟絲子 30 克	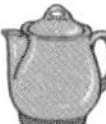 以水 300cc 煎至 100cc，去渣取汁。 每日 1 次，代茶隨時飲用。
+ 補腎、助陽 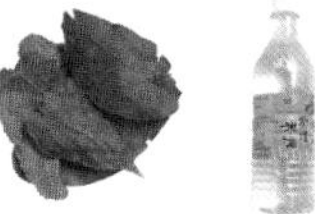 淫羊藿 100 克 + 米酒 750cc	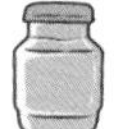 浸泡 7 日。 每日晚上服用 30cc。
+ 溫腎陽、壯筋骨 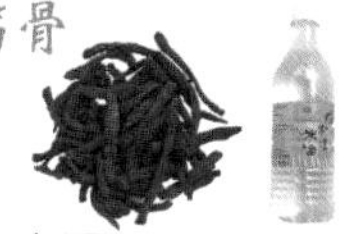 仙茅 100 克 + 米酒 750cc	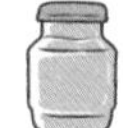 浸泡 7 日。 每日晚上服用 30cc。

藥材／食材	作法／服用法
＋調節免疫、延緩老化 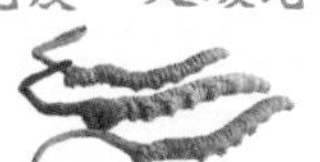 冬蟲夏草 4 克	洗淨，烘乾，研粉。 每日早晚各 1 次，每次 2 克。
＋清肝、滋腎補虛勞 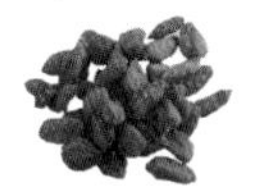 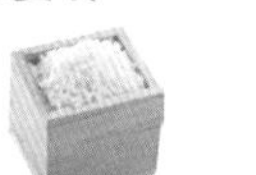 枸杞 50 克＋白米 100 克	以水 1500cc 煮粥。 每日 1 次，隨時食用。
＋健脾胃、補肝腎 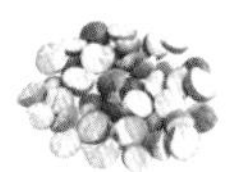 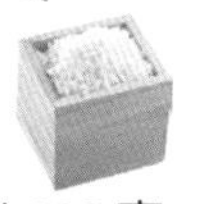 芡實＋白米 100 克	以水 1000cc 煮粥。 每日 1 次，當點心服食。
＋清心寧神 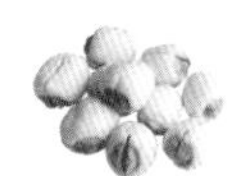 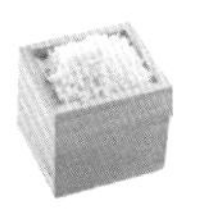 蓮子 50 克＋白米 50 克	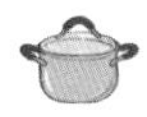 以水 1000cc 煮粥。 每日 1 次，當點心服食。
＋清熱利濕養顏美容 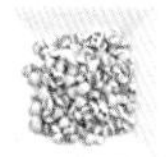 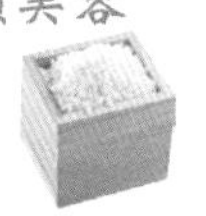 薏苡仁 50 克＋白米 80 克	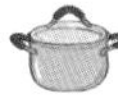 以水 1000cc 煮粥。 每日 1 次，隨時食用。
＋活血、化瘀、增強體力 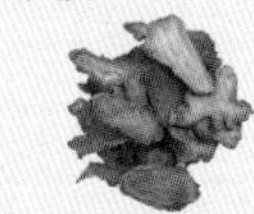 三七 3 克	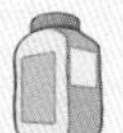 G.M.P. 濃縮散。 每日早上 1 次，用溫的米湯服用。
＋活血、化瘀、寧心、益智 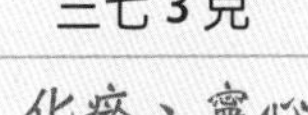 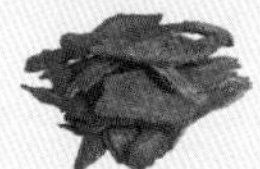 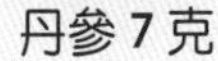 丹參 7 克	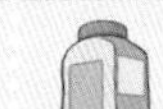 G.M.P. 濃縮散。 單每日早晚各 1 次，每次服 3.5 克，用溫水服用。

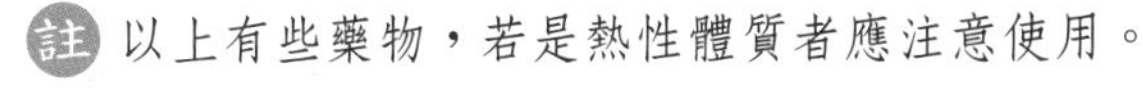

註 以上有些藥物，若是熱性體質者應注意使用。

個論60

失眠

滿天的星星數了又數，一隻隻的羊兒也進了羊圈，失眠的人兒卻依舊睡眼惺忪，想盡了任何方法，睡神怎麼樣都不眷顧。看看壁上的掛鐘，時間一分一秒滴滴答答的過去，心煩若再睡不著，明天的工作怎麼辦？心越煩，於是就更睡不著了。以上是失眠族最常見的困擾，偶爾也常發生在你我身上。

西醫診療法

一般造成失眠的原因，如果是短暫性的，則考慮情緒受到刺激、壓力太大、咖啡因、身體不適、白天睡太多、太早睡等因素；若是心理造成的原因，則考慮是不是有緊張、焦慮、憂鬱等現象；時差造成的不適應，也會造成失眠，例如輪大小夜班、出國；一些內科疾病也是造成失眠重要的原因，例如高血壓、腎臟病、心臟病；另外，是否有服用感冒藥、類固醇等藥物以及喝酒、抽菸過量都要考慮在內。

治療失眠首重去除原因。如以上所述，安眠藥其機轉為促進 GABA 系統之作用，以穩定腦部中樞系統，常用藥物為 Halcion、Serenal、Ativan、Valium、Eurodin、Mogadon、Stilnox，各有各的特色，因體質的不同，對不同的人會產生不同的效果。安眠藥並非想像中的可怕，若用之得宜，會對生活品質有彌補的作用，例如遇到極度傷心的事或壓力奇大無比的時候，在兩害相權取其輕的情況下，配合醫師的指示，偶爾服用倒是無妨，但如果每天服用，超過一個月，就會產生依賴性，甚至效果越來越差，量越吃越大，最後，造成副作用增加的地步。

中醫診療法

失眠若能配合中醫的治療，會有非常好的效果。失眠古稱**「不寐」**、**「不得眠」**、**「目不瞑」**。其治療為依據失眠造成的原因辨症論治，若**心火較甚者**可用黃連、淡竹葉一類降心火的藥物；**陰虛型**可用知柏地黃湯，一劑成眠；屬**痰火擾心者**用黃連溫膽湯，會有不錯的效果；**胃不和者**可用半夏秫米湯；甚至有些較氣虛的患者，一帖補中益氣湯就夠了。

以上方法對「自主神經失調」所造成的失眠，均有其穩定的作用。另外，曾有一患者遍用以上方法均無效，由於其為外感濕氣所造成，用羌活勝濕湯亦可收到宏效；若失眠已經有很長的時間，可加些活血化瘀的藥物，也會有幫助。臨床上若配合針灸、耳針、甚至腳底按摩，均會有不錯的效果。另外，適度的運動、冥想、禪修、氣功、靜坐亦有料想不到的奇蹟。值得說明的是，有一少數族群，失眠已成痼疾，最終的作法還是要讓自己「放心」，甚至心中的那一個「結」要打開，否則縱然提供再多的方法，最後還是會徒勞無功。以上，治療失眠的方法這麼多，若能善加利用，相信數羊的日子很快會過去的。

一味中藥・健康之鑰

中醫治療上，與失眠最有關的臟腑是心。若屬虛證多屬陰血不足，心失所養；若屬實證則多為心火擾神或肝鬱化火所致。故**實證**可用一味藥如燈心草、芹菜根、蓮子心、黃連、大黃、山梔子、蓮藕等藥。**虛證**可用一味藥如酸棗仁、紅棗、夜交藤、桑椹、百合、遠志、石菖蒲、龍眼肉、芡實等，亦可搭配使用。

藥材／食材	作法／服用法
＋治實證失眠 燈心草 3 克	G.M.P. 濃縮散。 每日晚上睡前 1 次，用溫水服用。

藥材／食材	作法／服用法
+ 治虛證失眠 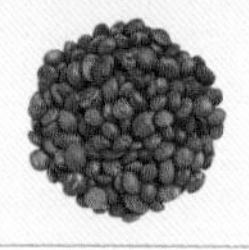 酸棗仁 4 克	G.M.P. 濃縮散。 每日晚上睡前 1 次，用溫水服用。
+ 治老年心血虧虛，心煩夜不得睡 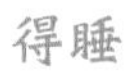 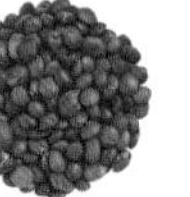 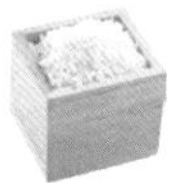 酸棗仁 12 克 + 白米 10 克	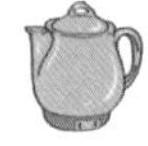 酸棗仁炒熟，以水 600cc 煎至 400cc，去渣取汁，再放白米煮粥。 每日晚上空腹食用。
+ 治大病後，晝夜虛煩不得眠 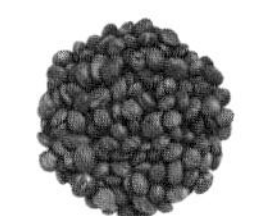 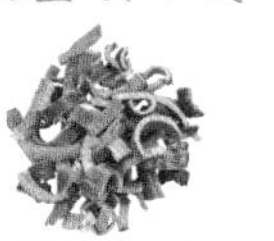 酸棗仁 6 克 + 合歡皮 6 克	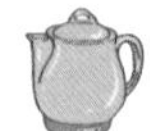 以水 300cc 煎至 200cc。 每日 1 次，代茶隨時飲用。
+ 治虛煩不眠 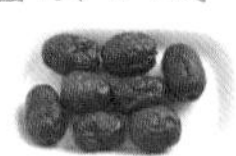 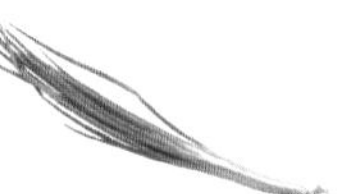 紅棗（去籽）12 枚 + 蔥白 5 根	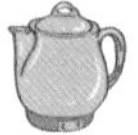 以水 300cc 煎至 200cc，去渣取汁。 每日 1 次，代茶隨時飲用。
+ 治虛證失眠  桑椹 10 克	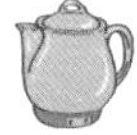 以水 200cc 煎至 100cc，去渣取汁。 每日早晚各 1 次，每次 50cc。
+ 治實證失眠 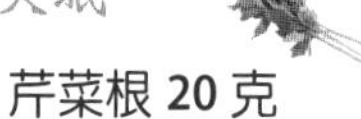 芹菜根 20 克	以水 300cc 煎至 100cc，去渣取汁。 每日早晚各 1 次，每次 50cc。
+ 治虛煩引起的失眠  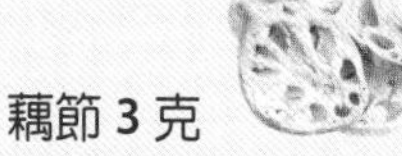 藕節 3 克	G.M.P. 濃縮散。 每日臨睡前用溫水服用。
+ 治精神衰弱，健忘心悸，多夢失眠 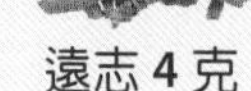 遠志 4 克	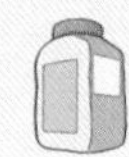 G.M.P. 濃縮散。 每日早晚各 1 次，每次 2 克。

藥材／食材	作法／服用法
✚ 治精神衰弱引起的失眠 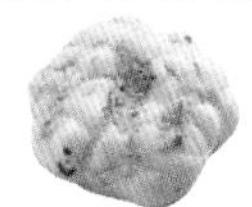 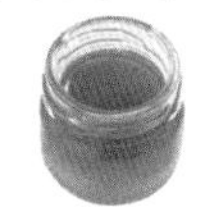 新鮮百合 5 克 + 蜂蜜 10cc	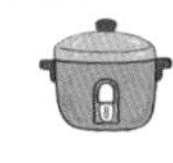 新鮮百合蒸熟，加水 60cc 打汁，放蜂蜜拌勻。 每日臨睡前服用。
✚ 治虛證失眠 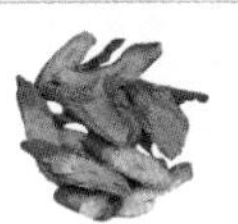 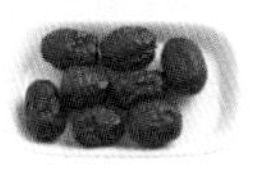 夜交藤 20 克 + 紅棗 20 克	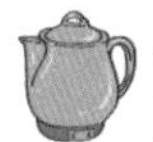 以水 500cc 煎至 200cc，去渣取汁。 每日早晚各 1 次，每次 100cc。
✚ 治失眠、虛煩、心悸 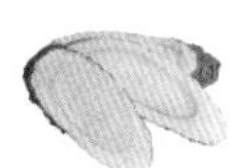 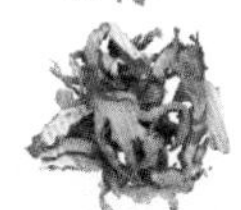 甘草 3 克 + 石菖蒲 1 克	以水 200cc 煎至 100cc，去渣取汁。 每日早晚各 1 次，每次 50 cc。
✚ 適用於心火所導致的煩躁不眠 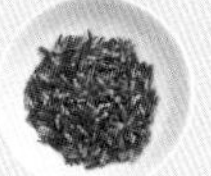 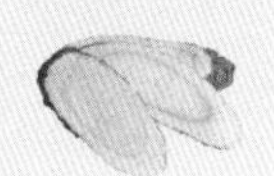 蓮子心 2 克 + 甘草 3 克	G.M.P. 濃縮散。 每日數次，開水沖泡代茶飲，連服數日。
✚ 適用於病後餘熱未清、心陰不足所致的虛煩失眠 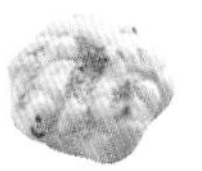 新鮮百合 100 克 + 白糖 10 克	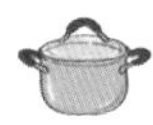 新鮮百合加水 500cc，以文火煎煮熟後，加入白糖打汁。 每日分早晚各 1 次，連服數日。
✚ 適用於心脾兩虛、氣血不足引起的心悸失眠 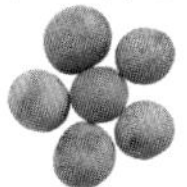  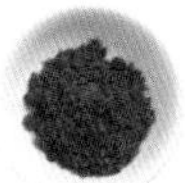 龍眼肉 30 克 + 小米 50 克 + 紅糖 10 克	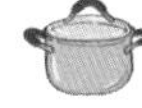 煮粥，加紅糖拌勻。 每日分早晚各 1 次，空腹服用，連服數日。
✚ 適用於氣血虧虛引起的失眠及頭暈目眩 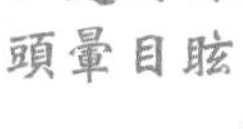 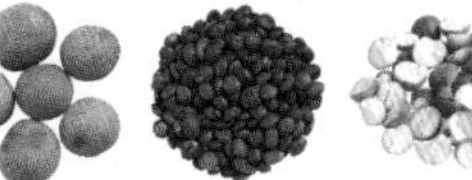 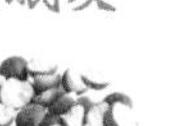 龍眼肉 10 克 + 酸棗仁 10+ 芡實 15 克	以水 500cc 煎至 200cc，去渣取汁留龍眼肉。 每日分早晚各 1 次，連服 10 日。

個論 *61*

水腫

水腫，經常是民眾到腎臟科門診就診的主要原因之一，造成原因多端，其實除腎臟病之外，血液循環不暢或肝臟等許多病變均會產生，輕者休息即可復原，重者甚至有致命的危險。

西醫診療法

水腫形成機理與原因有因為靜水壓增加，靜脈回流受阻所造成者，如充血性心臟衰竭、血栓靜脈炎；有因為膠體滲透壓減少所造成者，如腎病症候群、肝硬化腹水、營養不良；有因為鈉滯留所造成者，如吸收太多鹽分、急性腎炎；有因為淋巴管阻塞所造成者，如淋巴腺發炎、手術後併發症、腫瘤壓迫；亦有因為血管之通透度增加所造成者，Substance P、Histamine、Kinins 等物質所致，例如過敏。

除以上常見原因所造成的水腫之外，水腫又可分局部性與全身性，例如服用止痛藥過敏或過度勞累、睡前喝太多水，可造成眼皮局部腫脹，再如有些服用高血壓藥，會造成足踝水腫；全身性水腫常可見於腎臟病、心衰竭等急病。水腫的成因與情況非常多，西醫治療除了有些可以使用利尿劑之外，還當以找出原因為主，根據不同病因，有不同的處理方法，例如腎病症候群，除利尿劑的使用之外，可使用類固醇或免疫抑制劑；藥物所引起者，則要停藥或換藥。

中醫診療法

中醫治療水腫，除找出原因之外，還當以溫陽、健脾、宣肺、活血、清熱等方向著手為要。屬**陽虛者**，可用真武湯、腎氣丸；屬**脾虛者**可用五苓散或防己黃耆湯、胃苓湯、導水茯苓湯及實脾飲；治肺可用大小青龍湯；**屬濕毒熱邪浸淫者**，可用麻黃連翹赤小豆湯；屬**濕熱壅盛者**，可用中滿分消丸或三仁湯；屬**瘀血水腫者**，可治以桂枝茯苓丸、當歸芍藥散、桃紅四物湯或血府逐瘀湯。

一味中藥．健康之鑰

水腫的治療，《內經》提出**「開鬼門」**、**「潔淨府」**、**「去菀陳莝」**等治療原則，對後世影響深遠，一直延用至今。後世多所補充，一味中藥如麻黃、桂枝、生薑、蔥白等屬**「發汗法」**；冬瓜、薏苡仁、漢防己、西瓜皮、茯苓、玉米鬚、鯉魚、赤小豆等屬**「利水法」**；澤蘭、雞血藤等屬**「活血法」**；馬齒莧屬**「清熱解毒法」**；若屬**氣虛者**可佐以補氣之紅棗、黨參等藥，亦可搭配使用。

藥材／食材	作法／服用法
✚ 治一般水腫初期 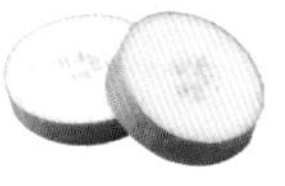 冬瓜 100 克	以水 500cc 煎至 200cc。 每日 1 次，代茶隨時飲用。
✚ 治濕證水腫 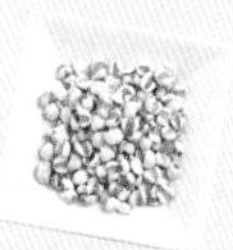 薏苡仁 9 克	G.M.P. 濃縮散。 每日早午晚各 1 次，每次 3 克。
✚ 治濕毒熱腳氣水腫 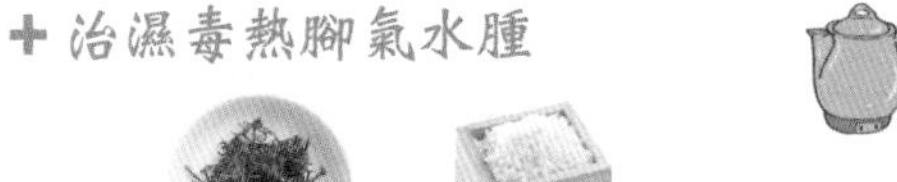 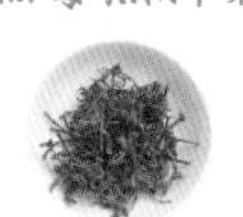 馬齒莧 30 克＋米少許	馬齒莧以水 400cc 煎至 300cc，去渣取汁，加米煮粥。 每日 1 次，當點心服食。
✚ 治瘀血性水腫 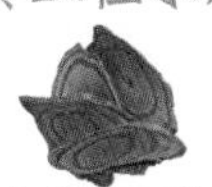 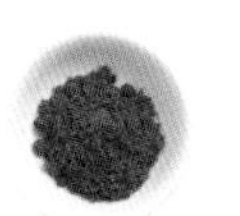 雞血藤 50 克＋紅糖 20 克	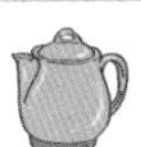 以水 500cc 煎至 300cc，去渣取汁。 每日 1 次，代茶隨時飲用。

藥材／食材	作法／服用法
✚ 治一般水腫初期 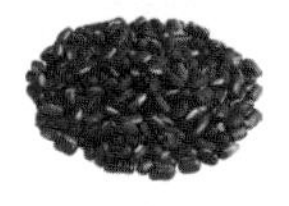 赤小豆 80 克	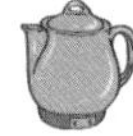 以水 500cc 煎至 200cc，去渣取汁。 每日 1 次，代茶隨時飲用。
✚ 治瘀血性水腫 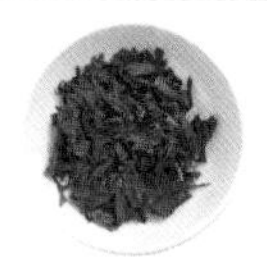 澤蘭 30 克	以水 500cc 煎至 300cc，去渣取汁。 每日早午晚各 1 次，每次 100cc。
✚ 治一般水腫初期 玉米鬚 60 克	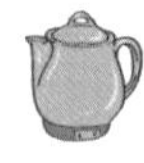 以水 600cc 煎至 200cc，去渣取汁。 每日早晚各 1 次，每次 100cc。
✚ 治營養不良性水腫 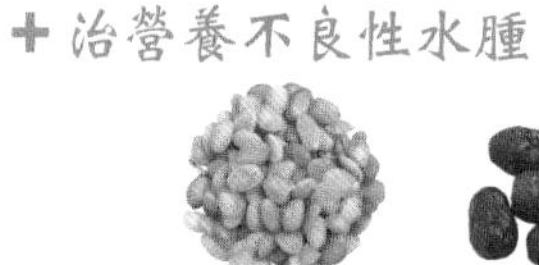 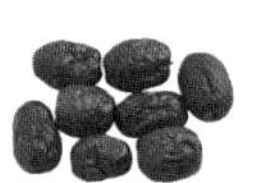 白扁豆 15 克 + 紅棗 30 克	以水 500cc 煎至 200cc。 每日 1 次，豆棗連湯食用。
✚ 治初期心衰竭或心臟性水腫 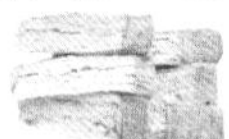 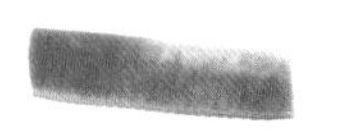 黨參 15 克 + 西瓜皮 30 克	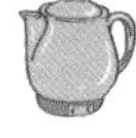 以水 600cc 煎至 300cc，去渣取汁。 每日早午晚各 1 次，每次 100cc。
✚ 治臌脹 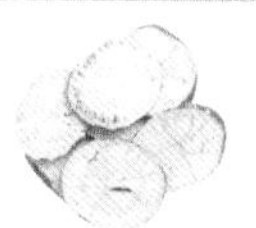 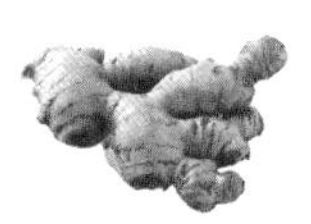 漢防己 20 克 + 生薑 10 克	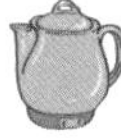 以水 500cc 煎至 200cc，去渣取汁。 每日 1 次，代茶隨時飲用。
✚ 治一般水腫 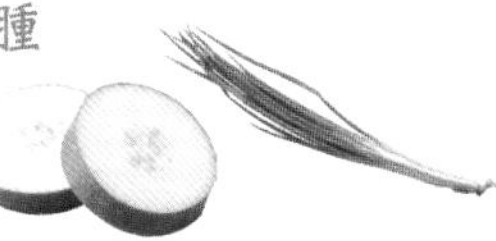 鯉魚 1 尾 + 冬瓜 20 克 + 蔥白 10 克	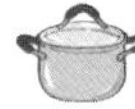 以滿水煮熟。 每日分 3 次服用，可吃冬瓜及魚肉。

個論 62

自汗與盜汗

一般所稱的自汗與盜汗，臨床上是有所區別的。若不因外界環境的影響而白晝時時出汗，動則更甚者稱為「自汗」：睡時汗出，醒來自止者稱為「盜汗」，各有虛證、實證需明辨。西醫屬「多汗症」是交感神經功能亢進，使身體出汗量超過生理需求，原則上分為「原發性多汗症」與「續發性多汗症」。

西醫診療法

刺激交感神經可促使汗腺大量分泌，而使汗量增加的神經傳導素則為交感神經末端所分泌的乙醯膽鹼素（Acetylcholine）。造成汗腺分泌紊亂的原因常與自律神經失調有關。而自律神經失調的原因常見有精神官能症如焦慮症、恐慌症，一些內科疾病如肺結核、低血糖症、甲狀腺功能亢進、心臟病等亦會造成。

此外，工作勞累、情緒一時的緊張、熬夜及生活型態的改變與季節的變換，均會違反自律神經的調節常態而造成諸多疾患，汗病即為其中一種。

中醫診療法

中醫將汗病分成**自汗**與**盜汗**，不因天暑、衣厚、勞動等許多原因所影響。而白天時時汗出者，稱為**自汗**。睡眠中汗出，醒來汗止者，稱為**盜汗**，亦稱**寢汗**。一般而言，自汗多由氣虛或陽虛不固所造成；盜汗多因陰虛內熱所造成，亦有由陽虛所形成者，如《景岳全書》所云：「自汗、盜汗，各有陰陽之證，不得謂自汗必屬陽虛，盜汗必屬陰虛也。」

關於汗病的治療，屬**表衛不固者**，可治以玉屏風散；**營衛不和者**，可治以桂枝湯，病甚者可用桂枝湯加黃耆或黃耆五物湯，亦可用桂枝湯加龍骨牡蠣；**中氣不足者**，可用補中益氣湯；**心脾血虛者**，可用歸脾湯或人參養榮湯；**心腎陰虛者**，可用天王補心丹；**氣陰兩虛者**，可用生脈散；**心陽欲脫者**，可用四逆湯輩；**陰虛火旺者**，可用當歸六黃湯；**實火熱盛者**，可用白虎承氣湯系列、黃連解毒湯、龍膽瀉肝湯等。

一味中藥・健康之鑰

自汗多因營衛不和、肺脾氣虛、熱淫於內引起。**實火熱盛者**可藥用知母、石膏、黃芩以清熱止汗；屬**表衛不固者**，可用紅棗、茯苓、黃耆、白朮、黑豆、麥冬、防風等，亦可用浮小麥、五倍子、烏梅、糯米根等藥收斂止汗。

盜汗多由**陰虛火旺**、**心血不足**所致，可用知母、黃柏、龍骨、牡蠣、龜板、紅棗等藥補益心血、養陰、清熱止汗，金櫻子、山茱萸肉、烏梅、浮小麥等收斂止汗。

藥材／食材	作法／服用法
+ 治氣虛自汗 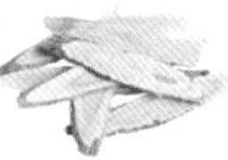 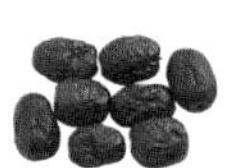 黃耆 30 克 + 紅棗（去籽）5 克	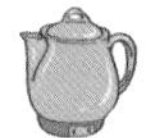 以水 600cc 煎至 300cc，去渣取汁。每日早午晚各 1 次，每次 100cc。
+ 治陰虛盜汗 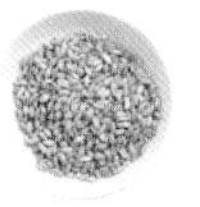 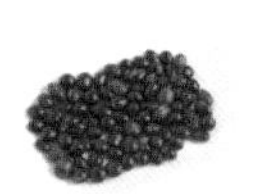 浮小麥 20 克 + 黑豆 20 克	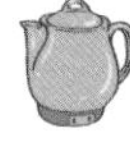 以水 500cc 煎至 300cc，去渣取汁。每日早午晚各 1 次，每次 100cc。
+ 治自汗不止 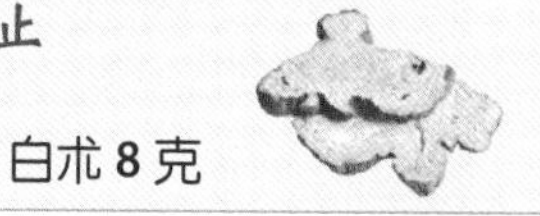 白朮 8 克	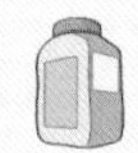 G.M.P. 濃縮散。每日早晚各 1 次，每次 4 克。
+ 治盜汗 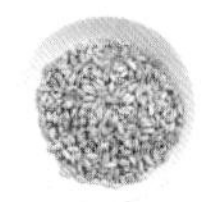 浮小麥 80 克	以水 600cc 煎至 300cc，去渣取汁。每日早午晚各 1 次，每次 100cc。

藥材／食材	作法／服用法
＋治陽虛自汗 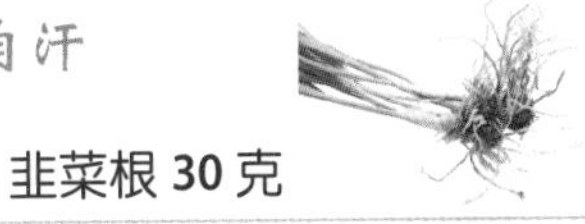 韭菜根 30 克	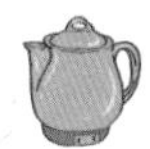 以水 500cc 煎至 300cc，去渣取汁。 每日早午晚各 1 次，每次 100cc。
＋治盜汗 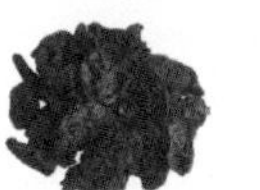 山茱萸肉 18 克	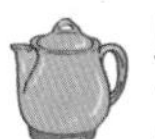 以水 600cc 煎至 300cc。 每日 1 次，代茶隨時飲用。
＋治盜汗 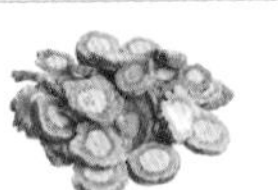 防風 10 克＋浮小麥 10 克	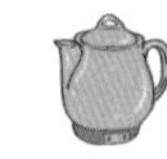 以水 500cc 煎至 300cc，去渣取汁。 每日 1 次，代茶隨時飲用。
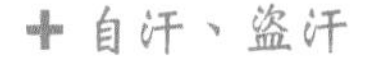 ＋自汗、盜汗 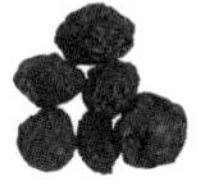 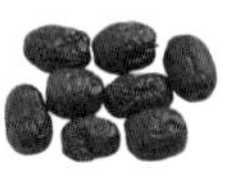 烏梅 7 克＋紅棗 7 克	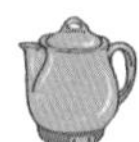 以水 300cc 煎至 200cc，去渣取汁。 每日早晚各 1 次，每次 100cc。
＋調治汗病 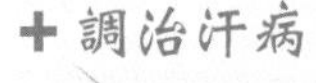 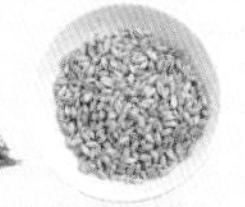 糯米根（稻米根）20 克＋浮小麥 20 克	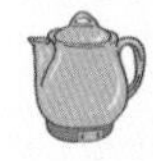 以水 500cc 煎至 200cc，去渣取汁。 每日早晚各 1 次，每次 100cc。
＋治濕熱汗出 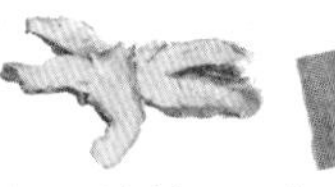 知母 10 克＋黃柏 10 克	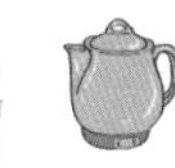 以水 500cc 煎至 200cc，去渣取汁。 每日早晚各 1 次，每次 100cc。
＋治盜汗 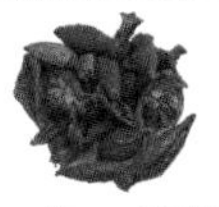 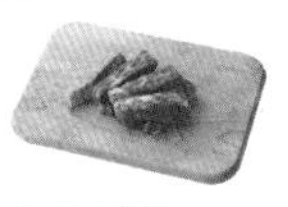 金櫻子 40 克＋瘦豬肉 30 克	放入燉鍋中，加適量的水燉熟。 每晚臨睡前 1 小時飲湯吃肉，連服 14 天。
＋治陰汗濕癢 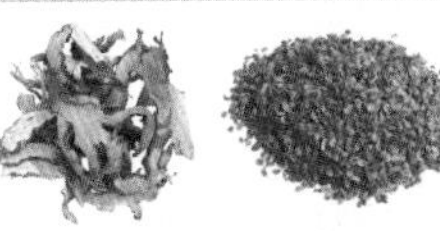 石菖蒲 30 克＋蛇床子 30 克	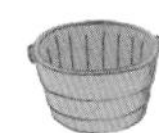 以水 600cc 煎至 500cc，去渣取汁。 浸泡陰部。
＋治汗病 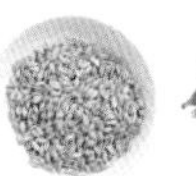 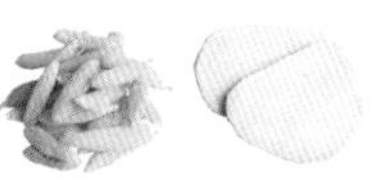 浮小麥 10 克＋麥冬 10 克＋茯苓 10 克	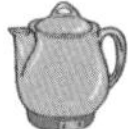 以水 300cc 煎至 200cc，去渣取汁。 每日早晚各 1 次，每次 100cc。

個論 63

失智

隨著老年人口的增加及診斷的加強，老年失智症的現象，有逐漸增多的趨勢，因而受到重視。

西醫診療法

其臨床症狀，初期可能只是輕微的忘東忘西，話語偶有前後不大連貫的情形，或者重覆某些字句或動作，談話內容常常只圍繞在久遠過去發生的事情上。嚴重者會影響其社交生活能力，個性變成暴躁多疑或退縮憂鬱，並且判斷能力、抽象思考、計算能力、定向感均會出現問題，外出走失是常有的現象，有些會有被害妄想症。失智症患者的動作可從早、中期的行動自如，到嚴重時的臥病在床，均可發生。

阿茲海默氏症是失智症中，最常見的一種，其發病機理和腦神經細胞退化有關，出現大腦萎縮，皮層會出現許多的老年斑變化。阿茲海默氏症惡化的原因除了年齡老化之外，亦和遺傳、低教育、較少動腦、鋁囤積中毒、抽菸等因素有關。關於年齡方面，若患者在六十五歲前發病，則稱之為早發性失智症或是年輕型失智症。

除阿茲海默氏症外，造成失智症的原因亦包括了多發性腦梗塞、硬腦膜下腔出血、良性腦瘤、腦積水、甲狀腺功能過低、維他命 B_{12} 缺乏、藥物副作用、憂鬱症等。罹患巴金森氏症的患者約有百分之十會合併有失智症。由上之原因，當患者被診斷為失智症之後，一些血液檢查、腦部電腦斷層或核磁共振攝影等，有些是必要的措施。

西醫對於失智症的治療，除了找出原因之外，對於阿茲海默氏患者，一般可使用增加乙醯膽鹼（acetylcholine）的藥物，如乙醯膽鹼抑制劑（Cholinesterase inhibitors），包括tacrine（培克寧）及donepezil（aricept，愛憶欣）以及 Exelon（憶思能）三種。第三種效果較佳，副作用亦較少。此外，亦可使用緩和本病的藥物如，抗氧化物（維他命E），女性荷爾蒙（Estrogen）及非類固醇抗發炎藥物（如阿斯匹靈）。

對於失智症行為障礙（Behavioral problems）的療法，例如阿茲海默氏患者常會有憂鬱焦慮，幻覺妄想，睡眠障礙等，可從藥物及非藥物治療兩方面著手。藥物方面包括了抗焦慮憂鬱劑或抗精神病藥物等；非藥物治療則可從環境及社會的調適、適度行為限制等職能療法著手。此外，對於家屬之衛教及心理支持，亦屬重要。對於血管性病變造成者，可使用一些促進血液循環劑。

總之，若能早期診斷，早期治療，約有 10 ～ 15%的失智症患者是可以恢復或緩解的。一般而言，發現退化部位在顳葉、頂葉，語言、記憶區，較容易治療，若在額葉、枕葉退化，則會產生個性、行為異常，預後較差。

中醫診療法

中醫對於本病的治療，早期可從「**健忘**」的範疇；中、晚期可從「**痴呆**」範疇中加以參考之。一般可用桂枝茯苓丸、桃紅四物湯、通竅活血湯、補陽還五湯以活血化瘀；屬**瘀熱互結實證者**，可用安宮牛黃丸或滌痰湯；證屬**脾腎陽虛者**，可用苓桂朮甘湯或真武湯；證屬**腎精不足者**可用右歸丸或左歸丸；**腎氣不足者**可用腎氣丸；**心神不寧者**可治以桂枝加龍骨牡蠣湯；**心脾血虛者**，可治以歸脾湯或人參養榮湯。

一味中藥．健康之鑰

一味中藥治療失智症除以上辨證論治，處方用藥之外，亦可用單味**補腎藥**如胡桃粉、杜仲、肉蓯蓉；**活血化瘀藥**如三七、銀杏葉、藏紅花等。

藥材／食材	作法／服用法
＋可增強記憶力 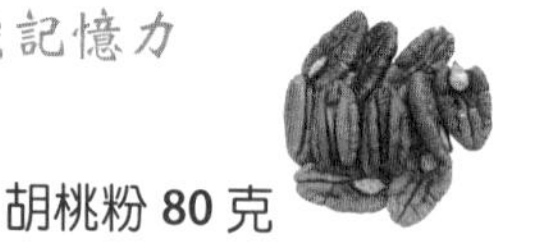 胡桃粉 80 克	烘乾，研末。 每日早上取胡桃粉 10 克，用溫鮮牛奶沖泡服用。
＋預防老衰及腰痛 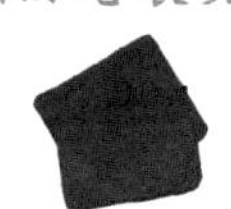 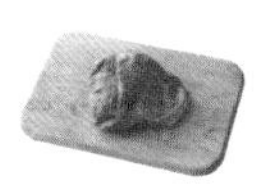 炒杜仲 30 克＋瘦豬肉適量	杜仲以水 500cc 煎成 200cc，去渣取汁，再加水 150cc、瘦豬肉煮熟。 每日 1 次，喝湯吃肉。
＋治療健忘症 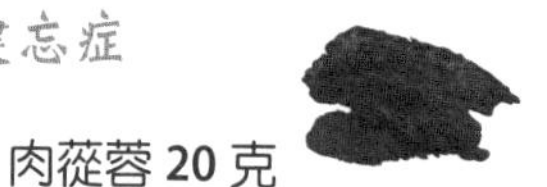 肉蓯蓉 20 克	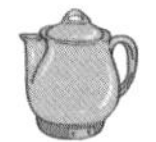 以水 500cc 煎成 300cc，去渣取汁。 每日 1 次，代茶隨時飲用。
＋促進腦部血循環 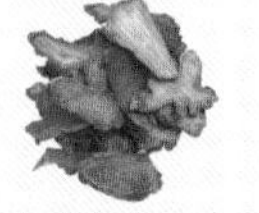 三七 9 克	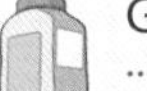 G.M.P. 濃縮散。 每日早午晚各 1 次，每次餐後服用 3 克。
＋改善心臟循環系統，加強記憶力 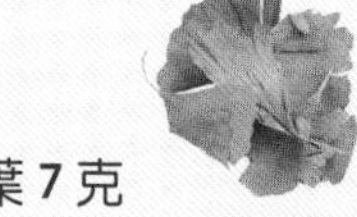 銀杏葉 7 克	G.M.P. 濃縮散。 每日早晚各 1 次，每次 3.5 克。
＋改腦部血液循環，促進腦神經連結 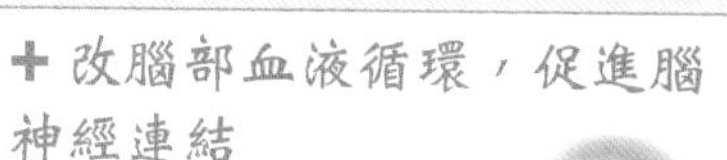 藏紅花 5 克	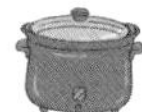 每日以 150cc 水燉煮 30 分鐘。 每日 1 次，代茶隨時飲用。

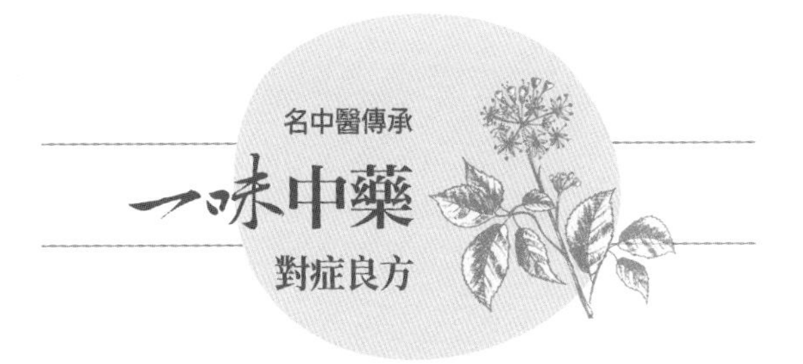
名中醫傳承
一味中藥
對症良方

舒活家系列HD2025Y

名中醫傳承一味中藥 對症良方【暢銷修訂版】

作　　者／陳旺全
選 書 人／林小鈴
主　　編／陳玉春

行銷經理／王維君
業務經理／羅越華
總 編 輯／林小鈴
發 行 人／何飛鵬
出　　版／原水文化
115臺北市南港區西新里003鄰昆陽街16號4樓
電話：（02）2500-7008　傳真：（02）2502-7676
網址：http://citeh2o.pixnet.net/blog　E-mail：H2O@cite.com.tw
發　　行／英屬蓋曼群島商家庭傳媒股份有限公司城邦分公司
115台北市南港區昆陽街16號8樓
書虫客服服務專線：02-25007718；25007719
24小時傳真專線：02-25001990；25001991
服務時間：週一至週五9:30～12:00；13:30～17:00
讀者服務信箱E-mail：service@readingclub.com.tw
劃撥帳號／19863813；戶名：書虫股份有限公司
香港發行／香港九龍土瓜灣土瓜灣道86號順聯工業大廈6樓A室
電話：852-25086231　傳真：852-25789337
電郵：hkcite@biznetvigator.com
馬新發行／城邦（馬新）出版集團 Cite (M) Sdn Bhd 41, Jalan Radin Anum, Bandar Baru Sri Petaling, 57000 Kuala Lumpur, Malaysia.
電話：(603)90563833　傳真：(603)90576622
電郵：services@cite.my

城邦讀書花園
www.cite.com.tw

封面設計／鄭竫竫
內頁排版／粒子設計
攝　　影／徐榕志（子宇影像工作室）
插圖設計／盧宏烈
製版印刷／科億資訊科技有限公司
初　　版／2012年12月27日
二　　版／2017年2月20日
三　　版／2024年12月19日
定　　價／550元
ISBN：978-626-7521-23-6（平裝）
ISBN：978-626-7521-26-7（EPUB）
有著作權・翻印必究（缺頁或破損請寄回更換）

國家圖書館出版品預行編目資料

名中醫傳承一味中藥對症良方【暢銷修訂版】／陳旺全著. -- 三版. -- 臺北市：原水文化出版：英屬蓋曼群島商家庭傳媒股份有限公司城邦分公司發行, 2024.12
面；　公分. --（舒活家系列；HD2025Y）
ISBN 978-626-7521-23-6（平裝）
1.CST: 驗方 2.CST: 中藥方劑學 3.CST: 中西醫整合

414.65　　113017413

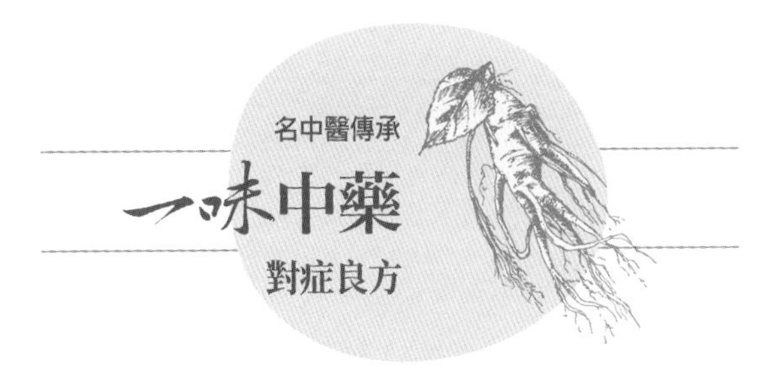
名中醫傳承
一味中藥
對症良方

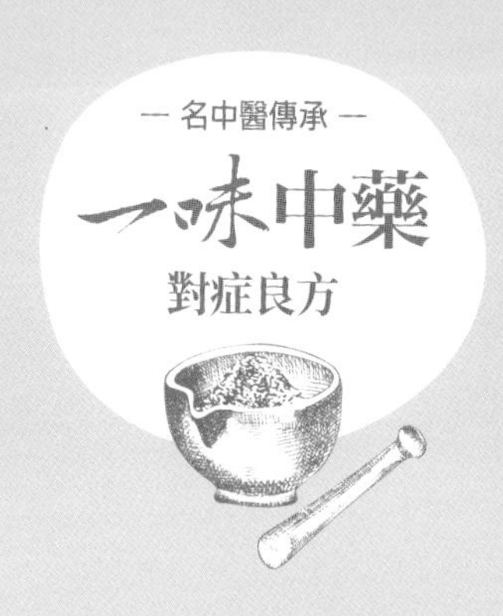
— 名中醫傳承 —
一味中藥
對症良方